データで読み解く 病院経営

千葉大学医学部附属病院 副病院長／特任教授　井上 貴裕 ● 著

LOGICA
ロギカ書房

はじめに

　2023（令和5）年度決算は多くの病院にとって過去最悪であり、病院の財務状況悪化が加速している。特に急性期病院において医薬品材料費が増加し、水道光熱費の高騰もおさまらない。それに加えて、働き方改革で人件費も増加し、このままでは破綻をきたすという声を多方面から耳にする。一方で、コロナで入院患者数が減少し、病床稼働率も以前の水準に戻らない。

　このような中行われた2024（令和6）年度診療報酬改定は、本体がプラス0.88％と自民党政権に復党後は最高の上げ幅で、国も一定の配慮をしてくれたことになる。しかしながら、ベースアップ評価などの賃上げが前提の改定であり、これでは病院のコスト増が吸収できないレベルだと私は強く感じている。

　デフレ時代であっても診療報酬がそれを理由に下げられたわけではなく、コストが増加したから何とかして欲しいとお願いしても国の財政状況を考えると多額の補助などは期待できないだろう。何しろ、新型コロナウイルス感染症の空床確保料だけで4.9兆円の国費が投入され、コロナバブルにあやかった病院も存在するわけだ。その補助は、コロナ禍であっても、社会を支えたことに対する評価であり、当時を振り返れば本当にありがたいものだった。しかし、ポストコロナ時代に入り、私たちに何らかの甘えのような気持ちがどこかにあるのかもしれない。

　どんなに財務状況が厳しくとも、私たちには地域医療を支えていく責務があるし、職員の生活も守らなければならない。そのために何をしたらいいのか。これをやったら一足飛びにうまくいくという魔法の杖は存在しないと私は考えている。しかし、適切な戦略を考え、円滑に実行することはいつの時代でも不可欠なことである。病院で働く職員の英知を結集し、どこに進むべきか、そのためにどのようなオペレーションを構築すべきなのか、今まで以上に微に入り細を穿つ方向性を示さなければいけない。

　私自身、様々な病院の現状を直視し、昨今の病院経営についての悩みは尽きない。適切な打ち手を実行しても、それ以上に費用がかさみ結果につながらないことも多い。ただ、多くの優秀で熱意にあふれる医療人とともに考え、実践

してきたことは後世も含め、誰かの役に立つと考え刊行に至った。

　社会保障費の抑制という環境下において、かつてのような右肩上がりの病院経営を行うことは難しいだろう。しかし、社会に人が住むために医療という業界は不可避であることをコロナが教えてくれた。そして、コロナ禍で医療人が命をかけて闘ったあのプライドを忘れることはできない。気持ちだけで病院を支えることはできないが、前向きな気持ちを失ってしまえば医療業界は衰退する一方だと考える。

　正しい打ち手を適切なタイミングとメンバーで実行することで、未来は拓けるはずである。そんな私たちの未来は希望に満ちていると信じ、筆を擱きたい。

　なお、本書は CBnews マネジメント「先が見えない時代の戦略的病院経営」及びビジョンと戦略「急性期入院医療に関する論点と病院経営　今までそしてこれから」の連載原稿を加筆修正したものである。

　連載をまとめたことから、繰り返し同じ論点を取り上げている。その点については筆者が医療政策、診療報酬、病院経営における重要項目と考えたものであり、重複する点についてはご容赦いただきたい。

　CB ホールディングスの川畑悟史様、保健・医療・福祉サービス研究会の平原陽一様には、原稿の構成等を通じて多大なお力添えをいただきました。この場を借りてお礼申し上げます。

2024 年 11 月

井上　貴裕

目　次

第 3 章　変わる重症度、医療・看護必要度に　　　どう対応するか

第 4 章　ケアミックス病院としての強みを　　　発揮するために

第 5 章　働き方改革を踏まえ　　　働き手の確保を

第6章　DPC/PDPS の今までを振り返り、これからを考える

第1章

コロナ2類から5類へ
病院経営者の心構え

1-1
2024年度改定に向けての論点はこれだ

（CBnews マネジメント連載第187回、2023年1月9日）

　年が明け、2023年が始まった。社会情勢が不安定な中、医療機関を取り巻く環境の不確実性が今まで以上に増しており、まさに「先が見えない時代の戦略的病院経営」が問われる1年となりそうだ。

　この6月には2024年度診療報酬改定に向けての基礎資料となる医療経済実態調査が行われ、秋口にはその結果が公表される。そこでは一般病院、特に特定機能病院やDPC参加病院などで損益差額がコロナ前である2019年度と比べて著しく悪化しているが、コロナの空床確保の補助金を入れると大幅に改善しているという結果となることが予想される。

　患者数、特に入院患者数が伸び悩んでいることが主たる要因であるが、それに加え光熱費等の費用の高騰も影響している。これについて、コロナ補助金を含めればかつてないほどの利益が出ているのだから、病院の業績は悪くないという解釈もできるだろう。確かに多額の補助金を受け取り過去最高益という病院があるのも事実である。ただ、コロナ補助金の終焉が近づきつつある今、将来に向けて不安を抱える病院経営者は多い。とはいえ、病床規制があり、参入障壁が比較的高く、かつ診療報酬という公定価格である規制産業に身を置く我々は、自由競争にさらされる業種よりも恵まれている面もあるのかもしれない。もちろん、規制があるがゆえに、自由な身動きが取れないという反作用も存在するわけだが。

　ただ、だからこそ、医療政策と診療報酬がどこに向かうかは極めて重要であり、本稿では今年議論が展開される2024年度診療報酬改定及びその後に向けて、その議論と方向性について私見を交えて展望する。

　2024 年度診療報酬改定の主たる論点として個人的な見解も含め、以下の 5 点に注目している。

　まず 1 つ目は急性期入院医療の厳格化がさらに進むことである。具体的には、7 対 1 病床の絞り込みがさらに加速することだ。7 対 1 入院基本料は 2006 年に創設され、当初 2 万床を想定していたが、ピークでは 38 万床を超え、その後、微減が続いていたが直近では増加傾向にある。医療の高度化や複雑化が進む中、かつてのように 10 対 1 に容易に戻れると私は考えないが、財源の制約がある中でこれらの絞り込みの議論は国として不可避なのだろう。そのためには 2022 年度診療報酬改定で DPC/PDPS の入院期間 I の点数が引き上げられたことや、急性期充実体制加算を機能評価係数 I の対象とせず 7 日以内の入院初期の点数が大幅に引き上げられたように、在院日数短縮のインセンティブがさらに加速するだろう。さらに、「重症度、医療・看護必要度」等の急性期患者割合のさらなる厳格化が進み、白内障等の短期滞在手術等を評価の対象に入れることも外来化を促進するという意味で選択肢となり得るかもしれない。

　2 つ目が濃厚な医療資源を投入し、命と医療費に影響する高度急性期医療でも重要な論点がある。2022 年度診療報酬改定において一般病棟及び特定集中治療室管理料（ICU）の「重症度、医療・看護必要度」で心電図モニターの管理が削除されたが、ハイケアユニット入院医療管理料（HCU）にはいまだ残っており基準設定が緩い。さらに ICU において「重症度、医療・看護必要度 II」が導入され、包括範囲に含まれる項目は EF ファイルに出力しないことが求められたことは細かい論点だが注目される。手術日の注射手技料や全身麻酔同日の人工呼吸など出来高で別に算定できず、EF ファイルに反映することができなくなり、基準を満たせなくなる患者割合が高まる。心臓血管外科を除く予定手術後の患者は HCU が該当することを私は繰り返し指摘してきたが、まさにその方向での制度改正が水面下で展開されていることを意味するのではないだろうか。ICU において生理学的指標である SOFA スコアのデータ提出をすることになった結果がこれらに反映されていると予想する。

　さらに急性期充実体制加算における高度かつ専門的な医療、具体的には全身麻酔件数、さらに緊急手術の基準の妥当性、敷地内薬局の制限、休日・時間外及び深夜加算 I の届け出が望ましいなどをどう考えるかも重要な論点である。

（グラフ 1）

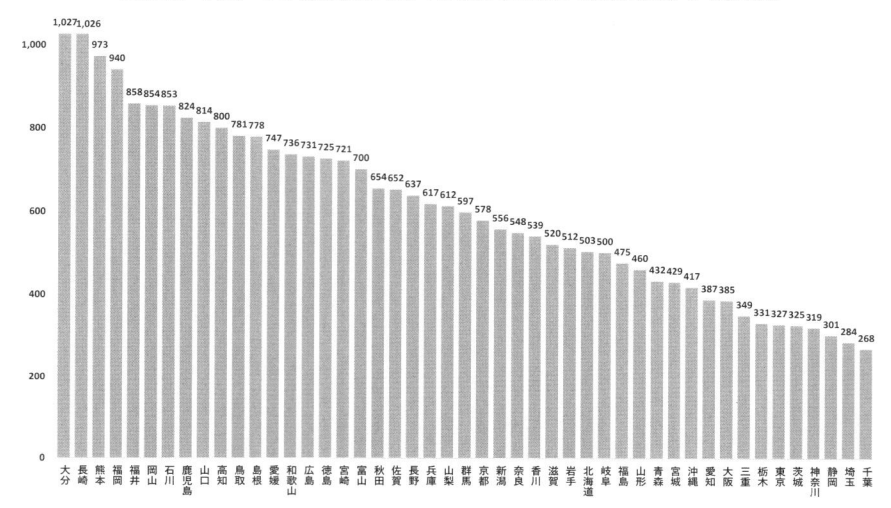

2020 年度　75 歳以上人口 10 万人当たり地域包括ケア病床数

（※）「令和 2 年度 DPC 導入の影響評価に係る調査「退院患者調査」の結果報告について」及び人口は令和 2 年 10 月 1 日現在の総務省統計局を基に作成

　3 つ目が回復期機能について、地域包括ケア病棟の役割と方向性をどう考えるかが引き続き議論されるだろう。2022 年度診療報酬改定で自院の急性期病棟からの院内転棟の制限が 200 床以上に拡大され、在宅復帰率の基準が引き上げられたことにより、当該病棟は梯子外しが行われ、魅力度が薄れたという解釈をする病院も多い。それに伴い白内障などの短期滞在手術を当該病棟に入室させる運用が全国で行われていることをどう考えるかだ。これについては、急性期病棟で最も入院が多いのも白内障であり、全国の約 55％は外来で実施されているという現実もあり、急性期病棟、地域包括ケア病棟、外来の機能をどう整理するかも中長期的に極めて重要な論点である。そして、地域包括ケア病棟入院料と地域包括ケア入院医療管理料で DPC/PDPS の点数設定が異なることをどのように整理するかも改めて議論すべきことだろう。

　地域包括ケア病棟については地域差が著しい（**グラフ 1**）。

　ただ、この地域包括ケア病棟の地域差は人口 10 万人当たりの一般病床数と正の相関をしており、病床が多い地域が差別化の手段として、あるいは急性期

（グラフ２）

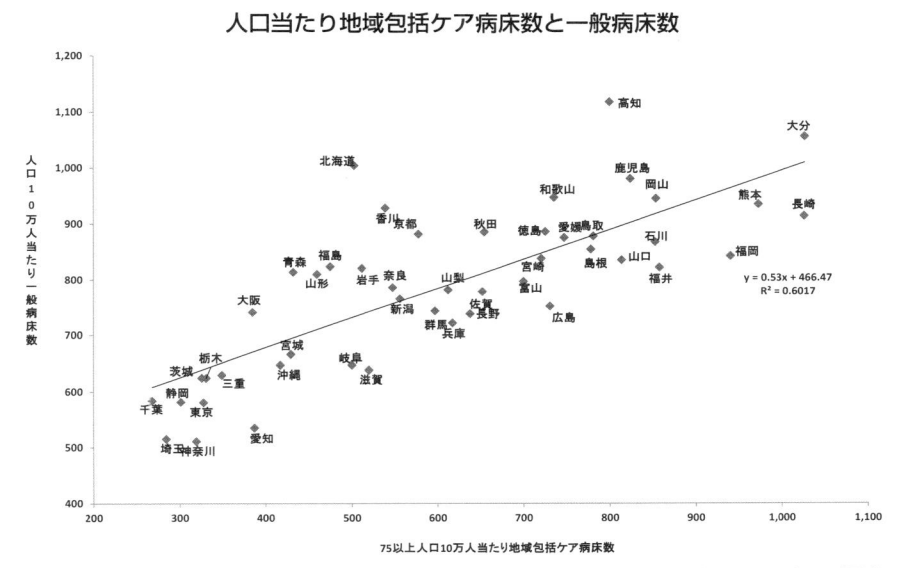

人口当たり地域包括ケア病床数と一般病床数

（※）「令和２年度DPC導入の影響評価に係る調査「退院患者調査」の結果報告について」及び医療施設調査（令和３年10月１日現在）を基に作成

病棟の隠れみのとして地域包括ケア病棟を作ったのかもしれない（**グラフ２**）。地域でこのような機能の病棟がどれだけ必要になるかは真剣な議論が必要であり、その使い方も問われている。

　さらに、地域包括ケア病棟と回復期リハビリテーション病棟の状況を見ると（**グラフ３**）のようになり、その使われ方はさまざまである。両者の役割分担についての議論の方向性によっては、重症者割合やリハビリテーションの評価の在り方などに影響していくことだろう。

　４つ目が、かかりつけ医機能の評価、そして紹介受診重点医療機関の外来診療機能をどう考えるかも極めて重要な論点である。医療施設調査によると2021年10月１日現在、全国で地域医療支援病院は667病院あるが、そのうちおよそ２割は紹介受診重点医療機関の基準を満たさないという。これらの扱い、さらに紹介受診重点医療機関の在り方も議論していく必要があるだろう。全国で実績の乏しい再診の選定療養費の徴収をどうしていくかなども現実を踏

（グラフ3）

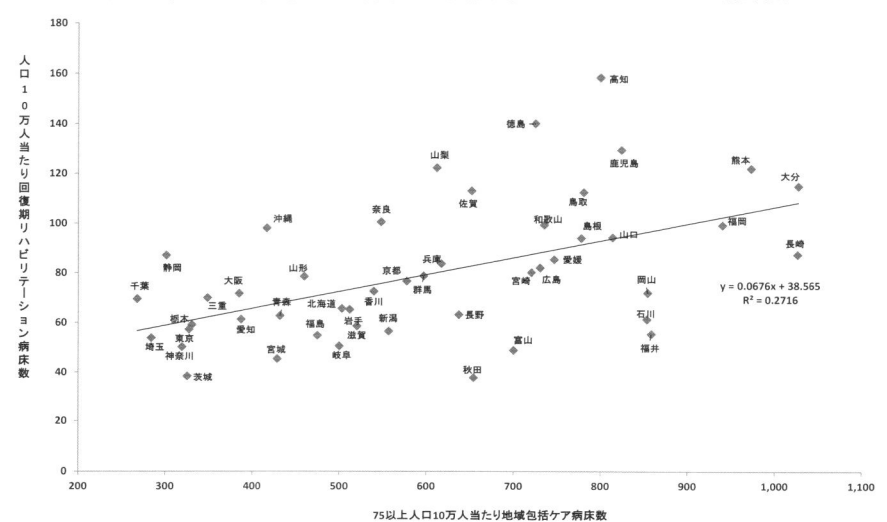

人口当たり地域包括ケア病床数と回復期リハビリテーション病床数

（※）「令和2年度DPC導入の影響評価に係る調査「退院患者調査」の結果報告について」及び令和3年度病床機能報告データを基に作成

まえた整理が必要だろう。

　このような機能分化と連携を支柱に据えた医療提供体制の整備は、働き方改革にも影響を及ぼす論点である。2024年度診療報酬改定でも働き方改革につながるタスクシフト・シェアなどの個別論点は評価されるだろうが、その大前提となるのは自院がどのような役割を担うのかを明確にすることである。その意味で、地域医療構想との関係は大切であることは言うまでもない。

　最後に地域医療構想と診療報酬の関係をどう考え、整理していくかも議論の対象にしていくことが期待される。2018年度改定の頃は、「診療報酬は地域医療構想に寄り添う」とのことだったが、2022年度診療報酬改定ではより密接な結び付きが示された（拙著、「刺激的な2022年度診療報酬改定、急性期病院どう動くべき」『コロナから日常医療へ　戦略的病院経営の道標』ロギカ書房）。外来機能報告と紹介受診重点医療機関が直接リンクしているように、すでに方向性は示されており、これらが我が国医療のグランドデザインに大きな影響を及ぼすだろう。

　現実に目を向ければ、特定機能病院や DPC 特定病院群などでは一般病棟も含めほとんど全てを高度急性期病棟として届け出が行われることも多いが、同じ急性期病院であっても病院機能やスタンスによってその状況は異なる。一方で、地域包括ケア病棟についても急性期機能として届け出をする病院が一定程度存在し、入院料と病床機能報告の整合性、そして病院単位と病棟単位のいずれで機能分化を考えるかも重要な論点である。

　我々は、医療政策と診療報酬改定の方向性から目を背けて病院経営を行うことはできない。しかし、一番大切なことは患者に優しく、心に残る医療提供を真摯に行うことであり、そのような病院が評価される仕組みが不可欠である。そして、その先に輝かしい未来が待ち受けていると信じたいものだ。

　2024 年度診療報酬改定では、重症度、医療・看護必要度についてさらなる厳格化が行われ、白内障等の短期滞在手術について評価対象に加えられるとともに、短期滞在手術等基本料 1 において主として入院で実施する手術以外という位置付けが明確化された。また、DPC/PDPS における B 方式の拡大及び E 方式の新設により入院初期の点数が上昇する診断群分類が増加した。

　ICU について、SOFA スコアが特定集中治療室管理料 1〜4 に導入され、重症度、医療・看護必要度Ⅱを用いることが要件化された。さらに、HCU についても基準①と基準②が加わり、重症度、医療・看護必要度が厳格化されることとなった。

　地域包括ケア病棟において、白内障等の短期滞在手術について自院の一般病棟から転棟した患者割合、自宅等から入棟した患者割合、在宅復帰率の計算対象から除外されることとなった。ただし、2024 年度診療報酬改定において地域包括ケア病棟入院料と地域包括ケア入院医療管理料の点数について変更は加えられなかった。さらに、回復期リハビリテーション病棟においても体制強化加算が廃止され、運動器リハビリテーションが 1 日 6 単位を上限とされるなどの変更が加えられた。

1-2

2021 年度「医療費の動向」と
今後の経営の " 勘所 "

（CBnews マネジメント連載第 184 回、2022 年 11 月 28 日）

　拙著「コロナ直撃の 2020 年度診療実態に迫る」（『コロナから日常医療へ　戦略的病院経営の道標』ロギカ書房）では、2019 年度と 2020 年度の急性期病院の患者数を比較し、全国では退院患者数が 13％減少したが、地域差があり鹿児島県は 6％にとどまるのに対して、東京は 18％と大幅に減少したことを指摘した。病床規模や機能、そして地域にもよるが、新型コロナウイルス感染症の影響を最も強く受けたのが 2020 年度であり、特に緊急事態宣言が初めて発せられた第 1 波の第 1 四半期は予定手術の大幅な制限などにより業績が悪化した。

　我々が気になるのはその後の動向であり、「医療費の動向」が中央社会保険医療協議会において開示されたことから、本稿では 2021 年度の状況について整理し、今後患者が戻ってくるかどうか、病院経営者としてこの荒波にどう立ち向かうことが望ましいか私見を交えて言及する。

　グラフ 1 は、国民医療費の推移を見たものであり、診療報酬のマイナス改定などにより微減の年もあるが、増加傾向にあり、国民所得に対する比率は 11％を超えるまでに到達している。

（グラフ1）

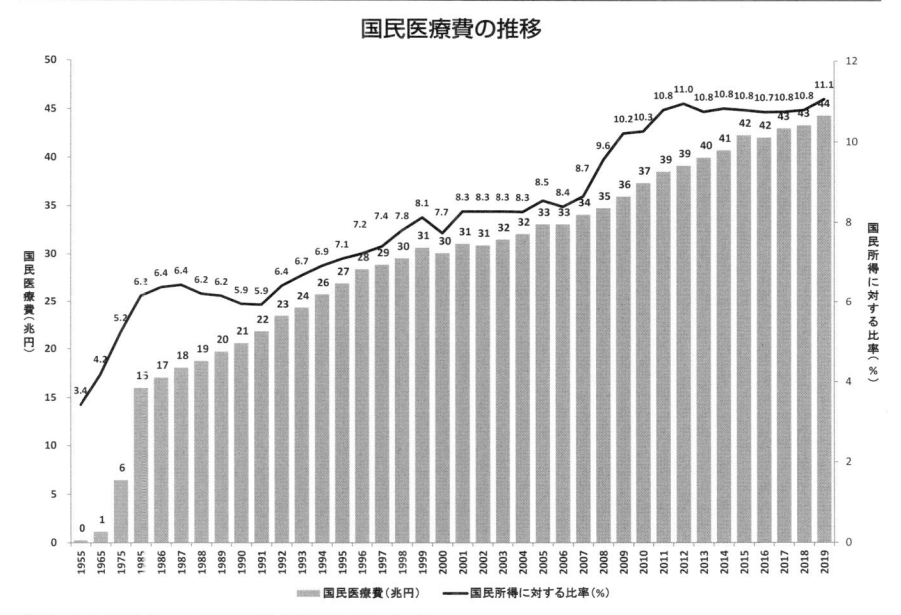

国民医療費の推移

（※）厚生労働省、国民医療費の概況を基に作成

　医療費が増加することは医療機関の収入が増加することをも意味するが、国民所得が伸び悩む中で医療費の比率が上昇すれば、それを抑えるためのマイナス改定につながる可能性もある。その後、2020年度はコロナ禍で概算医療費は減少したが、2021年度はその反動なのか一転して増加している（**資料1**）。

（資料１）

令和3年度　医療費の動向　＜概観＞

○ 令和3年度の概算医療費は 44.2兆円。前年度と比べると、前年度の新型コロナウイルス感染症の影響等による減少の反動もあり、金額で
　2.0兆円、伸び率で 4.6%の増加となった。
○ 一方、新型コロナウイルス感染症の影響の少ない前々年度と比べると、[1]1.4%の増加となっており、その内訳を見ると、受診延日数は▲5.5%
　と減少し、1日当たり医療費は7.3%増加している。

(兆円、%)

		平成28年度	平成29年度	平成30年度	令和元年度	令和2年度	令和3年度	令和3年度 対前々年
概算医療費		41.3	42.2	42.6	43.6	42.2	44.2	
対前年増減額		▲ 0.2	0.9	0.3	1.0	▲ 1.3	2.0	
伸び率	（①）	▲ 0.4	2.3	0.8	2.4	▲ 3.1	4.6	[1] 1.4
（休日数等補正後）		(▲ 0.4)	(2.3)	(0.9)	(2.9)	(▲ 3.7)	[2] (4.7)	[3] (0.8)
受診延日数		▲ 0.7	▲ 0.1	▲ 0.5	▲ 0.8	8.5	3.3	▲ 5.5
1日当たり医療費		0.3	2.4	1.3	3.2	5.9	1.3	7.3
人口増の影響	（②）	▲ 0.1	▲ 0.2	▲ 0.2	▲ 0.2	▲ 0.3	▲ 0.5	
高齢化の影響	（③）	1.0	1.2	1.1	1.0	1.1	1.1	
診療報酬改定等	（④）	▲ 1.33		▲ 1.19	▲ 0.07	▲ 0.46	[4] ▲ 0.9	
上記の影響を除いた 概算医療費の伸び率	（①-②-③-④）	0.0	1.3	1.1	1.6	▲ 3.4	5.0	

※ 1　対前年々比の1.4%の増加は2年分の伸び率であり、1年当たりに換算すると0.7%の増加。以後、次ページ以降についても、対前々年比は2年分の伸び率である
　　点に留意が必要。
※ 2　令和3年度の休日数等の 対前年度差異は 土曜日が1日多かったことから、伸び率に対する休日数等補正は+0.1% 。
※ 3　令和3年度の休日数等の 対前々年度差異は 日曜・祭日等が4日少なく、土曜日が1日多く、休日でない木曜日が1日少なく、また、前々年が閏年であったことから、
　　伸び率に対する休日数等補正は▲0.6% 。
※ 4　令和3年度の概算医療費を用いて、薬価改定の影響を医療費に対する率へ換算したもの。
（参考）主傷病がCOVID-19であるレセプト（電算処理分）を対象に医科医療費を集計すると、令和３年度で 4,500億円 （全体の1.0%）程度。

（※）厚生労働省の資料を基に作成

　　ただし、入院医療費はコロナ前に該当する 2019 年度よりも減少しているの
に対して、外来（入院外）が増加している。(**資料２**)。入院収入がおよそ７割
程度を占める病院の財務状況は厳しさを増していることが予想される。入院は
医薬品費率が低いのに対して、外来は高単価の病院ほど医薬品費比率が高く収
益性が悪い傾向がある。急性期病院、特に高度急性期病院では増収だけれど、
それ以上に費用がかさみ増収・減益というトレンドが続いてきたが、その傾向
が 2021 年度も続いたことが予想される。

（資料２）

中医協　総－4
4．10．5

令和3年度 医療費の動向
～概算医療費の集計結果～

＊概算医療費とは
医療費の動向を迅速に把握するために、医療機関からの診療報酬の請求（レセプト）に基づいて、医療保険・公費負担医療分の医療費を集計したもの。労災・全額自費等の費用を含まず、国民医療費の約98%に相当。

○ 令和3年度の概算医療費は44.2兆円。対前年比で4.6%の増加となるも、対前々年比では1.4%の増加。
　なお、対前年々比の1.4%の増加は2年分の伸び率であり、1年当たりに換算すると0.7%の増加。

○ 令和3年度の受診延日数は、対前々年で▲5.5%の減少、1日当たり医療費は7.3%の増加。

○ 令和3年度の診療種類別では、対前年はいずれの診療種類別もプラスとなるも、対前々年では入院がマイナスとなった。

診療種類別 医療費の対前年伸び率（対前年同期比）　(%)

	令和元年度	令和２年度	令和3年度	令和3年度 対前々年比	1年当たりに 換算した 伸び率
総計	2.4	-3.1	4.6	1.4	(0.7)
入院	2.0	-3.0	2.8	-0.3	(-0.2)
入院外	2.0	-4.3	7.5	2.9	(1.4)
歯科	1.9	-0.8	4.8	4.0	(2.0)
調剤	3.6	-2.6	2.7	0.1	(0.0)

（※）厚生労働省の資料を基に作成

　また、外来患者数は2021年度には戻ったのに対して、入院患者は減少しており、病床稼働率が低調な病院が多いものと予想される。もちろんコロナ病床を確保していることも関係しているわけだが、新入院患者が確保できないという病院が多数を占めるのではないだろうか。とはいえ、入院患者数は減少したものの診療単価が上昇した病院が多く、医療費の動向でも同様の傾向が確認できる（**資料３**）。

（資料 3）

令和3年度　医療費の動向　＜診療種類別＞

○　令和3年度の医療費の伸びを診療種類別に見ると、対前年では全ての診療種類別で増加となる一方、対前々年では入院が▲0.3％の減少となっている。
○　受診延日数について、対前々年で見ると、いずれの診療種類別も▲4～7％程度の減少となっている。
○　1日当たり医療費について、対前々年伸び率を見ると、入院が6.7％、調剤が5.2％と、入院外、歯科に比べて小さくなっている。

■ 令和3年度 診療種類別医療費の 対前年 伸び率　　（単位：%）

	総数	入院	入院外	歯科	調剤
医療費	4.6	2.8	7.5	4.8	2.7
受診延日数 ※	3.3	-1.0	4.5	2.5	4.8
1日当たり医療費	1.3	3.9	2.9	2.2	-2.0

■ 令和3年度 診療種類別医療費の 対前々年 伸び率　　（単位：%）

	総数	入院	入院外	歯科	調剤
医療費	1.4	-0.3	2.9	4.0	0.1
受診延日数 ※	-5.5	-6.6	-6.1	-4.6	-4.8
1日当たり医療費	7.3	6.7	9.6	9.0	5.2

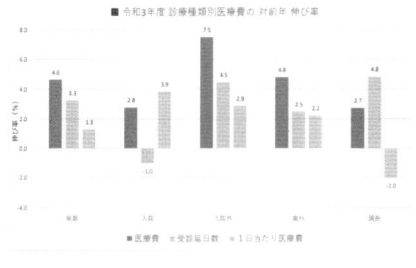

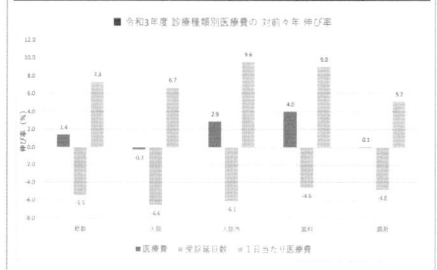

※調剤の受診延日数は「処方せん枚数（受診回数）」を集計したもの
（※）厚生労働省の資料を基に作成

　　ただ、都道府県によって動向が異なる点は注目される。コロナ前の 2019 年度と比べて、首都圏の 1 都 3 県と愛知県は概算医療費が増加しているのに対して、東北地方や石川県、長崎県などでは減少している（**資料 4**）。人口減少地域ではコロナの受診抑制なども絡み、さらに新入院患者が減少していることを意味するのかもしれない。

（資料４）

令和3年度　医療費の動向　＜都道府県別＞

○　都道府県別に伸び率を見ると、対前年、対前々年ともに、埼玉県、千葉県、東京都、神奈川県、愛知県が比較的増加幅が大きくなっている。

■令和3年度 都道府県別 概算医療費の 対前年 伸び率（％）

	対前年 伸び率		対前年 伸び率
全国	4.6	滋賀県	4.6
北海道	2.6	京都府	4.8
青森県	1.2	大阪府	4.5
岩手県	2.2	兵庫県	4.8
宮城県	4.1	奈良県	4.4
秋田県	1.5	和歌山県	2.8
山形県	3.7	鳥取県	3.0
福島県	2.0	島根県	2.3
茨城県	4.5	岡山県	3.1
栃木県	4.5	広島県	2.9
群馬県	4.9	山口県	2.2
埼玉県	6.3	徳島県	1.8
千葉県	6.2	香川県	4.1
東京都	7.4	愛媛県	2.5
神奈川県	7.0	高知県	1.6
新潟県	2.3	福岡県	5.1
富山県	4.0	佐賀県	2.6
石川県	3.5	長崎県	1.9
福井県	4.4	熊本県	3.0
山梨県	4.7	大分県	3.0
長野県	3.6	宮崎県	2.7
岐阜県	5.3	鹿児島県	2.3
静岡県	4.5	沖縄県	4.1
愛知県	6.0		
三重県	3.8	最大：	7.4 東京都
		最小：	1.2 青森県

■令和3年度 都道府県別 概算医療費の 対前々年 伸び率（％）

	対前々年 伸び率		対前々年 伸び率
全国	1.4	滋賀県	1.0
北海道	▲1.0	京都府	1.3
青森県	▲1.9	大阪府	1.4
岩手県	0.1	兵庫県	1.1
宮城県	1.5	奈良県	1.2
秋田県	▲1.2	和歌山県	▲0.2
山形県	▲0.3	鳥取県	1.1
福島県	▲1.9	島根県	▲0.5
茨城県	1.4	岡山県	▲0.2
栃木県	2.4	広島県	▲0.1
群馬県	2.2	山口県	▲0.7
埼玉県	3.6	徳島県	▲0.1
千葉県	4.0	香川県	0.7
東京都	2.5	愛媛県	▲1.0
神奈川県	4.0	高知県	▲0.2
新潟県	1.0	福岡県	1.5
富山県	0.8	佐賀県	0.7
石川県	1.0	長崎県	▲1.1
福井県	▲1.0	熊本県	0.8
山梨県	1.9	大分県	0.2
長野県	1.4	宮崎県	▲0.3
岐阜県	1.7	鹿児島県	0.2
静岡県	2.3	沖縄県	0.7
愛知県	3.3		
三重県	0.3	最大：	4.0 神奈川県
		最小：	▲1.9 福島県

　　：医療費の伸び率 上位5県（減少幅が小さい）
　　：医療費の伸び率 下位5県（減少幅が大きい）

（※）厚生労働省の資料を基に作成

　私はコロナが収束したとしても、地方の人口減少地域で患者は元の水準に戻らないし、新入院患者の獲得も厳しいと考えている。患者数が戻らないことを前提としたダウンサイズや機能転換などを現実的に考える時に差し掛かっている。そして、光熱費や材料費などが高騰する局面ではあるが、コスト削減を図り、いかに増加を抑えるかに真剣に取り組むべき時だ。一方で、都市部では全体としては患者が戻る可能性が高いが、コロナ患者が多かったことから、多数の病床をコロナ用に転用した病院において今後その病床をどう復活させていくかが鍵を握るし、二極化の様相を呈していくかもしれない。

　なお、私が関係する大多数の病院は2022年11月現在でもコロナ前の水準に患者数は戻っていない。特に入院患者の減少が業績に大きく影響を及ぼしている印象がある。ただ、受診抑制も働き診るべき患者を中心に診療しているため、入院診療単価は上昇している。

（グラフ2）

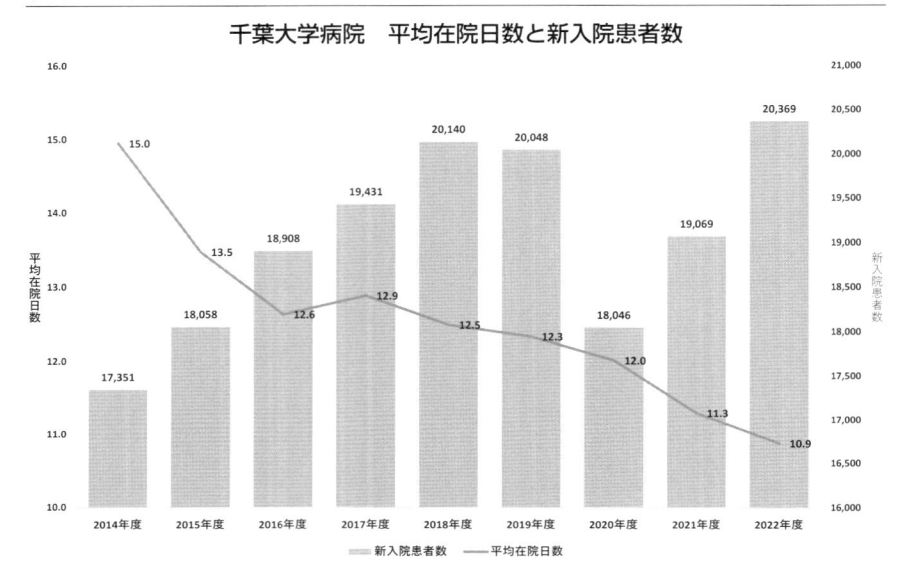

このような中で、千葉大学病院はすでにコロナ前を患者数等が上回る状況にあり、それがなぜ実現できたのか、病院経営者はどのような方針と心構えで臨むべきかについて考えていく。

グラフ2は、千葉大学病院の平均在院日数と新入院患者数の推移であり、在院日数を短縮しながら、新入院患者の獲得に注力してきた。

同院に私が着任したのは2015年4月であり、DPC/PDPSにおける入院期間Ⅱ以内の退院と逆紹介の推進を一貫して行ってきた。もちろん病床稼働率は下がるかもしれないが、入院診療単価は上昇するし、それが急性期らしいという信念に基づいて実施してきた施策である（**グラフ3**）。

（グラフ3）

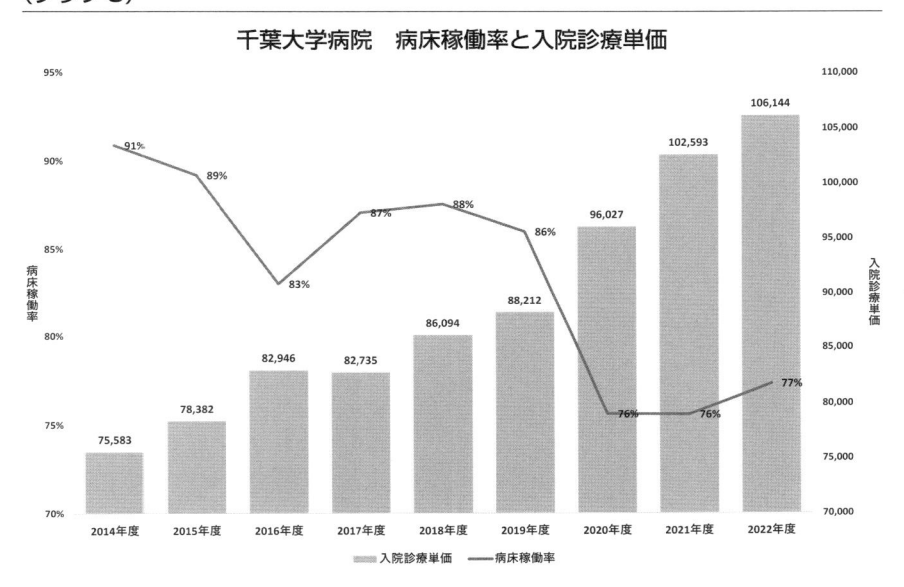

千葉大学病院　病床稼働率と入院診療単価

　着任前は入院期間Ⅱ内の退院率が60％程度であったが、私は70％に目標設定をした（**グラフ4**）。今は世の中でもこれが浸透しているようだが、おそらく私が言いだした数値である。そこに客観的な根拠はないが、効率性係数で高い評価になるし、目指そうとしてできない目標でもない。

（グラフ4）

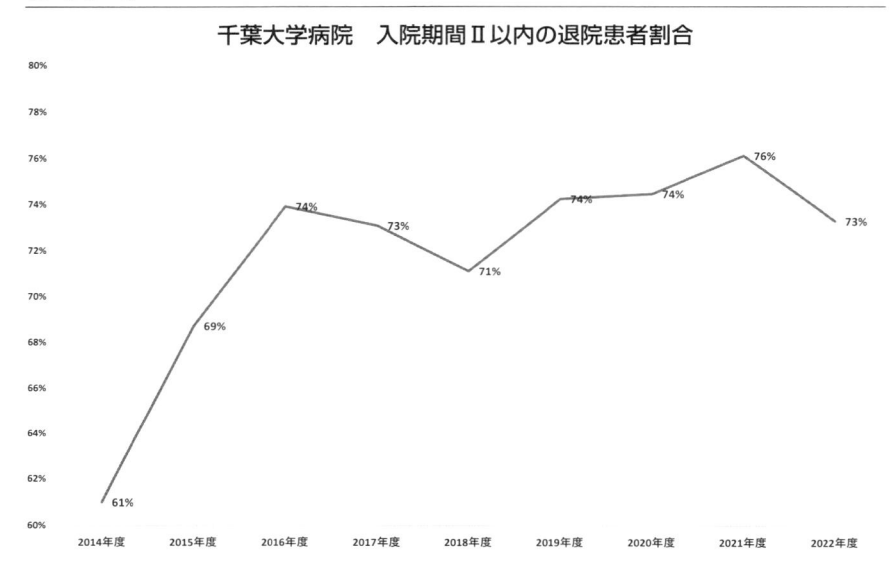

なお、現在の千葉大学病院では75％以上を必須と捉えている。2022年度改定で、入院期間II以内の設定が変更になり、数カ月対応に時間がかかったが、現在ではおおむね元の水準に戻りつつある（**グラフ5**）。

（グラフ 5）

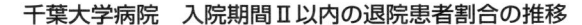

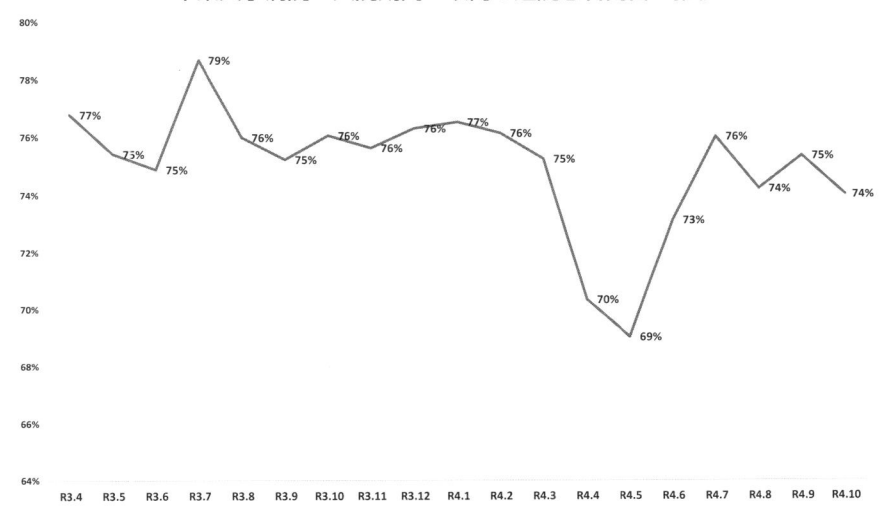

千葉大学病院　入院期間Ⅱ以内の退院患者割合の推移

　逆紹介についても再診患者を減らし、次の紹介を受け入れるかが重要だと考えており、100％を目標に掲げ、紆余曲折があったが現在は安定的に 100％を超える水準となった（**グラフ 6**）。

（グラフ 6）

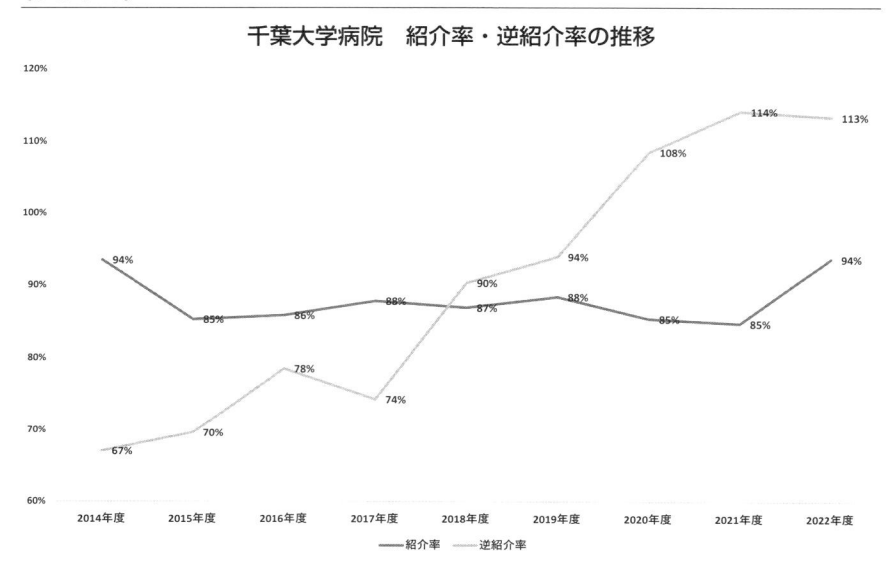

千葉大学病院　紹介率・逆紹介率の推移

　　ただ、分母が初診患者なのだから当たり前のことであり、逆紹介をしなけれ
ば次の紹介はこないだろう。**グラフ 7** は、特定機能病院の逆紹介率トップ 30
病院だが 100％を超える病院は限られており、これを重視している病院が少な
いことを意味するのだろう。なお、千葉大学病院の逆紹介にはまだまだ課題が
あるのも事実である。

（グラフ7）

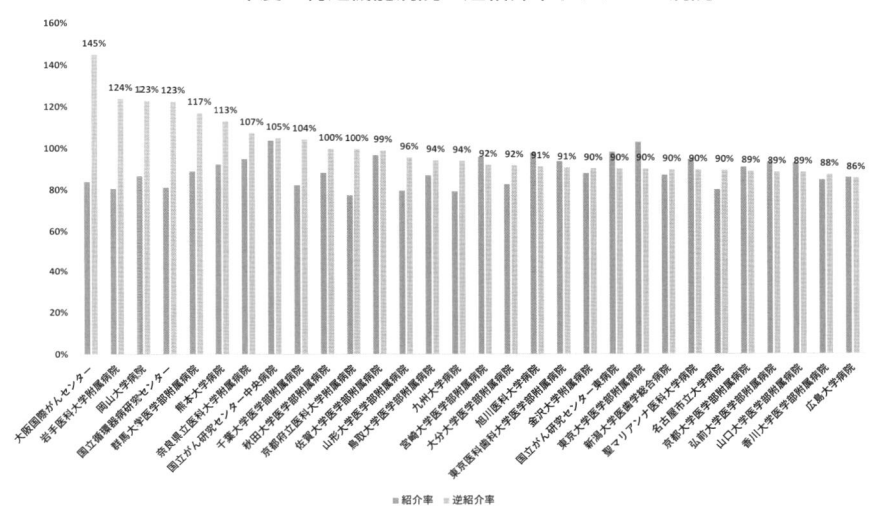

2020年度　特定機能病院　逆紹介率トップ30病院

（※）令和3年度特定機能病院業務報告を基に作成

　病床稼働率が悪化して苦しい時もあるかもしれないし、収入減で方針を変えたくなるときもあるだろう。ただ、私はぶれない方針を一貫して発することが大切だと考えている。おそらくこの方針を病院執行部と現場が共有してきたことが、コロナ前の水準を上回る業績につながっているのではないかと考えている（グラフ8）。

（グラフ8）

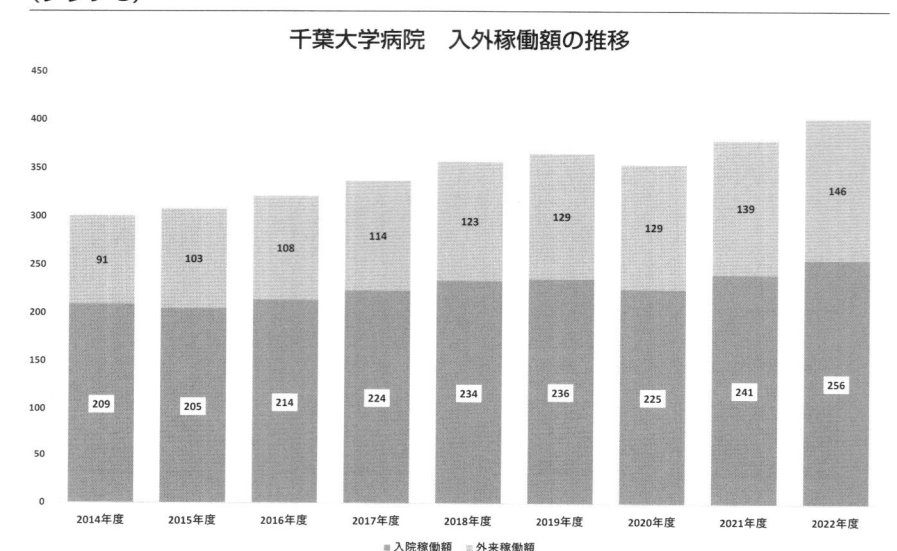

千葉大学病院　入外稼働額の推移

（※）2022年度については、10月までの実績を年換算している。

　入院期間Ⅱ以内や外来患者の逆紹介などを推進して、経済的にプラスになるのか、あるいは減収にならないかなどという質問を受けることがしばしばある。私はそうならないと思うが、躊躇する方はこの方針を採用しない方がいいだろう。なお、患者が増えることだけを想定しているわけではなく、常に地域医療全体を見据えて、ダウンサイズなどあるべき姿を追求していきたいと考えている。

　私は病院経営に責任がある立場であるし、財務状況は自分にとって通知表のような意味合いがある。ただ、これをやったらもうかるから、この施策を実施しようという発想はないし、それを現場に強要することもない。もちろん、実態に応じて適切に加算を算定するなど、やるべきことは実施するが、それはお金のためではない。自分がこういう病院を創りたいという信念に基づいており、それが結果として経済的にプラスに転ずればそれに越したことはないと考えている。

　病院経営者には多様な価値観を持った多数の職員を1つの方向に導いていく

責務があり、自らの信念に基づいた方針を打ち立ててほしい。私の考え方が唯一絶対ではなく、自らが正しいと思い、皆を説得できる戦略を策定することが求められている。

　コロナ前の水準には患者数が戻らないかもしれないし、未来は不確実である。ただ、誰しもが不安を抱えており、それを楽しむという発想の転換も大切だと思う。自院をどうしていきたいか、どうしていくべきかについて理想を掲げながらも、現実を踏まえた判断を行うことが未来を拓くことになるだろう。最後に、組織の成熟度に合わせた戦略を策定することが不可欠であり、それを客観的に判断できてこそ、実行にこぎ着けることを忘れてはならない。

1-3

コロナ禍で分かった
想定外を見据えた経営姿勢とは

(CBnews マネジメント第185回、2022年12月12日)

　1-2 では、コロナ禍の患者数について医療費の動向を基に取り上げ、コロナ前と比較して、2021年度も厳しい状況があることについて触れた。その後、11月30日に医療施設調査の結果が明らかとなり、より詳細なデータを基に、本稿では病院機能別、都道府県別の患者数の推移について明らかにし、今後の病院経営戦略を考える際の素材を提供したい。

　表は病院機能別（一般病床、療養病床、精神病床）に平均在院日数、病床利用率、人口10万人当たり新入院患者数を見たものである。ここから、2021年の病床利用率が最悪であることが分かる。ただ、病院機能別で見ると、療養病床や精神病床について、新入院患者数はほぼ横ばいであり、平均在院日数が短縮されたことにより、病床利用率が低めになっていることが分かる。最も減少幅が大きいのが一般病床であり、コロナ禍の影響はあるのだろう。コロナの重点医療機関になった多くが一般病床であるのだから仕方ないとも言える。

　平均在院日数についてじわじわと短くなってきたのが、2020年度に初めて延長された。平均在院日数の計算式が、新入院患者数と退院患者数を足したものを2で除したことが関係し、新入院患者数が少なかったことも影響しているだろう。ただ、コロナ禍で病院が在院日数を延長したかというとそうではないと考える。コロナ病床を確保し、平時よりも少ない病床での運用が余儀なくされたわけであり、病床回転率は上がっているのではないだろうか。ただ、眼科、耳鼻科、小児科などの短期入院が少なかったことが指摘されており、その影響があるのかもしれない。とはいえ、**1-2** でも取り上げたように、入院診

（表）

─────── **一般病床の状況** ───────

	2#05年	2006年	2007年	2008年	2009年	2010年	2011年	2012年	2013年	2014年	2015年	2016年	2017年	2018年	2019年	2020年	2021年
平均在院日数（日）	19.8	19.2	19.0	18.8	18.5	18.2	17.9	17.5	17.2	16.8	16.5	16.2	16.2	16.1	16.0	16.5	16.1
病床利用率（％）	79.4	78.0	76.6	75.9	75.4	76.6	76.2	76.0	75.5	74.8	75.0	75.2	75.9	76.2	76.5	71.3	69.8
新入院患者数	28.6	29.0	29.0	28.9	29.3	30.0	30.2	30.8	31.1	31.5	32.2	32.8	33.3	33.6	33.9	30.7	30.8

─────── **療養病床の状況** ───────

	2012年	2013年	2014年	2015年	2016年	2017年	2018年	2019年	2020年	2021年
平均在院日数（日）	171.8	168.3	164.6	158.2	152.2	146.3	141.5	135.9	135.5	131.1
病床利用率（％）	90.6	89.9	89.4	88.8	88.2	88.0	87.7	87.3	85.7	85.8
新入院患者数	0.8	0.8	0.8	0.9	0.9	1.0	1.0	1.0	0.9	0.9

─────── **精神病床の状況** ───────

	2012年	2013年	2014年	2015年	2016年	2017年	2018年	2019年	2020年	2021年
平均在院日数（日）	291.9	284.7	281.2	274.7	269.9	267.7	265.8	265.8	277.0	275.1
病床利用率（％）	88.7	88.1	87.3	86.5	86.2	86.1	86.1	85.9	84.8	83.6
新入院患者数	0.8	0.8	0.8	0.8	0.8	0.8	0.8	0.8	0.8	0.8

（※）厚生労働省、医療施設調査に基づき作成。新入院患者数は人口10万人当たりの1日平均の件数

療単価は上昇している病院が多い。ただ、2021年も一般病床の患者数は戻らず、多くの病院が苦戦を強いられている状況は明らかである。現状はコロナ補助金が充当されているので生きながらえているが、さまざまなコスト増に直面する病院の財務状況は極めて厳しい。

　さらにこれらを都道府県別に集計したものが**グラフ1〜3**であり、全体として減少傾向にある。特に減少が著しい一般病床について新入院患者数がピークであった2019年度と2021年度を比較したものが**グラフ4**であり、全ての都道府県で減少している。**1-2**の傾向とは異なり、必ずしも東京など都市部で患者数が戻っているということではないようだ。

　なお、外来患者数についても減少しており、入院との相関が一定程度見られるのかもしれないし、実際に外来と入院患者数には相関があることは明らかである（**グラフ5・6**）。ただし、これをどう見るかは考え方による。入院患者の7〜8割は外来で一度はフォローアップするのだから、入院医療を中心に提供する病院も外来を診ざるを得ないというのかもしれないし、外来患者がいるから入院につながっているという解釈もできるかもしれない。とはいえ、働き方改革を目の前にした医療機関にとって外来患者が多ければよいという発想は安易だろう。

（グラフ1）

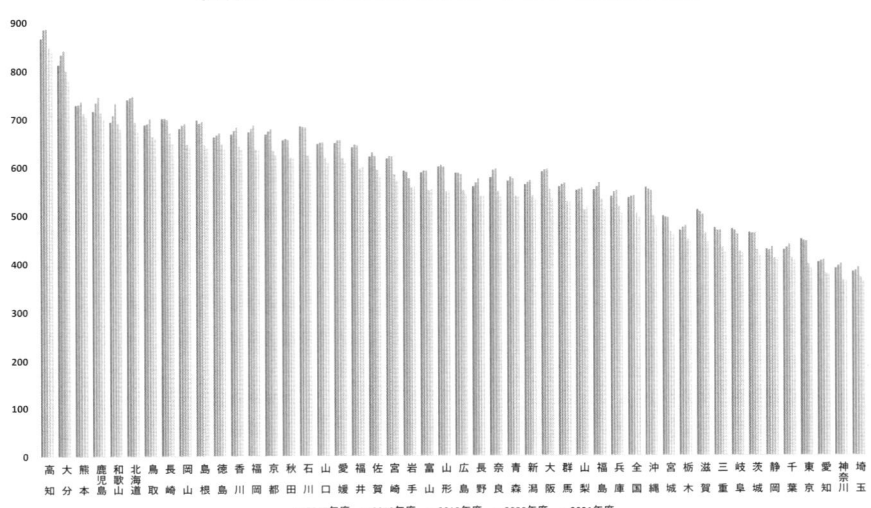

一般病床　人口10万人当たり1日平均在院患者数

（※）厚生労働省、医療施設調査を基に作成

（グラフ2）

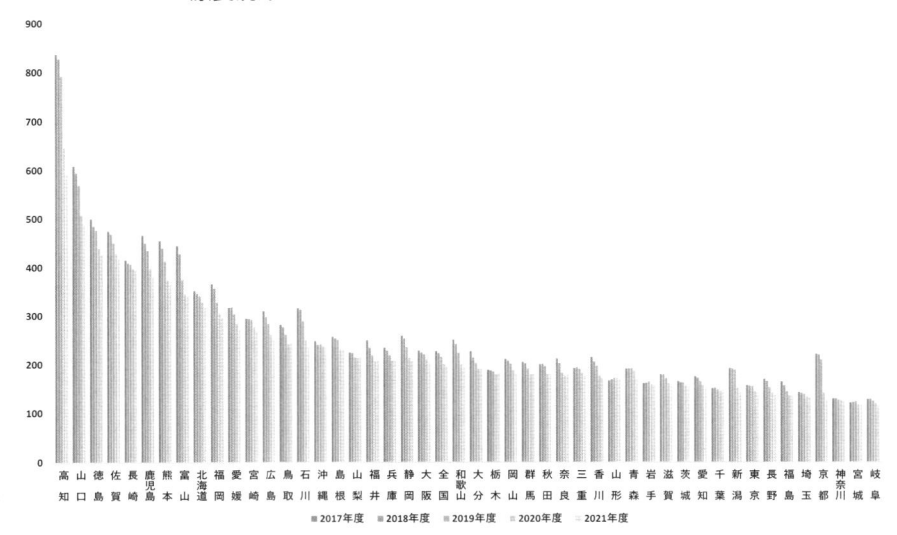

療養病床　人口10万人当たり1日平均在院患者数

（※）厚生労働省、医療施設調査を基に作成

（グラフ3）

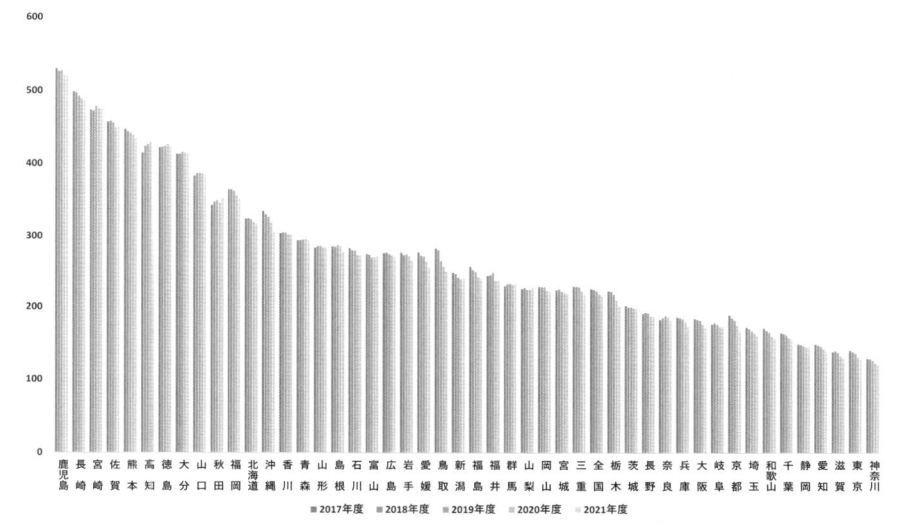

精神病床　人口10万人当たり1日平均在院患者数

（※）厚生労働省、医療施設調査を基に作成

（グラフ4）

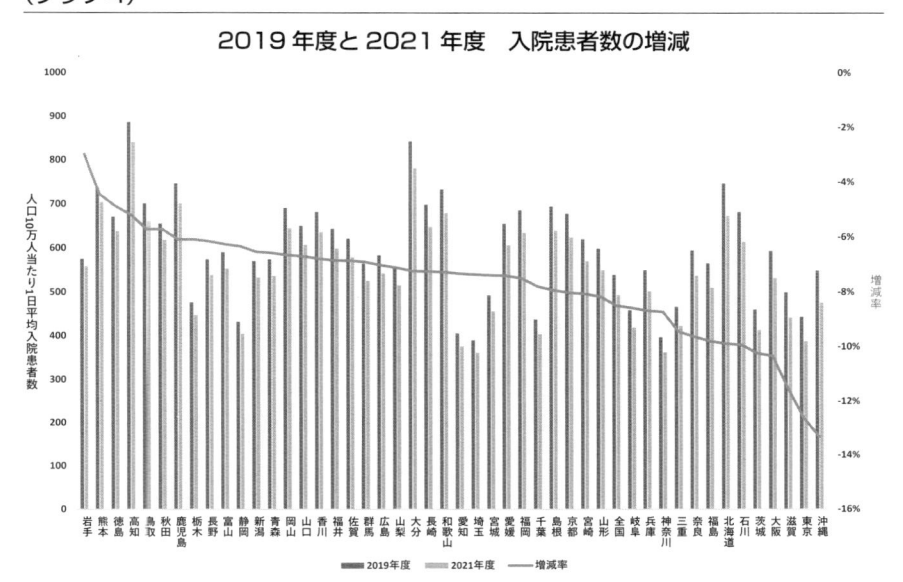

2019年度と2021年度　入院患者数の増減

（※）厚生労働省、医療施設調査を基に作成

（グラフ5）

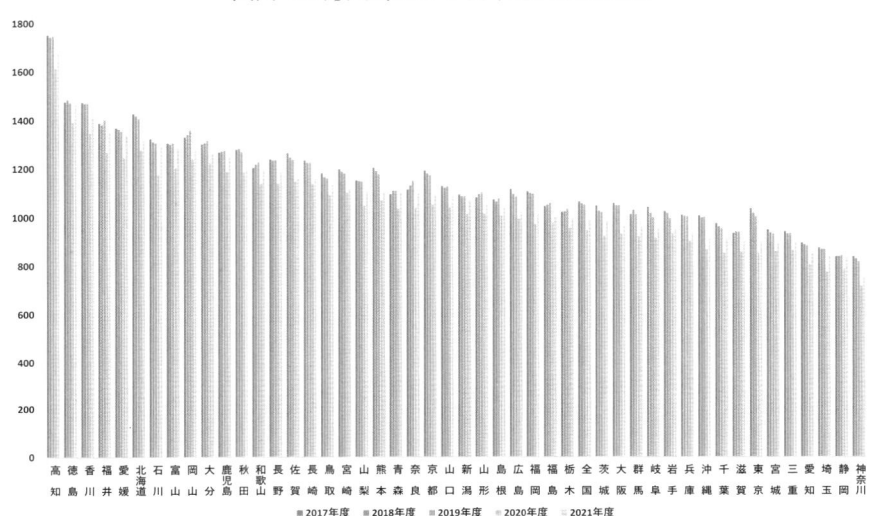

人口10万人当たり1日平均外来患者数

（※）厚生労働省、医療施設調査を基に作成

（グラフ6）

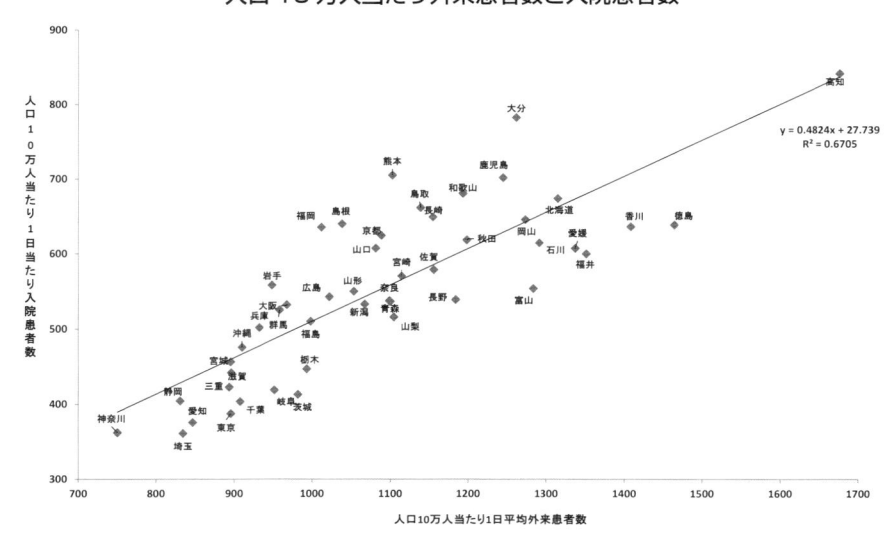

人口10万人当たり外来患者数と入院患者数

（※）厚生労働省、医療施設調査を基に作成

（グラフ 7）

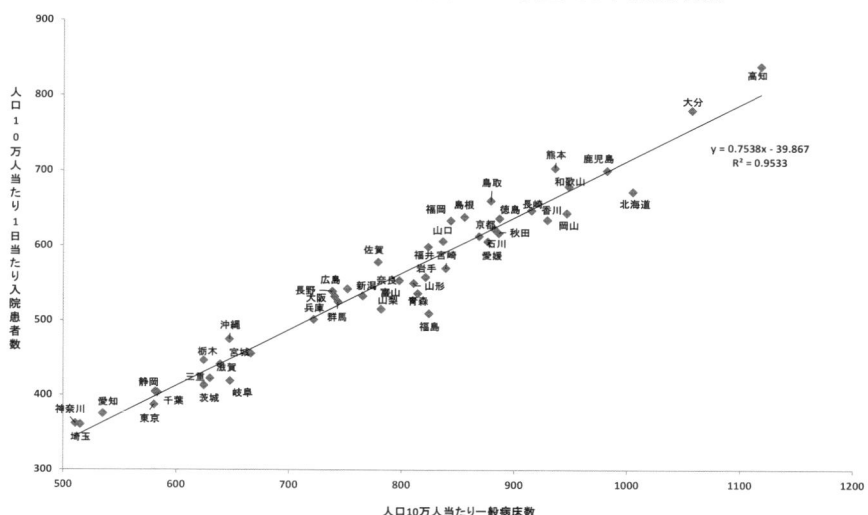

人口 10 万人当たり一般病床数と 1 日当たり入院患者数

$y = 0.7538x - 39.867$
$R^2 = 0.9533$

（※）厚生労働省、医療施設調査を基に作成

　財源が限られる中、どの分野に医療費を投入するかは重要な意思決定である。それは病院の意思決定からすれば、予算などの重点配分になる。強い領域をさらに際立たせることが地域や病院の特性にもよるが一般的には大切である。ただ、病床数と入院患者数には極めて強い正の相関があるのも事実である（**グラフ7・8・9**）。病床があればそれを埋めようとする心理が働くことを意味しているのだろう。だとすると、何でも患者を埋めればよいという発想に陥りがちだ。仮に治療終了後であっても稼働率を優先したくなるのかもしれない。病床数に対しての看護師配置は診療報酬で基準がある。病床を保有すれば、看護師を配置し、それに見合った患者数を確保しようとするのが病院経営の現実である。ただ、そうすれば、いつまでも医療費の適正化は遠のいてしまう。病院機能や地域特性にもよるが、在院日数短縮にインセンティブを与えることがさらなる効率化につながるだろうし、病院としてはそのような取り組みを制度に先んじてでもしていくべきだろう。2022 年度診療報酬改定における急性期充実体制加算のように、在院日数が短く、高回転で病床を回す病院に対するイ

（グラフ 8）

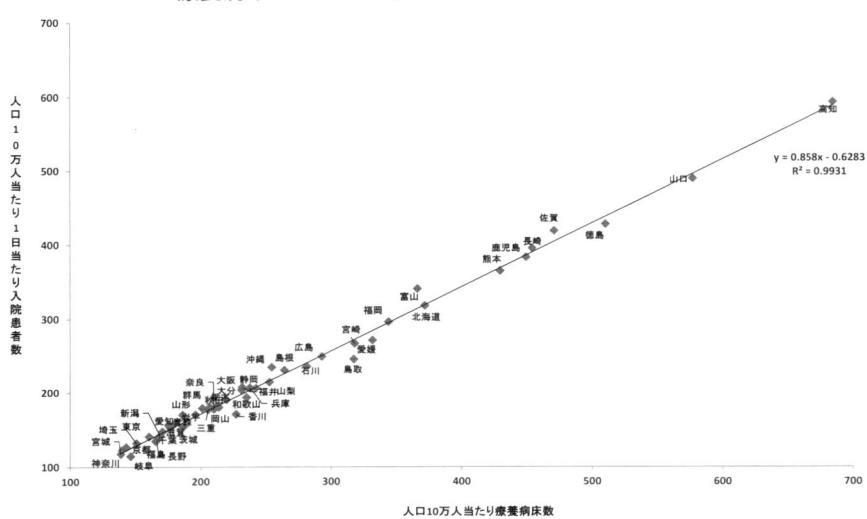

（※）厚生労働省、医療施設調査を基に作成

（グラフ 9）

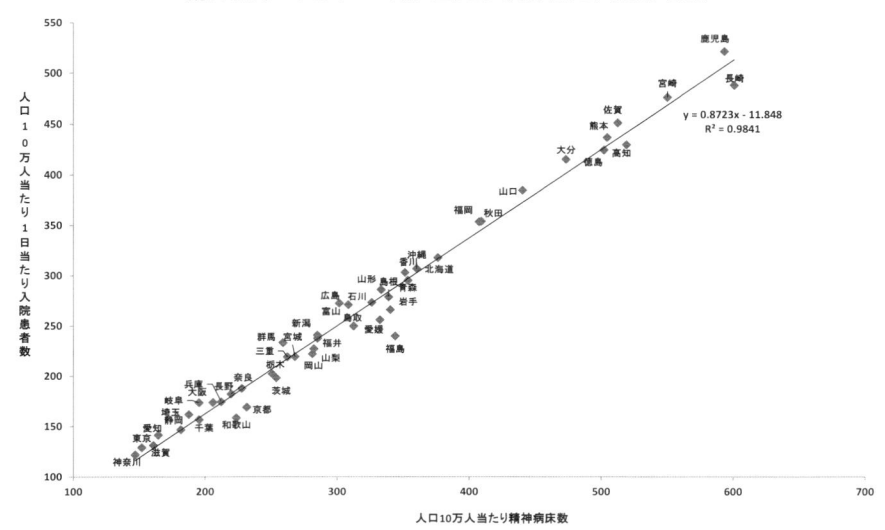

（※）厚生労働省、医療施設調査を基に作成

ンセンティブを強めることが望ましい。

　国が1入院包括払いを提唱するのであれば、まずは入院初期に手厚い診療報酬の配分をするなどの施策が有効であろう。クリームスキミングなどのおいしいとこ取りをする病院が続出するのではないかという懸念があるかもしれないが、我が国の医療機関は誠実で真面目である。適切な制度設計がなされれば、愚直に反応するわけであり、そのような制度設計が期待されるところだ。制度は、病院の取り組みを後押しするところもあり、入院患者が増えずに苦しい今であるが、我々があるべき姿を追求することが未来の医療をよりよいものとすると感じている。実際に2024年度診療報酬改定では、DPC/PDPSにおけるB方式の拡大、E方式の追加など、入院初期の点数が上昇することとなった。

　大変な今だからこそ、あるべき未来を見据えてどうありたいか、そしてどうあるべきか、地域の実情を踏まえた戦略を策定することが求められている。

1-4

コロナ 2 類から 5 類への移行
病床再編のタイミングを逃すな

（CBnews マネジメント第 189 回、2023 年 2 月 6 日）

　政府はウィズコロナに向けて現状の 2 類から 5 類へ段階的に移行することを決定した。岸田文雄首相は 2023 年 1 月 20 日の記者会見及び同 23 日の施政方針演説において、新型コロナウイルス感染症について、現状の 2 類から 5 類へ移行することを表明した。

　これは、昨年流行したオミクロン株について感染力は強いものの、第一波などの当初と比べ重症化率や死亡率が低下したことが関係しており、ゴールデンウイーク明けの 5 月 8 日に 5 類への引き下げが行われる。

　これに伴い医療提供体制も段階的に移行していくことになり、病院としてはどのタイミングでどのような診療体制に移行するのが適切か判断に迷うことだろう。

　2022 年 9 月 27 日に厚生労働省医政局医療経理室、厚生労働省健康局結核感染症課、厚生労働省医薬・生活衛生局総務課から発出された事務連絡「令和 4 年度新型コロナウイルス感染症緊急包括支援事業（医療分）の実施に当たっての取扱いについて」によると、病床確保料について 1 日 1 床当たりの上限額について病院類型別に金額設定が行われている。その類型は、「重点医療機関である特定機能病院等」、「重点医療機関である一般病院」、「協力医療機関」、「その他医療機関」とされ、協力医療機関の病床確保料は 2022 年 9 月 30 日までが対象とされた。

　新型コロナウイルス感染症に初めて対峙した時には、いかに空床を確保し、入院させる仕組みを構築するかが重要だったわけであり、「空床をつくること

に対する補助金」という側面が非常に強かった。当初は病棟単位でコロナに対応する医療機関を重点医療機関とし、病室単位を協力医療機関と位置づけ、多額の補助金を支払うことにより空床を確保しようとした考えは適切だった。

　ただ、2022年9月27日の事務連絡では潮目が変わっており、即応病床使用率（前3ヵ月間）が当該医療機関の所在地の都道府県の平均を30%を超えて下回る医療機関（例：平均が70%の場合、39%を下回るとき）については、減額を行うことになった。

　つまり、コロナ用に病床を確保したとしても一定の受け入れ実績がない場合には減額をし、コロナ患者を受け入れていることに対する対価として補助金の位置づけを変更しようとしているのだろう。

　今後、5類に変更された場合に補助金の位置づけがどう変わるかは現段階では明らかではないが、多額の補助金が投じられたことは事実であり、コロナバブルに踊る病院が少なからず存在することからすれば、我々としては未来を楽観視することは極めて難しい。

　では、重点医療機関としてコロナ患者を受け入れてきた病院はこれからどう動くべきだろうか。**1-2**、**1-3** でも言及したように外来患者は戻りつつあるが、入院は以前の水準には及ばない医療機関が多いものと予想する。病院収入の7割程度は入院であることからすれば、入院稼働額は財務状況に直接的な影響を与えることになる。ただ、これはコロナ病棟を確保し、入院を制限しているからなのかもしれないし、患者の受診抑制や地域によっては人口減少による影響なのかもしれない。もっとも、受療率は一貫して下がってきており、だとするとゴールデンウイーク明けになって入院患者が突然戻ってくるという期待をすることは難しい。とはいえ、多くの医療機関はコロナ前の2019年の水準に患者数を戻そうと必死に努力しており、その波に乗り遅れれば未来は開かれない。

　ウィズコロナ時代に向けて私は3つのことを真剣に取り組むことが必要だと考えている。コロナだからといって病院経営の本質が変わることはなく、あるべき姿に向けて組織全体で愚直な取り組みができるかが勝負を分けることになるだろう。

　まず1つ目は救急医療に注力することである。高齢者救急は増加の一途をた

（グラフ）

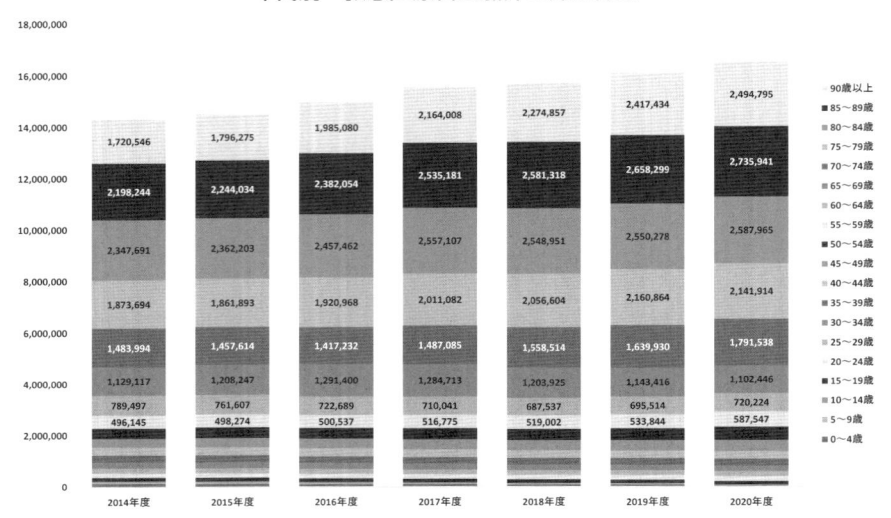

年代別　救急医療管理加算の算定件数

（※）NDBオープンデータを基に作成

どっており、これからも増加することが予想される（**グラフ**）。

　救急車搬送患者の4割程度は入院につながるため、救急医療の体制を整備すれば新入院患者は増加する。救急は不応需がしばしば院内で問題視され、「断ってはいけない」という議論が先行しがちだが、手術・処置中で対応不可能である場合や専門外などでどうしても難しいケースは存在する。より大切なことは本当に入院が必要な患者を適切に入院させる仕組みづくりであり、無理に自宅に帰して望ましくない転帰を迎えることは避けたい。ただ、救急に携わる研修医などの若手医師がその後の受け持ちができるかというとそれは負担が重い。病院として入院後の診療科・主治医などの適切な割り振りをする仕組みが必要になる。

　2つ目は積極的な逆紹介を行うことである。コロナの第一波で初めて緊急事態宣言が発出されたとき、街は静かで当然紹介患者も激減した。現在、コロナ前の水準に紹介患者が戻っているかといえば、多くの病院ではそうではないはずだ。だとすると患者を囲い込み、いつか入院につながるのだからといって、

一般外来を拡大する方針の病院もあるかもしれない。しかし、今求められているのは、かかりつけ医との役割分担であり、積極的かつ適切な逆紹介を行うことである。それによって外来はさらに減少し、不安な気持ちにさいなまれるかもしれない。ただ、一般外来を縮小し、余裕ができるからこそ、次の紹介患者を円滑に受け入れられるわけだし、救急に注力することにもつながる。そもそも逆紹介をしない病院にかかりつけ医が紹介をしてくるはずもなく、苦しい今だからこそあるべき姿を追求すべきだと私は考えている。

　3つ目は病床の再編を行いコロナ補助金に頼らない筋肉質に脱皮する姿を目指すことである。高度急性期病院であれば、コロナ病棟をハイケアユニットなどとし、散らばっていた全身麻酔後の術後患者を集約化し、質と経済性の向上を図るという選択もあるだろう。あるいは、高齢者救急が多く、手術患者が獲得できない病院であれば、地域包括ケア病棟をさらに増加させるという選択肢もあるかもしれない。がん患者の需要が期待できるならば緩和ケア病棟などの選択肢もあるだろう。もしくは、コロナ病棟が存在していても、新入院の受け入れには困っていない病院が多いわけだから、ダウンサイズという選択もあるかもしれない。いずれにしろ、地域の実情を見据えて現状維持ではない、現実的な方策を考え実行すべき時だと思う。

　ただ、最も扱いに難渋するのがコロナ専用病棟だろう。現状では重点医療機関は、原則として病棟単位でコロナ病床を確保することが求められている。補助金との兼ね合いで考えると春以降もコロナ病棟を確保しようという病院も存在するだろうが、5類になれば補助金を期待することは難しくなる。もちろん、段階的移行であろうから突然ゼロにはならないと期待したいが、前述した経緯からすると空床確保に補助金が投入される見込みは薄いと私は考えている。コロナの中等症以上などの患者を診ることに対する報酬に形を変えていくのではないだろうか。

　だとしたら、春からはコロナ病棟を解消し、各病棟で必要に応じてコロナ患者を受け入れる体制に変更すべきではないだろうか。それが通常診療とコロナの両立につながることだろう。ゴールデンウイークは入院患者も少なく、病床再編をするには絶好の機会である。ただ、その時期に病床再編をするには議論を急がなければならず我々に猶予はない。

　先行き不透明な中で決断をすることは容易ではない。ただ、何らかの方向性を示すことが、多くのスタッフにとって光明が差すことになるだろう。それがなければ皆が路頭に迷ってしまうかもしれない。

　病院長及び経営陣のリーダーシップでウィズコロナに向けての明るい未来を描き、職員に夢を語ることが期待される。そして、いつ何時も私たちは誠実に患者と向き合い、質の高い医療を提供し続けることが求められている。正しい取り組みを国は評価し、それを制度に反映してくれるものと信じている。

1-5

退院患者数減少の歯止めは
「発想の転換」から

（CBnews マネジメント連載第 193 回、2023 年 4 月 3 日）

　コロナ禍で患者が戻らないことは医療関係者の常識であり、繰り返し述べてきた。まず「コロナ直撃の 2020 年度診療実態に迫る」（『コロナから日常医療へ　戦略的病院経営の道標』ロギカ書房）で 2019 年度と 2020 年度のオールジャパンの急性期病院の実態に迫り、病床規模や機能、そして地域差などはあるものの全国的に厳しい状況であることを明らかにした。一方で地域の中核病院であってもコロナ前の 2019 年度よりも退院患者数や全身麻酔件数を増加させている病院もあり、一定の役割分担があることにも言及した。また、**1-2** では概算医療費の動向から、やはり 2020 年度は最悪であったが、2021 年度について外来は戻りつつあるのに対して、入院患者の減少が続いていることに触れた。

　病院収入のおよそ 7 割は入院であるから、それが戻らなければ固定費が多くを占める財務構造である病院において業績悪化は筆致である。さらに、**1-3** では医療施設調査を用いて一般病床、療養病床、そして精神病床といった病床機能別の都道府県ごとの入院患者数などについてデータを提示し、特に一般病床が 2021 年度の患者数が少ないことを明らかにしてきた。

　ただ、一般病床といっても、地域包括ケア病棟や回復期リハビリテーション病棟なども含まれることになる。地域によるが、コロナ患者の一定割合は急性期の中核病院が引き受けたであろうから、その実態を明らかにし、今後の方向性を探る必要があると考えた。

　本稿では、2023 年 3 月 22 日に公表された「令和 3 年度 DPC 導入の影響評価に係る調査「退院患者調査」の結果報告について」のデータを用いて、2021

（グラフ 1）

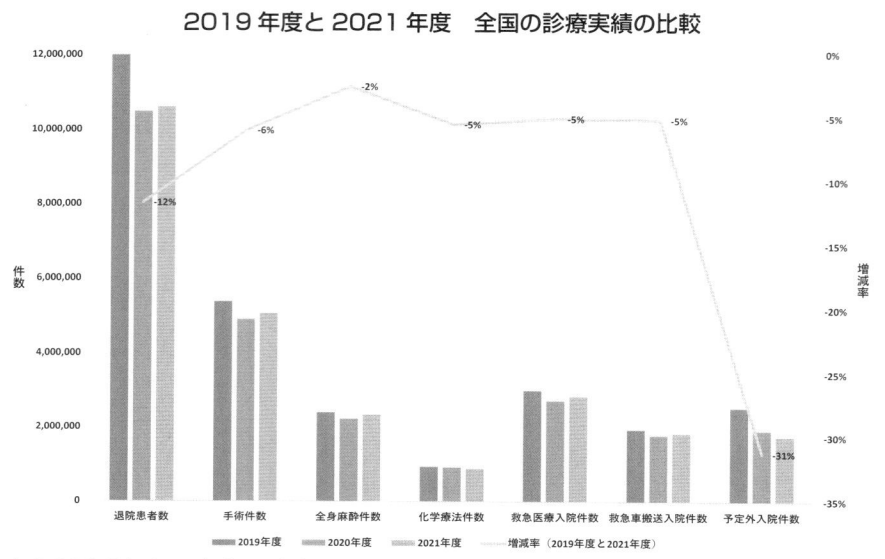

（※）「令和元年度・2 年度・3 年度 DPC 導入の影響評価に係る調査「退院患者調査」の結果報告について」を基に作成

年度の急性期病院の診療実績について都道府県別などのマクロからの視座を提供し、今後のあり方について考えていく。

　グラフ 1 は、2020（令和 2）年度出来高算定病院・2021（令和 3）年度出来高算定病院を除く、全国の急性期病院の診療実績であり、2019（令和元）年度の水準にはいずれも及ばない。2019 年度と比べて退院患者数は 12％減少しているが、全身麻酔件数は 2％にとどまり、救急医療入院以外の予定外入院といった重篤ではない緊急入院が大幅に減少していることが、各病院の入院診療単価を高めているのだろう。ある意味、診るべき患者に集中した結果ともいえ、より筋肉質で急性期らしい病床運営をコロナがもたらしてくれたということかもしれない。

　なお、全国の病床規模別に 2019 年度と 2021 年度の診療実績を比較すると、いずれもコロナ前には戻らず苦戦していることがうかがえる（表 1）。ただ、

(表１)

病床規模別　全国の診療実績　2019年度と2021年度の比較

病床規模	退院患者数	手術件数	全身麻酔件数	化学療法件数	救急医療入院件数	救急車搬送入院件数	予定外入院件数
100床未満	-14%	-5%	1%	-6%	-16%	-10%	-32%
100-199床	-17%	-9%	-4%	-9%	-10%	-10%	-31%
200-299床	-7%	0%	4%	-2%	3%	2%	-29%
300-399床	-18%	-12%	-8%	-12%	-12%	-12%	-36%
400-499床	-6%	0%	2%	-2%	4%	3%	-30%
500-599床	-3%	1%	2%	3%	8%	5%	-28%
600床以上	-12%	-9%	-7%	-8%	-9%	-9%	-28%
全体	-12%	-6%	-2%	-5%	-5%	-5%	-31%

(※)「令和元年度・3年度DPC導入の影響評価に係る調査「退院患者調査」の結果報告について」を基に作成

(表２)

病床規模別　全国の診療実績　2020年度と2021年度の比較

病床規模	退院患者数	手術件数	全身麻酔件数	化学療法件数	救急医療入院件数	救急車搬送入院件数	予定外入院件数
100床未満	-3%	0%	3%	-8%	0%	0%	-9%
100-199床	-3%	0%	3%	-8%	0%	0%	-11%
200-299床	6%	8%	10%	1%	11%	9%	-6%
300-399床	-1%	1%	4%	-5%	1%	0%	-12%
400-499床	2%	4%	6%	-6%	5%	4%	-8%
500-599床	4%	5%	6%	-1%	10%	7%	-10%
600床以上	2%	4%	5%	-4%	4%	4%	-5%
全体	1%	3%	5%	-4%	5%	3%	-9%

(※)「令和2年度・3年度DPC導入の影響評価に係る調査「退院患者調査」の結果報告について」を基に作成

　一番苦しかった2020年度と比べれば、2021年度はいくぶんましであるものの、いまだ元の水準には戻らずという病院が多いことだろう（**表２**）。これは、2022年度も同様の傾向があるように私は感じている。

　とはいえ、地域差は依然として解消されるわけもなく、人口1千万人当たりの急性期退院患者数は2019（令和元）年度で北海道と埼玉で約1.8倍の差があり、その後も続いている（**グラフ２**）。4-1で地域の平均在院日数が異なることにも触れているが、埼玉県などの東日本は西日本に比べて短いので入院延べ患者数にするとさらに差がつくことになる（**グラフ３**）。なお、細かな点だが、この退院患者数には地域包括ケア病棟等などに院内転棟する患者はカウントされていないため、地域包括ケア病棟の設置状況によってさらにこの意味合いは異なることになる（**1-1**参照）。地域包括ケア病棟は西高東低の様相があり、埼玉県などは地域包括ケア病棟が少ないのに人口当たりの退院患者が少ないこ

（グラフ2）

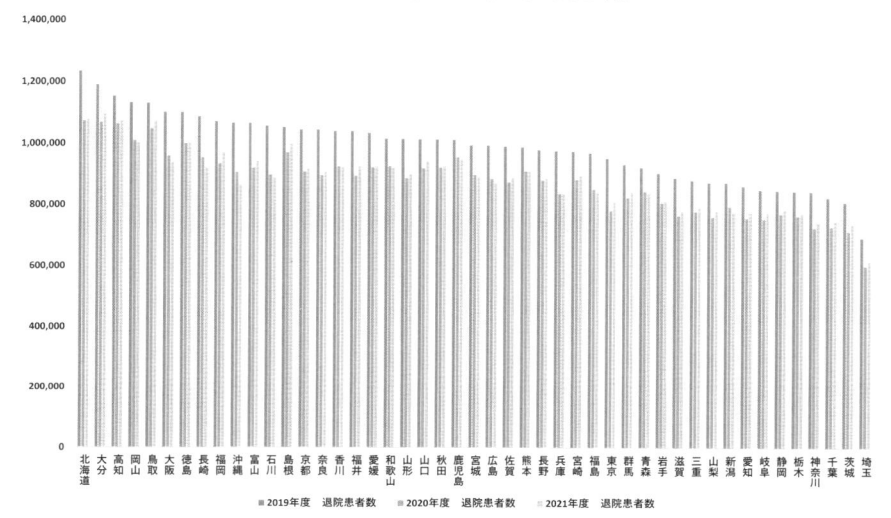

人口1千万人当たり急性期退院患者数

（※）「令和元年度・2年度・3年度DPC導入の影響評価に係る調査「退院患者調査」の結果報告について」を基に作成

（グラフ3）

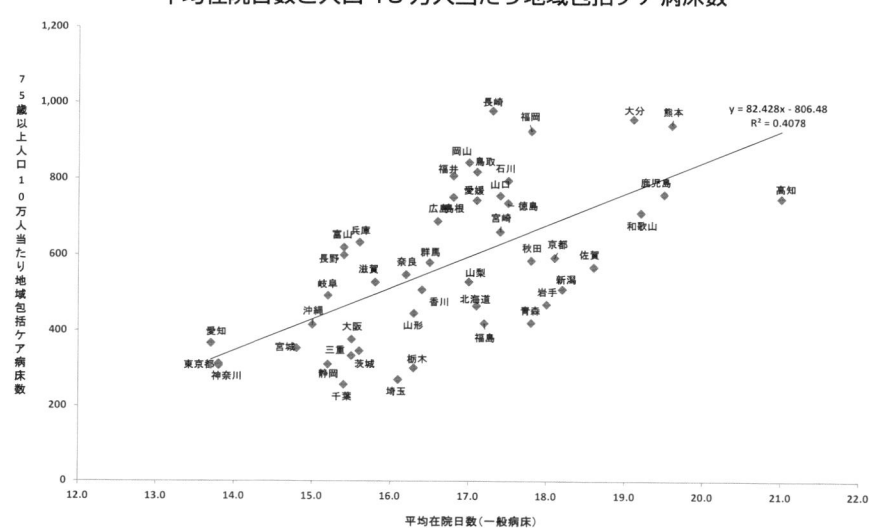

平均在院日数と人口10万人当たり地域包括ケア病床数

（※）厚生労働省、令和元年度病院報告及び「令和元年度DPC導入の影響評価に係る調査「退院患者調査」の結果報告について」を基に作成

（グラフ4）

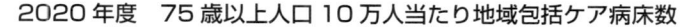

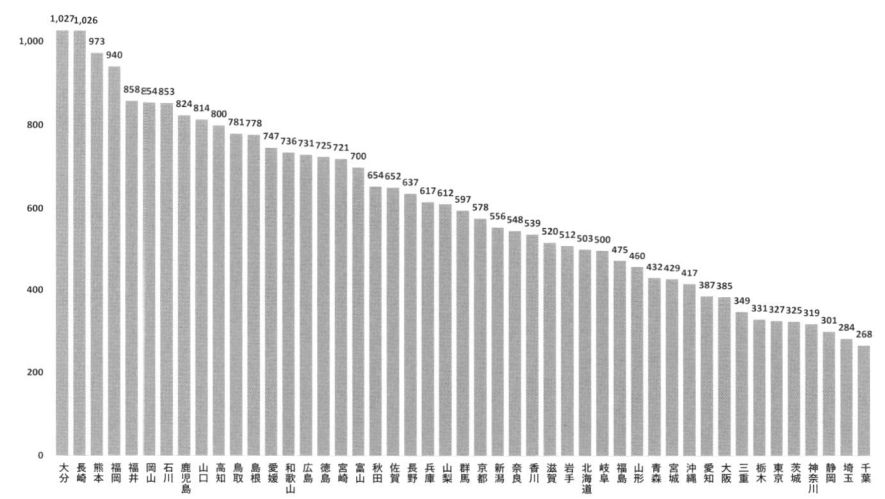

2020年度 75歳以上人口10万人当たり地域包括ケア病床数

（※）「令和2年度DPC導入の影響評価に係る調査「退院患者調査」の結果報告について」及び人口は令和2年10月1日現在の総務省統計局を基に作成

とになる（**グラフ4**）。

　なお、これはコロナの状況によるのだろうが、2019（令和元）年度と2021（令和3）年度の急性期退院患者数を見ると全ての都道府県で減少しているが、緊急事態宣言などが繰り返し発せられた地域などはより一層深刻であることがわかる（**グラフ5**）。

　グラフ6は人口1千万人当たりの全身麻酔件数を見たものであり、2019年度は北海道と岐阜で2.0倍の地域差があり、縮小する傾向にはない。ただ、2021年度で増加に転じている地域もあり、急性期らしさが強まっているという見方もできるだろう。とはいえ、全身麻酔の増減率を見るとやはり減少している地域が多いのも事実であり、当該件数を増加させることは、麻酔科医・手術室看護師などのマンパワー確保も含めて今後、急性期病院が真っ先に取り組むべき課題といえる（**グラフ7**）。

　最後に救急車搬送入院については、人口当たりでの地域差は1.7倍である（**グラフ8**）。患者の重症度やメディカルコントロールの体制、利用状況の個人

（グラフ5）

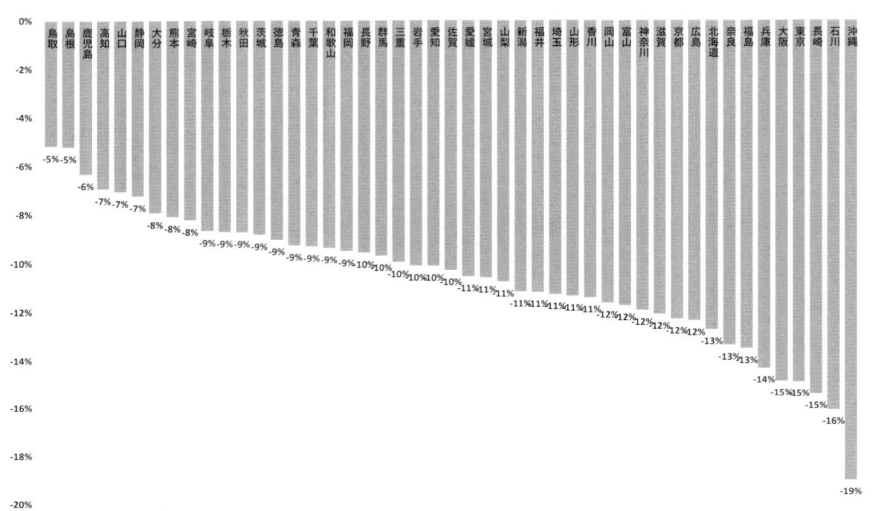

（※）「令和元年度・3 年度 DPC 導入の影響評価に係る調査「退院患者調査」の結果報告について」
　　を基に作成

（グラフ6）

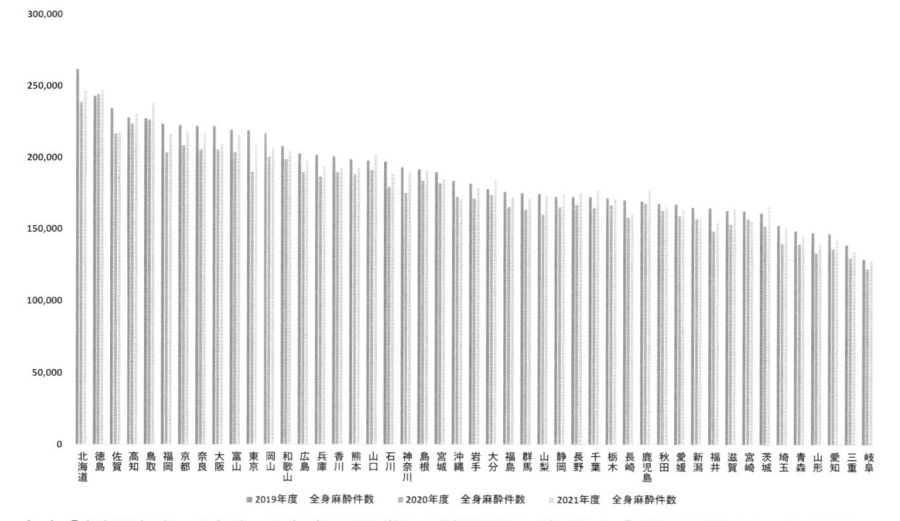

（※）「令和元年度・2 年度・3 年度 DPC 導入の影響評価に係る調査「退院患者調査」の結果報告に
　　ついて」を基に作成

（グラフ7）

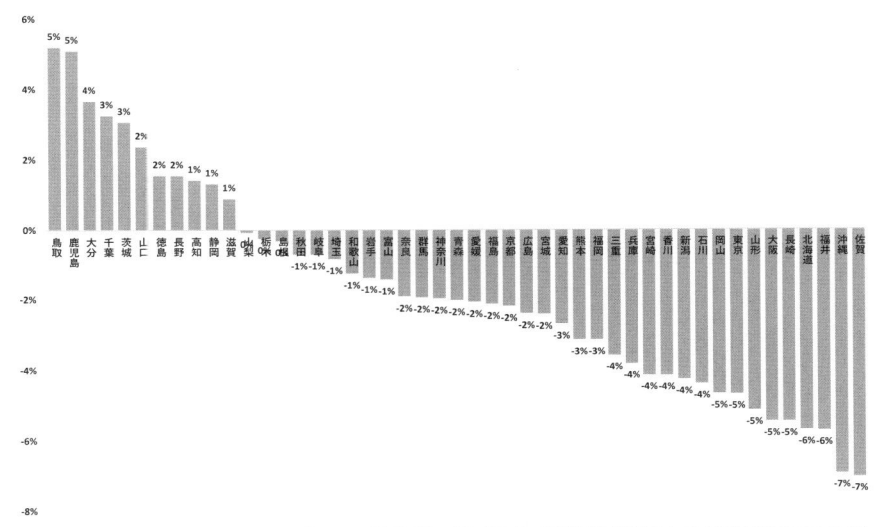

全身麻酔の増減率　2019年度と2021年度の比較

（※）「令和元年度・3年度DPC導入の影響評価に係る調査「退院患者調査」の結果報告について」
　　　を基に作成

（グラフ8）

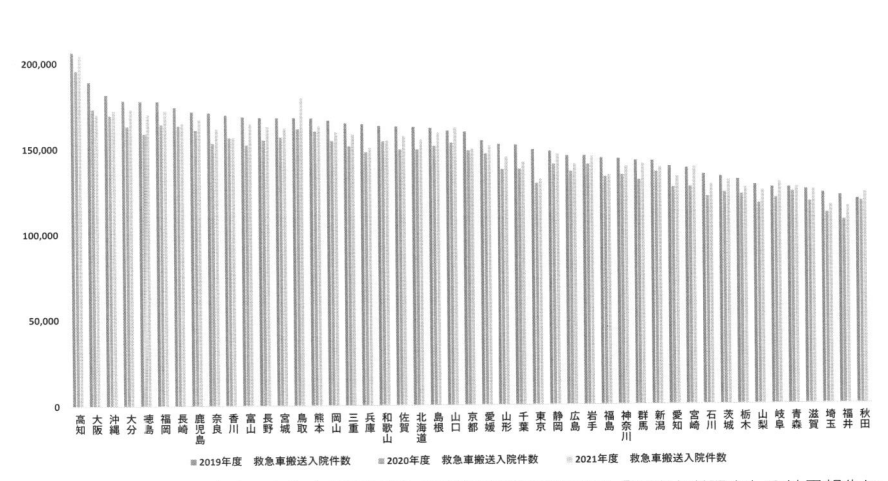

都道府県別人口1千万人当たり救急車搬送入院件数

（※）「令和元年度・2年度・3年度DPC導入の影響評価に係る調査「退院患者調査」の結果報告に
　　　ついて」を基に作成

（グラフ9）

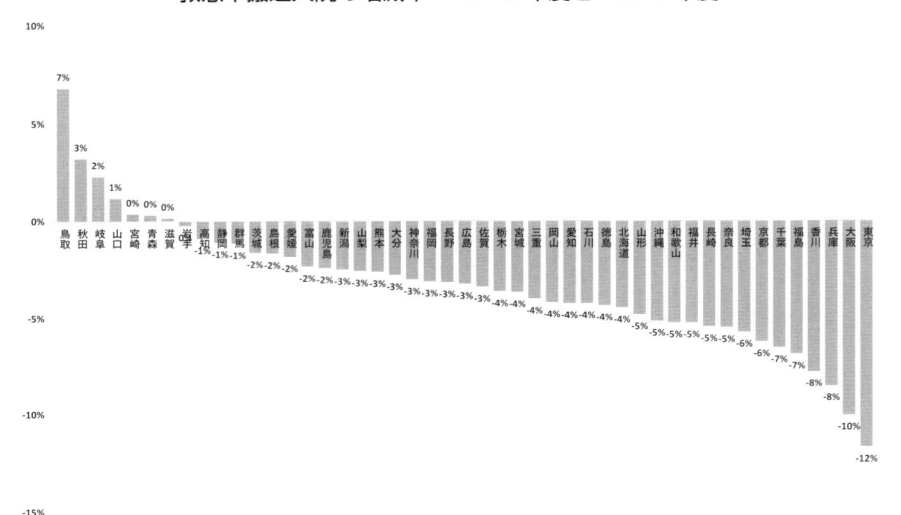

救急車搬送入院の増減率　2019年度と2021年度

（※）「令和元年度・3年度DPC導入の影響評価に係る調査「退院患者調査」の結果報告について」を基に作成

差などもあるが、一定の違いがある。都会ではタクシー代わりに救急車が乱用され、田舎では家族がご近所の目を気にしてサイレンを鳴らすのを嫌がり、自家用車で連れていくなどの慣習の違いはあるかもしれない。ただ、これは救急車で搬送された件数ではなく、そのうち入院した件数であるから、医師の判断というフィルターがかかっており、それが地域差を全身麻酔などと比べて小さ目にしている要因かもしれない。ただ、2021年度の状況を見ると東京・大阪などはコロナ前の2019年度の水準よりも10％以上少ない結果である（**グラフ9**）。一刻を争う状態の救える命がコロナ禍の入院制限によって支障をきたさなかったことを願うばかりである。ただ、都道府県別で見ても救急医療入院以外の予定外入院は全ての地域で減少しており、重篤ではない入院患者が急性期病院以外に入院した、あるいは在宅や介護施設等で診られたということかもしれない（**グラフ10**）。この点については、救急医療管理加算の算定状況が影響を及ぼしている可能性もある。

　コロナで最もダメージを受けた2020年の水準から、2021年も大きく戻して

（グラフ10）

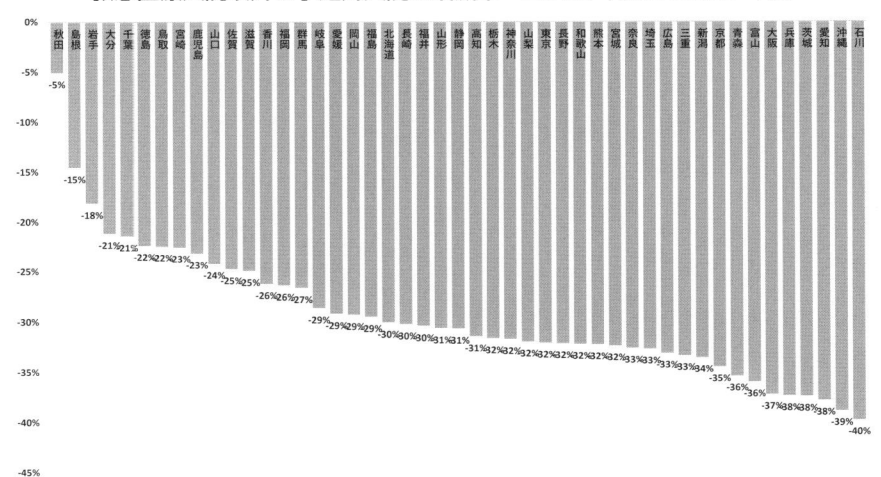

救急医療入院以外の予定外入院の増減率　2019年度と2021年度

（※）「令和元年度・3年度DPC導入の影響評価に係る調査「退院患者調査」の結果報告について」
を基に作成

いるわけではないことが分かった。とはいえ、5月8日からは5類に移行する
わけであり、通常の診療体制との高度な両立を私たちは求められることにな
る。コロナ病床を確保していたのだから、病床稼働率は低くてもいい、という
意識を持っているスタッフがいるとすれば、それは発想を転換する時期だろ
う。コロナの空床確保の補助金が減額あるいは近い将来消滅すれば、財務的に
極めて厳しい状況に追い込まれる病院は多い。ただ、「発想の転換」はお金の
ためでなく、本当に入院が必要な患者をきちんと受け入れるためであり、それ
が医療従事者のやりがいや幸せにつながるのだと考える。

1-6

在院日数短縮の競争激化
問われる "善" とは

（CBnews マネジメント連載第 200 回、2023 年 7 月 24 日）

　コロナが 5 類に変更された今も入院患者が元の水準に戻らない病院は多い。そんな中で、平均在院日数の短縮は続き、病床利用率は悪化する一方だろう。コロナ病床を確保しながらも一定の新入院患者を受け入れることができ、多くの病院はより筋肉質になったわけなので、いまさら元の体質に戻そうと考えるはずもなく、さらに効率的な病床マネジメントを追求するようになるだろう。鍛えだしたら止まらないのが人間の本能ではないだろうか。

　実際、DPC 参加病院の平均在院日数は全ての医療機関群で短縮傾向にあり、今後もさらに拍車が掛かることが予想される（**グラフ 1**）。なお、2020 年度はコロナの打撃を一番受けた時期であり、第一四半期の特に 4、5 月に予定手術を大幅に制限し、全国で前年のおよそ半分になり、眼科や耳鼻科などの比較的短い疾患の患者が入院しなかったことが、退院患者の平均在院日数を少し延ばした。ただ、同一疾患での在院日数は確実に短縮傾向にあるはずだ。

（グラフ１）

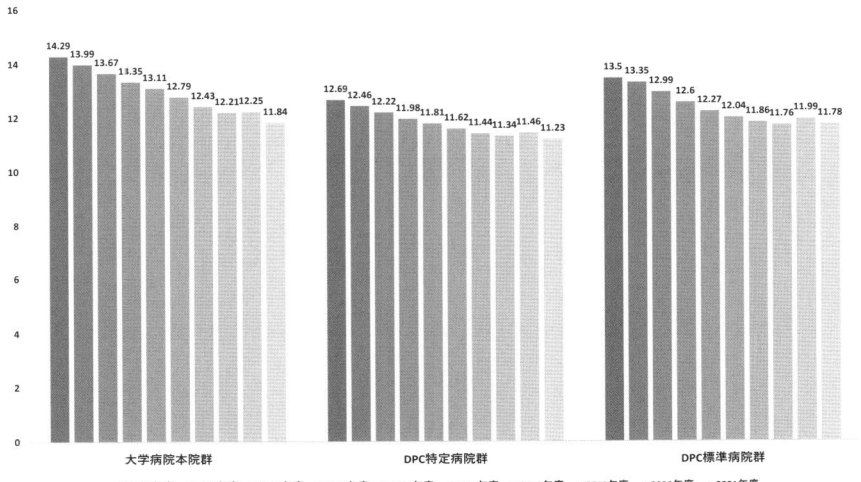

今多くの病院は、コロナ前に患者数を戻そうと必死に努力しており、コロナで閉じていた病床の復活も考えているかもしれない。ただ、看護師も集まらず、開棟できないという声も多く耳にする。現実的に考えれば、コロナで閉じていた病床は多くの病院にとってはそのままにすべきであり、必ずしも元に戻す必要はなく、病床再編を考えるべきだと私は考えている。

グラフ２は、前回改定後の 2022 年 4 – 6 月について全国の急性期病院の一般病棟における「重症度、医療・看護必要度」（看護必要度）を入院経過日別に見たものである。手術あり患者は入院日についてはそれほど看護必要度が高くないが、2 日目以降一貫して高水準で推移する。

（グラフ2）

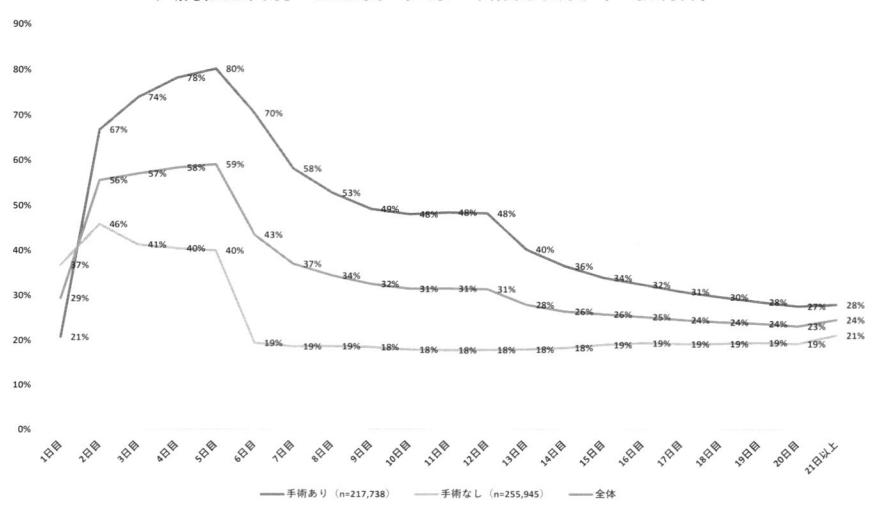

入院経過日別　重症度・医療・看護必要度（一般病棟）

これは、入院翌日に手術を実施する患者が多いからであり、C項目の評価が非常に手厚いことが関係している。一方で手術なし患者の看護必要度は極めて低い。ただ、最初の5日間はA項目で救急車搬送入院あるいは救急医療管理加算等が評価されており、手術なし患者に救急患者が多いことがこのような傾向を示している。間をとった「全体」は11、12日程度で現状の看護必要度の基準値付近に近付くこととなり、つまりDPC参加病院の平均在院日数である入院期間IIを意識せよということを意味する。なお、手術なしの6日目以降について2022年度診療報酬改定前は20％を上回っていたが、改定で心電図モニターの管理が削除された影響でかなりの低水準となっている。

　結局、看護必要度では、全身麻酔などの手術患者をいかに獲得するか、そして救急医療との両立を図りながらも、在院日数をいかに短縮するかが求められている。

　このことは急性期充実体制加算やDPC特定病院群でも同様であり、医療政策及び診療報酬における一貫したメッセージだと捉えるべきだろう。

　急性期充実体制加算では、救急について救命救急センターの承認を受ける

か、救急車 2,000 台などのハードルがあり、全身麻酔件数も 2,000 件などであり、さらに 7 日以内の点数が非常に高いことから在院日数短縮に対するインセンティブが設けられている（**2-5** 参照）。

DPC 特定病院群でも、予定入院に軸足があり、結果として手術は多いが、救急車搬送とのバランスをとりつつ、高回転の病床運営を行っていた（**3-1** 参照）。

私見ではあるが、これからは DPC/PDPS における入院期間 I の大幅な点数アップが行われるだろう。2022 年度診療報酬改定では、入院期間 I について 15％の傾斜を 17％にするというマイナーチェンジが行われ、入院期間 II 及び III が若干引き下げられる結果となった（なお、2024 年度診療報酬改定では B 方式の拡大及び E 方式の新設により、入院期間 I の評価が高まる結果となった）。これは「1 入院包括払いを適用せよ」という財務省の意向を受けてのことと予想するが、影響は軽微で多くの病院はその変化に気づくことすらないだろう。ただ、これからは在院日数短縮の競争が激化するだろうし、急性期として生きていくためにはそれが何よりも重要になるはずだ。

グラフ 3 は、高度急性期病院における各入院期間で退院した患者の包括出来高差であり、入院期間が長くなるにつれて数値が大きくなる。

（グラフ3）

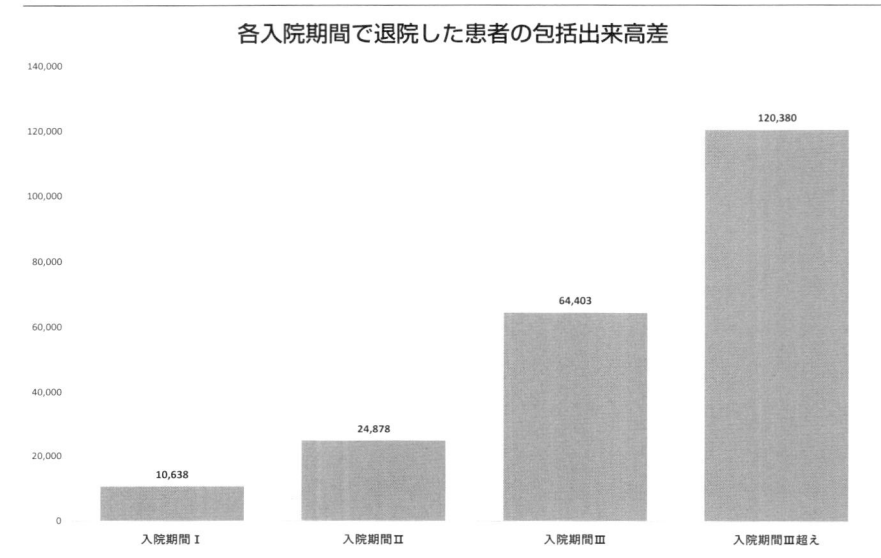

これは入院初期に医療資源投入が多い割にDPC/PDPSの点数設定が低いことを意味する。なお、診療領域によっても異なり、MDC13の血液系疾患などは入院を延ばすことによって経済的利益を享受できるという錯覚を医師にもたらす危険性すらあるのが現状だ（**グラフ4**）。

なお、血液系疾患については、看護必要度で無菌治療室での治療が評価されているため、看護必要度も維持される傾向にある。つまり、現状のDPC/PDPSでは在院日数を短縮するよりも病床稼働率を優先した方が経済的に得をするという見方すらできるわけだ。2003年の制度発足時には激変緩和的な意味合いもあっただろうが、すでに20年を越える歴史があり、入院初期の点数を大幅に上げることは現場に混乱を来すこともないはずだし、多くの全うな急性期病院は歓迎するだろう。ただ、その際には今よりも病床がさらに開くことになり、基金などを活用した減少に対するインセンティブを加速させてくれると病院としてはありがたい。

ただ、入院期間Iの点数を大幅にアップさせる際に考えなければいけない論点もある。

(グラフ4)

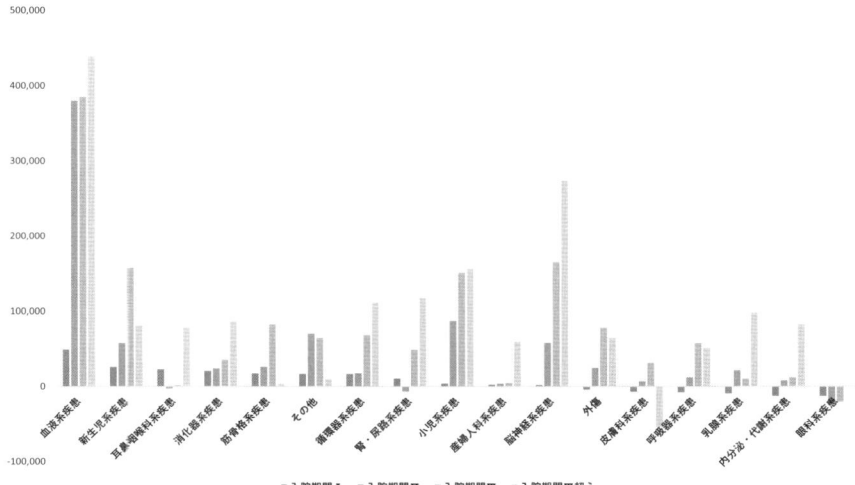

MDC 別　各入院期間で退院した患者の包括出来高差

　1つは地域包括ケア病棟への短期での転棟が増加することが予想され、その取扱いをどうするかだ。2020年度診療報酬改定で地域包括ケア病棟入院料と地域包括ケア入院医療管理料の一物二価の議論が行われたが、この点は今後も引き続き重要である。もしも地域包括ケア病棟をもっと増やしたいのであれば、目をつむっているのがよいだろうし、すでに当該病棟は充足したと考えるのであれば、地域包括ケア入院医療管理料と同様に入院期間III まで DPC 点数を引き継ぐルールにすればよいだろう。

　もう1つが、再入院の取り扱いである。現状では7日以内の再入院については一連の入院とするルールが存在するが、化学療法を実施する患者は除外されている。週末に外泊する患者の入院を退院扱いとすることにより、リセットすることができる。血液系疾患のように長期入院が多い場合にこれは病院として係数を上げるための有効な選択肢となり得る。入院をリセットすれば、再入院時には高い点数からはじまるし、当然、効率性係数でも高い評価となる。さらに、複雑性係数を押し上げる影響があり、年間12症例以上を網羅した際のカバー率係数でもプラスとなる。これを意図的に実施する病院もあり、今後さら

にこのような取り組みが増える可能性も否定できない。

　在院日数は急性期らしさを示すバロメーターであることは間違いがない。ただ、クリームスキミングを行う病院も一定程度あるわけで、そのような病院をどう考えるか。果たしてDPC参加病院として妥当なのかも今後の論点になるだろう。

　私たちは制度を熟知し、その中でどうしたら高い評価を受けられるかを考え、着実に実行していくことが求められる。ただ、性善説に立った運用を各病院が行うことが、日本の医療をよりよいものにすると私は考えている。

1-7

今こそ病床機能の見直しをすべきとき

（CBnews マネジメント連載第 202 回、2023 年 8 月 28 日）

　診療報酬は地域医療構想に寄り添う関係とされてきたが、両者は別物とは言えない状況になりつつある（**3-2** 参照）。とはいえ、医療提供は地域の実情に合わせることが望ましく、全国一律での誘導は難しい面があるのも事実である。このことは、病院経営においても最も重視すべき事項であり、診療報酬などの制度を熟考しつつ、地域の医療提供体制を見据えた戦略的病院経営が求められる。自院がやりたいことが、地域で求められていることとは異なることもあり、ミスマッチは避けたい。理想と現実のバランスをどう考えるかが病院経営における重要課題である。

　図 1 は、地域医療構想における機能別の必要病床数の推計と病床機能報告の状況であり、やはり急性期が過剰で回復期機能が過小であるという状況が示されている。

（図1）

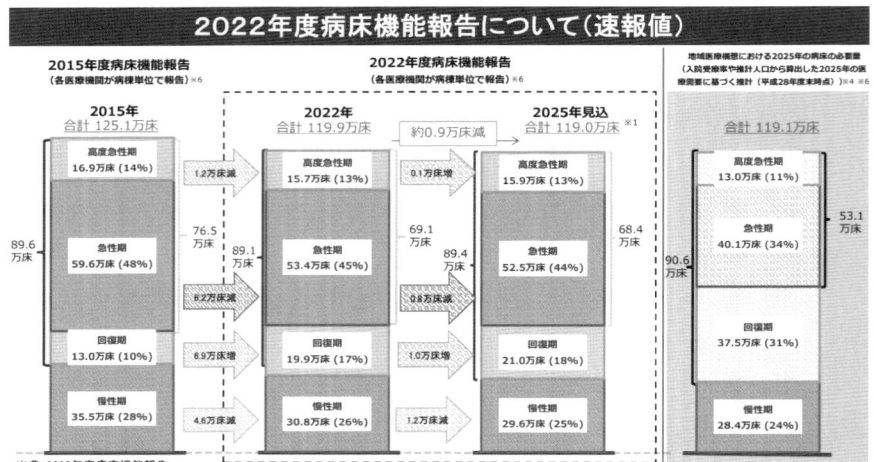

（※）中央社会保険医療協議会総会（第548回）資料

　ただ、この必要病床数は、2013年の受療率を基にしており、その後、受療率が一貫して低下している状況からすると、そもそもこれだけの病床は不要なのだと考えるべきだろう（**グラフ1**）。

（グラフ1）

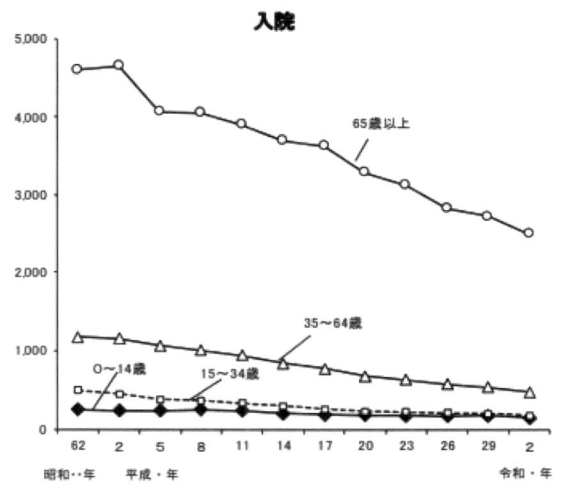

年齢階級別にみた受療率（人口10万対）の年次推移

入院

- 65歳以上
- 35〜64歳
- 0〜14歳
- 15〜34歳

昭和・・年　平成・年　　　令和・年

（※）厚生労働省、患者調査

　一方で、7対1の急性期病床は過剰な状況が続いている（**図2**）。

（図2）

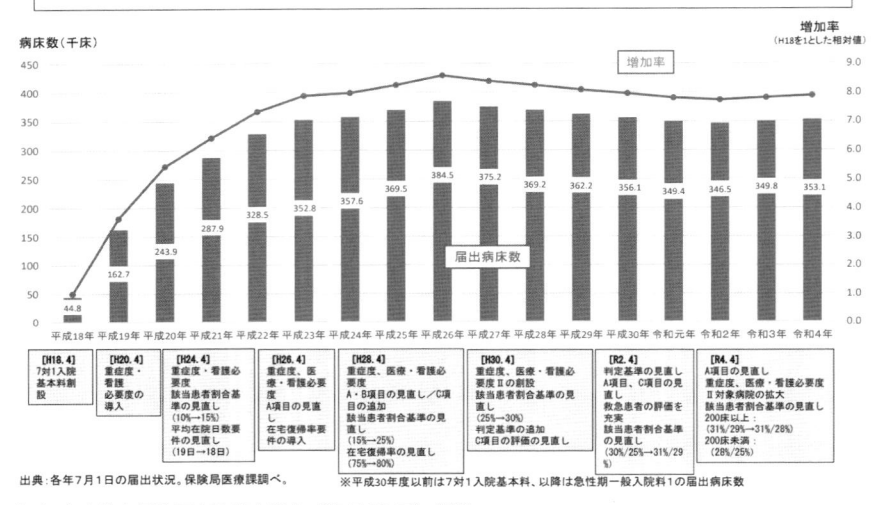

（※）中央社会保険医療協議会総会（第548回）資料

　2006年に7対1入院基本料をつくった際には、当初2万床を想定していたが、ピークでは38万床で、その後、若干減少したものの、横ばいで推移している。ただ、7対1を届け出る病棟も稼働率が下落しており、病床を開いたところで埋まらない状況に陥っているのも事実である（**図3・4**）。

（図3）

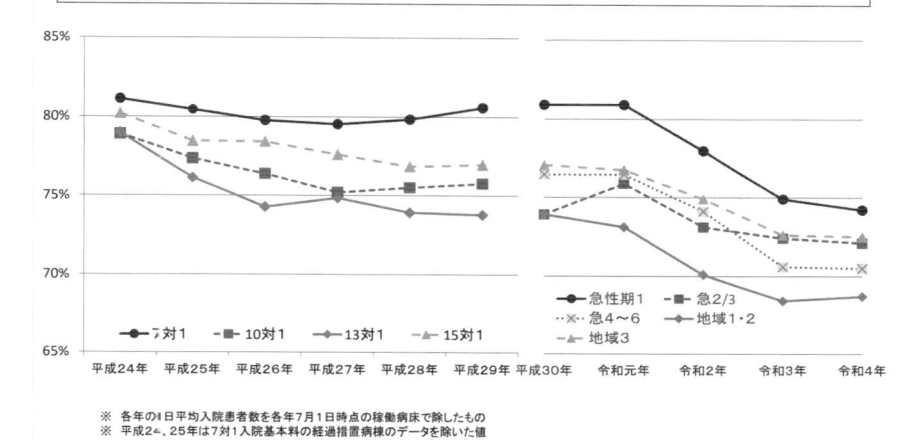

入院料別の病床稼働率の推移（一般病棟入院基本料）

○ 病床稼働率は、急性期一般入院料1が最も高い。令和2年から令和4年にかけて、病床稼働率は全体的に減少している。

※ 各年の1日平均入院患者数を各年7月1日時点の稼働病床で除したもの
※ 平成24、25年は7対1入院基本料の経過措置病棟のデータを除いた値

出典：保険局医療課調べ

（※）中央社会保険医療協議会総会（第548回）資料

（図4）

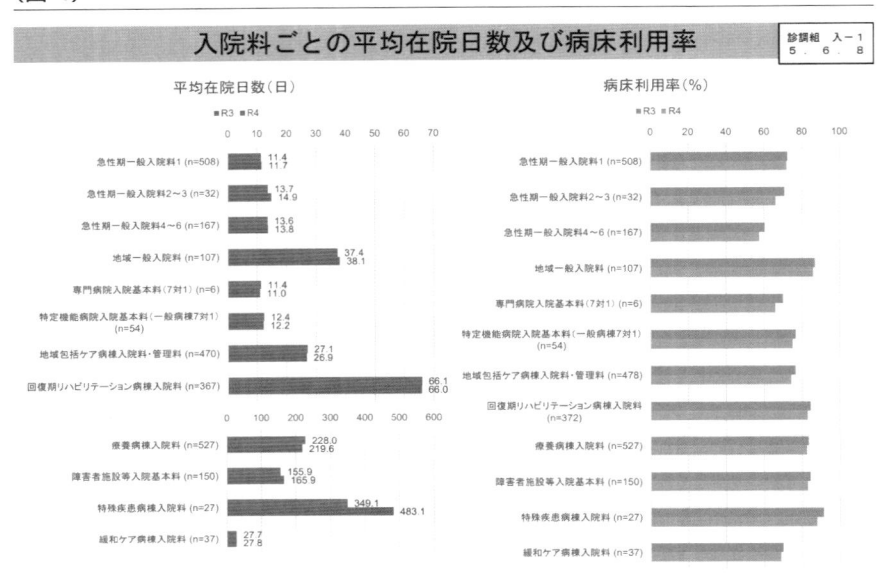

出典：令和4年度入院・外来医療等における実態調査（施設票）※各年8〜10月

（※）中央社会保険医療協議会総会（第548回）資料

　それに追い打ちをかけるかのように、7対1などのコロナ医療を提供した病院から看護師が立ち去り、病床を開けないという現実も直視すべきである。

　そして、コロナの空床確保の補助金も終わりを告げようとしている今、何をすべきだろうか。私は病床機能の見直しに着手すべきであり、それが病院経営の健全化につながり、結果として地域医療構想の実現に近づくものだと考えている。

　本稿では、病院機能別の病床機能の見直しについての標準的な考え方を提示する。なお、「標準的」というのは、地域特性や組織の成熟度などが関係し、病院個別で考える必要性があるからだ。戦略には定石がある一方で、オーダーメイドで策定しなければ、実効性に乏しくなり、功を奏しない。

　まず初めに高度急性期病院の戦略について考える。高度急性期病院であるならば、ICUなどの集中治療室の再編・拡充を考えるべきだろう（もちろん、そ

れに伴い全体の病床をダウンサイズすることも視野に入れるべきだ）。単一ユニットの病院であるならば、病床数を増やすという選択もあるだろうし、あるいは術後患者を中心としたハイケアユニットを別に設置することも有効かもしれない。複数ユニットを有する病院であれば、統合するなど使い方を変えることにより効率性が増す可能性もある。例えば、救命救急入院料を届け出る救急用のEICU と術後患者を中心に入室させていた特定集中治療室管理料の ICU、さらに脳卒中ケアユニットなどを再編統合することを検討してはどうだろうか。専用病室があることを心地よく思うスタッフは多いが、皆で仲良く使うことが望ましい。それが、医療の質の向上、あるいは専従医師配置などの負担軽減にもつながり、働き方改革とも整合するし、増収効果も期待できる。

なお、ここでいう高度急性期病院とは、特定機能病院、急性期充実体制加算、あるいは総合入院体制加算を届け出る病院に限定されるだろう。

次に急性期病院の戦略について検討する。急性期病院といっても多様な機能を有するわけだが、一般的な急性期病院は、重症度、医療・看護必要度の動向に目を向けるべきであり、心電図モニターの管理が削除されたなど厳格化を考えれば、地域包括ケア病棟に転換するなどの選択肢が浮かび上がる。ただ、ICU などの重症系ユニットを有する場合には、地域包括ケア病棟は 1 病棟までという制限が現行制度では存在するため、重症系ユニットの在り方を見直すべきかもしれない。小さいユニットは効率性が悪く、不採算となりがちなため、一般病棟への転換が現実的なケースも多い。ただ、これらの病院では、地域包括ケア病棟をうまく使い切れないことも多く、急性期機能を維持しながらもダウンサイズなど現実的な選択が迫られるだろう。さらに、2024 年度診療報酬改定を踏まえると地域包括医療病棟の設置を検討する病院も出てくるだろう。

回復期機能については、回復期リハビリテーション病棟と地域包括ケア病棟の在り方について言及する。患者 1 人 1 日当たりのリハビリテーションの提供単位数が、3 − 4 単位程度の回復期リハビリテーション病棟では適切なアウトカムが期待できず、地域包括ケア病棟への転換が有効になる。ただ、リハビリテーションの提供単位数が多ければ、それがあるべき姿であるかは中長期的に問われる日が来るはずだ。

（表）

入院料別　損益差額の状況

入院料	2017年度	2018年度	2019年度	2020年度	2021年度	2022年度	2020年度 （※）
急性期一般1	-2.8%	-2.3%	-3.3%	-7.7%	-5.4%	-6.6%	1.7%
急性期一般2-3	-4.7%	-4.5%	-6.4%	-9.9%	-7.7%	-8.6%	-0.3%
急性期一般4-7	-4.3%	-4.3%	-3.6%	-6.7%	-8.3%	-9.3%	-2.5%
地域一般1-2	-3.8%	-3.7%	-4.3%	-8.4%	-5.1%	-5.3%	-3.2%
地域一般3	-7.9%	-7.6%	-3.9%	-8.1%	-6.2%	-7.0%	-6.9%
療養病棟1	1.3%	1.5%	2.1%	1.0%	0.4%	-0.6%	2.6%
療養病棟2	-5.1%	-5.0%	-5.4%	-8.5%	-10.3%	-9.8%	-4.2%

（※）厚生労働省、医療経済実態調査を基に作成
（※）は、新型コロナウイルス感染症関連の補助金（従業員向け医療金を除く）を含めた場合

　最後に慢性期病院の機能について私見を述べる。医療区分２・３で８割以上を占める療養病棟入院基本料１は一貫して黒字だが、基本料２では立ち行かない（**表**）。

　基本料２の病院は、基本料１を目指すか、介護医療院などへの転換が求められる。一方で、基本料１の病院が今のままでよいかというと、そうではないはずだ。診療報酬改定の議論でもあるように、「中心静脈栄養」の在り方などが問われており、今後、厳格化の可能性が高いだろう（2024年度診療報酬改定では、点数設定が細分化され、厳格化の方向に動いた）。さらなる機能向上という意味において、療養病棟において地域包括ケア病棟の設置を検討することも有効である。今後は、療養病棟入院基本料２では生き残れない。一方で、療養病棟入院基本料１についても、地域包括ケア病棟を設置することにより、高機能な慢性期病院とそれ以外で果たすべき役割は変わってくることが予想される。

　病院経営で求められることは、地域で求められる役割を愚直に提供することである。自らが輝ける場所を探し、それを実行することが組織の活性化につながる。私は、全ての組織に求められる役割があると信じたい。それを的確に把握し、率先垂範することが持続的な競争優位につながるだろう。

1-8

街から病院がなくなる

（CBnews マネジメント連載第 205 回、2023 年 10 月 16 日）

　病院が突然倒産し、貼り紙 1 枚で患者や業者などに告知され、地域医療の崩壊が危惧されるという報道がつい最近あった。コロナ禍で患者数が減少し、そのあおりを受けた事例の 1 つなのだろう。もちろん、コロナバブルにある病院も存在するが、それは急性期一般入院料 1 などを届け出る一部の比較的大きな急性期病院が中心であり、中小病院の経営は極めて厳しい状況にあると予想する（なお、中小病院でも急性期一般入院料 1 を届け出る病院は多数存在する）。コロナで退院患者数は減少したものの、全身麻酔手術などはそれほど減少しておらず、比較的軽症な救急患者が減少したことを全国、そして都道府県別のデータを基に明らかにしてきた（**1-5**）。その影響を一番受けるのはウオークインが多くを占める地域の中小病院であり、何らかの補填がなければ廃院がさらに増加する可能性は十分にあるし、倒産ラッシュの危険性もあるかもしれない。

　グラフ 1 は全国の病院数を病床規模別に見たものである。

（グラフ1）

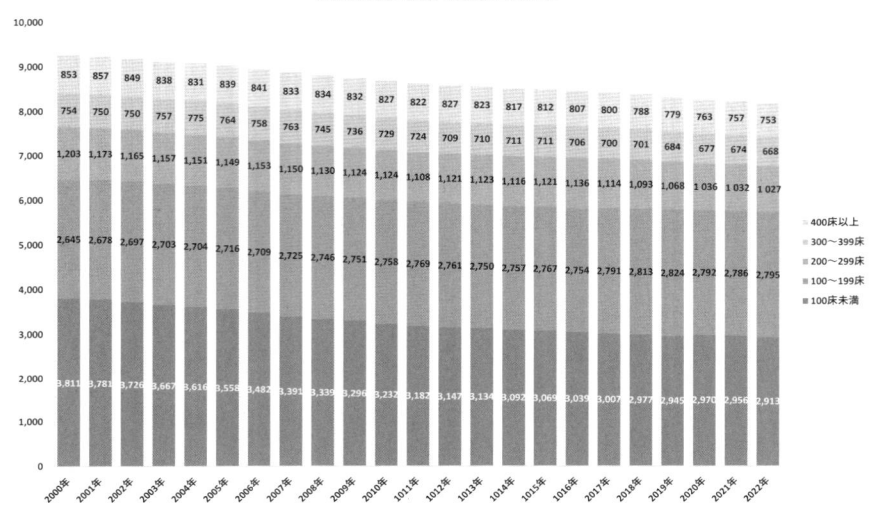

病床規模別病院数の推移

（※）医療施設調査を基に作成

　2025年には8,000病院を下回ると私は予想している。その内訳は、70％が200床未満であり、コロナの空床確保の補助金を多額に受け取れたケースは少ないだろう。コロナ患者への対応は、看護師数や面積などのゾーニングなどの問題から比較的規模が大きい病院でないと対応が難しい面があったからだ（拙著「なぜ日本はコロナ病床が確保できないのか？」『検証コロナ禍の病院経営』ロギカ書房）。また、空床確保の補助金であるから、病床数が少なければ、どんなに発熱外来などを提供したとしてもその恩恵を受けられたわけではないはずだ。実際、2000年から2022年に向けて一番減少が大きいのが100床未満であり、次いで200床台だ（表）。200床台が減少したのは、199床になった方が診療報酬上のメリットがあると考える病院があり、その分、100床台だけが微増している。

　そして、施設の老朽化・狭隘化も喫緊の課題であり、それが故に病院を継続できないという判断に至ることも多いはずだ。第一次の医療法改正が1985年にあり、都道府県は医療圏と必要病床数（現在の基準病床数）の設定が求めら

（表）

2000年から2022年に向けて病床規模別病院数の増減状況

病床規模	増減数	増減率
100床未満	-898	-23%
100〜199床	150	7%
200〜299床	-176	-11%
300〜399床	-86	-9%
400床以上	-100	-9%
全体	-1110	-10%

（※）医療施設調査を基に作成

（グラフ2）

人口1,000人当たりの急性期病床数

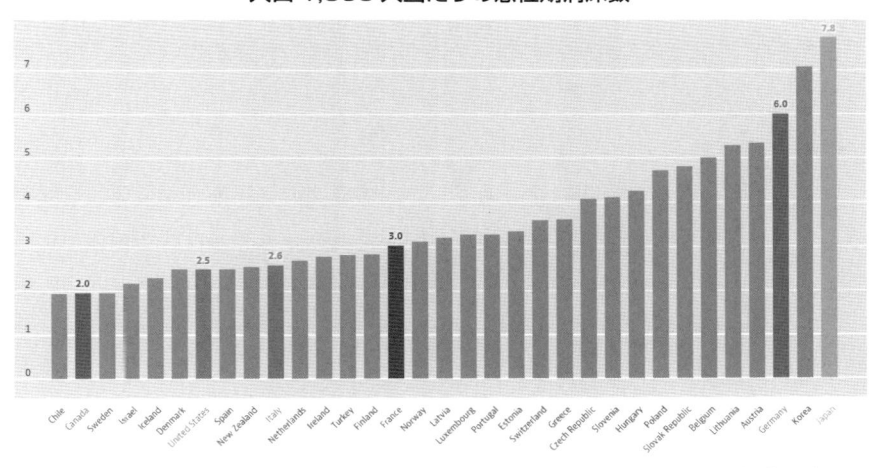

（※）OECD Health Statistics 2018Acute care, Per 1 000 inhabitants, 2019 or latest available

れた。病床規制が行われ、その時期に駆け込み増床が行われた。それから40年が経過しようとしている今、財務状況が悪化の一途をたどり、建て替え余力がない、そして後継者がいないという病院は多いはずだ。ただ、マクロ的には、この国の病床は多すぎるので、病院は減った方が財政的にも健全だという見方もあるかもしれない（**グラフ2**）。

（グラフ 3 ）

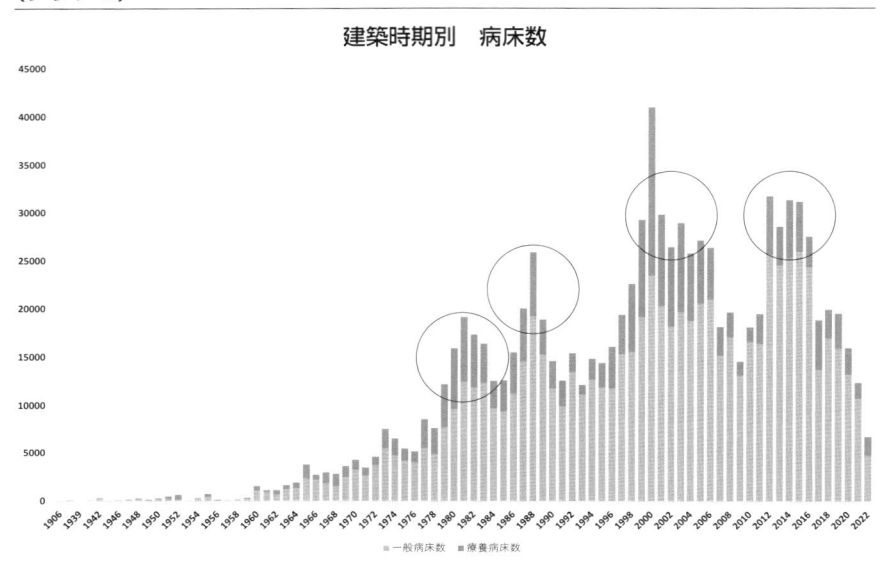

建築時期別　病床数

（※）令和 4 年度病床機能報告データを基に作成

　患者の利便性と施設の集約化を考慮した医療機関の適正配置が改めて必要であるが、民間中心に、そして中小病院を中心に展開されてきた我が国医療で皆が受け入れられる施策を実現することは容易ではないと考える。

　グラフ 3 は建築時期別の病床数であり、新築が行われるタイミングには診療報酬の改定率などが一定程度関係しているようにも見える（**グラフ 4** ）。もちろん、新築するには意思決定から時間を要するし、さまざまな要素が絡み合ってのことだろう。

（グラフ4）

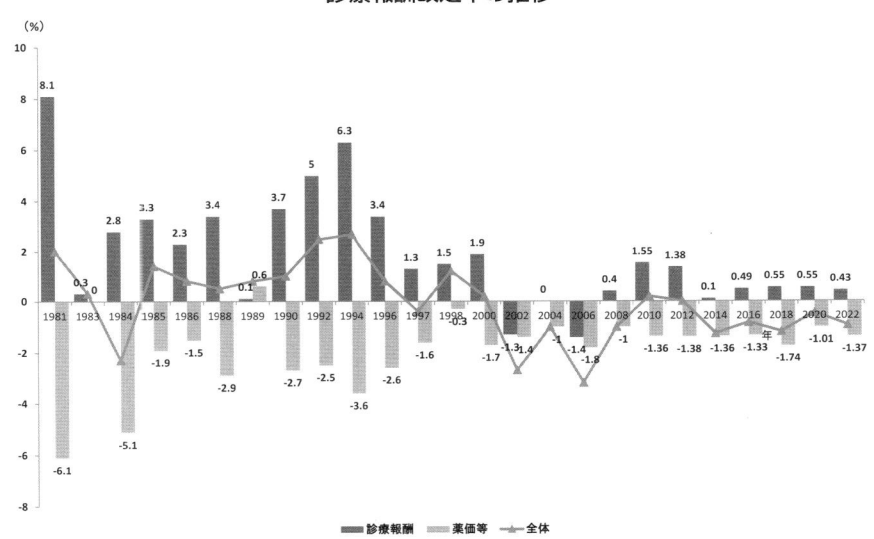

診療報酬改定率の推移

なお、都道府県別に一般病床と療養病床の合計で老朽化の状況をみたものが**グラフ5**である。例えば、岩手県は2025年に30％弱の病床が築50年程度になる一方で、福井県などは老朽化した病床数が少ないことを意味する。これを一般病床だけにしたものが**グラフ6**であり、療養病床だけに限定したものが**グラフ7**である。ここから岩手県は療養病床の老朽化が進んでいるなどの事情が分かるし、全体的に療養病床の老朽化が進んでいる実態も明らかである。ただし、病床機能報告において病棟ごとの建築時期は任意項目となっており、地域による差もあり参考程度の情報である（**グラフ8**）。

（グラフ5）

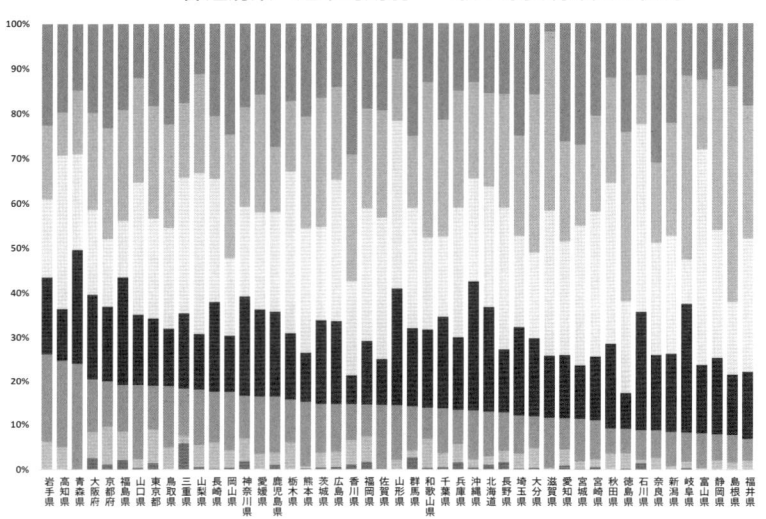

（※）令和4年度病床機能報告データを基に作成

（グラフ6）

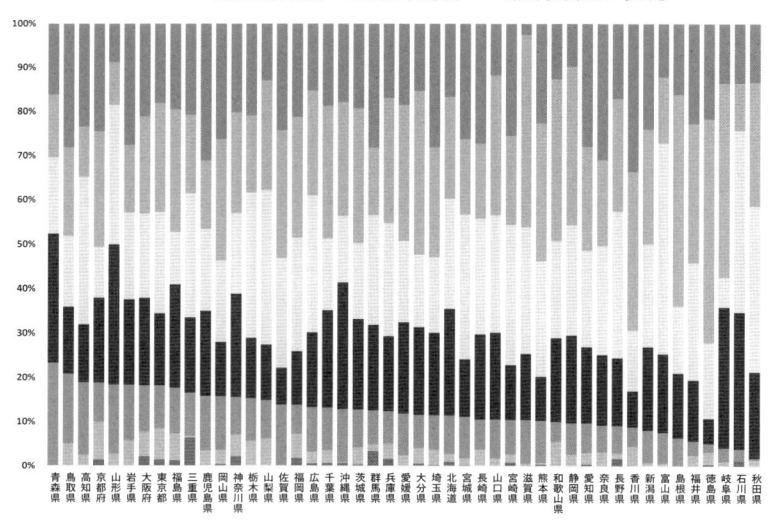

（※）令和4年度病床機能報告データを基に作成

（グラフ7）

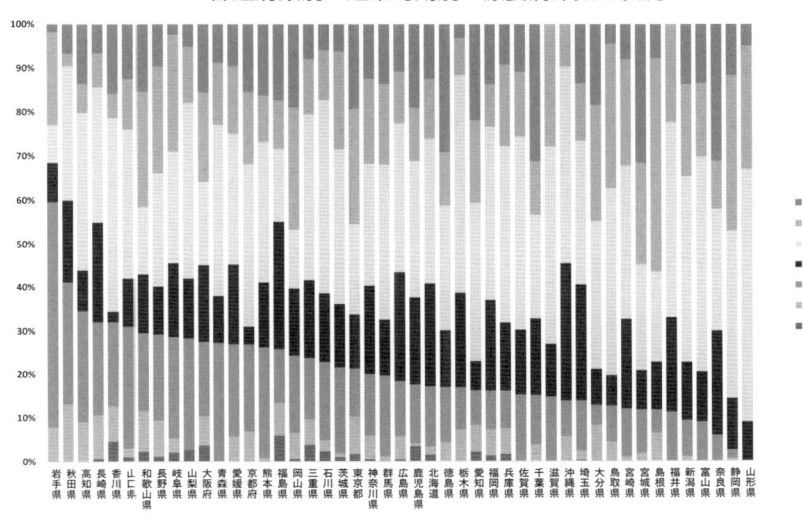

（※）令和4年度病床機能報告データを基に作成

（グラフ8）

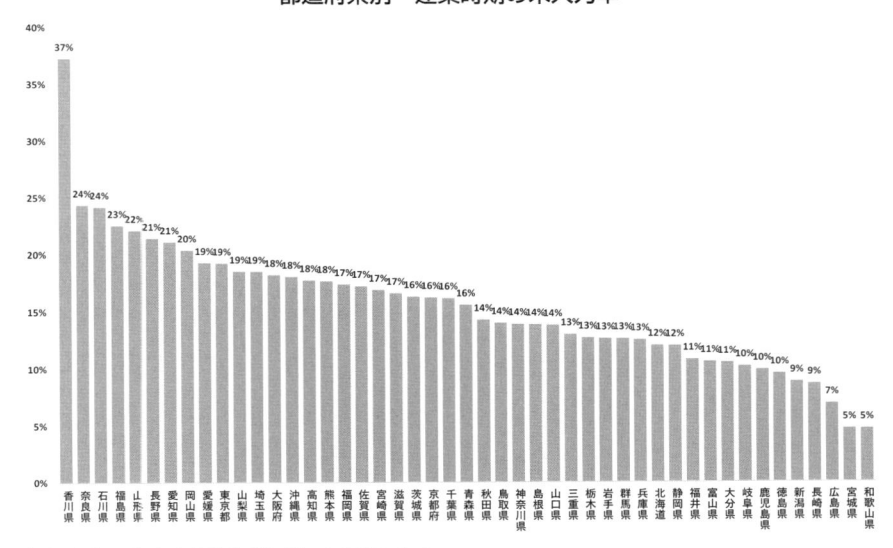

（※）令和4年度病床機能報告データを基に作成

（グラフ9）

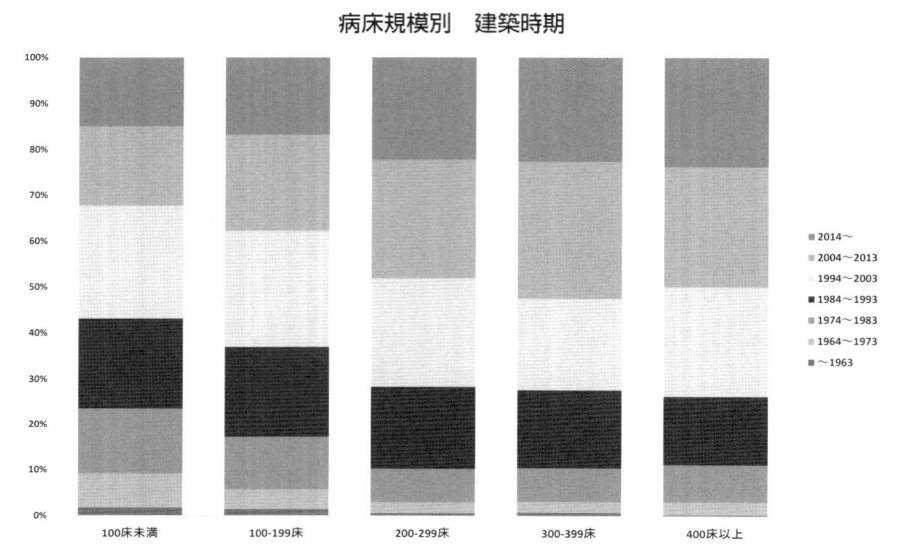

（※）令和4年度病床機能報告データを基に作成

　これを病院の病床規模別で見たものが**グラフ9**である。100床未満は築50年程度経過が約24％あり、100床台は17％と、中小病院の老朽化が進んでおり、さらに一般病床よりも療養病床でその傾向が顕著になる（**グラフ10・11**）。

（グラフ10）

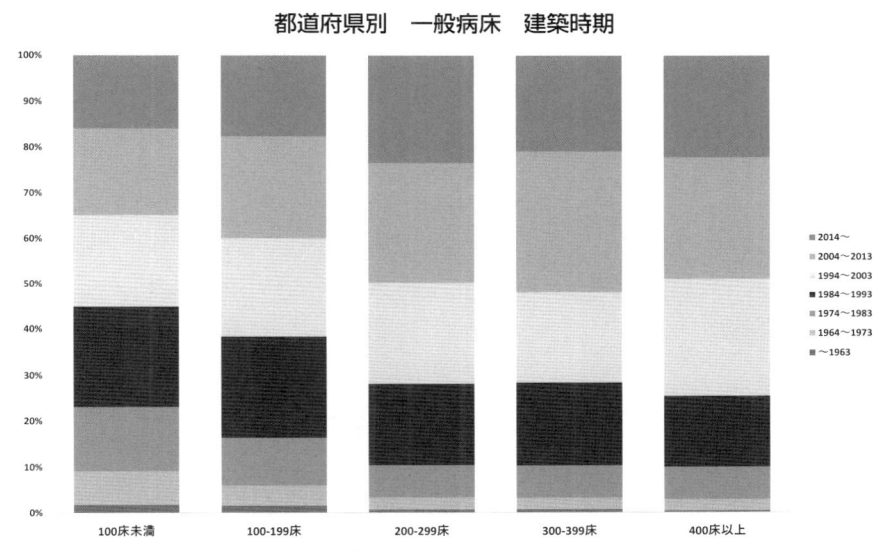

（※）令和4年度病床機能報告データを基に作成

（グラフ11）

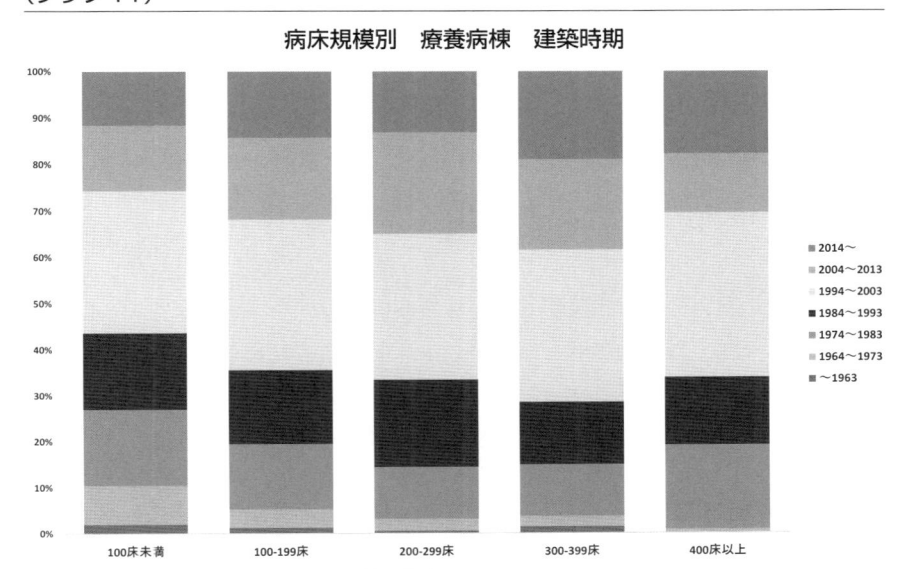

（※）令和4年度病床機能報告データを基に作成

（グラフ12）

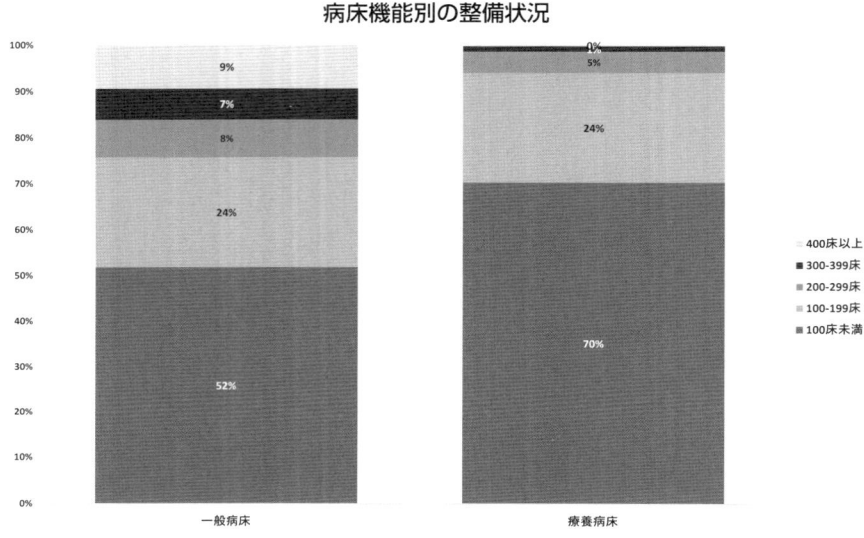

（※）令和4年度病床機能報告データを基に作成

　なお、病床の整備状況を見ると一般病床全体に占める200床未満の割合は76％、療養病床を有する病院に占める割合は94％となる（**グラフ12**）。いずれも中小病院が中心であるが、特に療養でその傾向が顕著であり、老朽化が進んでいる現実を考慮すると今後、地域によっては適切な慢性期医療の提供に支障をきたすかもしれない。

　築50年が経過しようという病院でも、現在、新築に向けて計画をしている所もある。ただ、建築費用がコロナ前の1.5倍以上に高騰している今、それができるだけの体力のある病院がどれだけあるのだろうか。銀行などからの借り入れで多くを賄うという選択もあるが、中長期的には金利も上がっていく可能性も十分にあるし、後継者そしてそれ以外のスタッフを継続して集められるか不確実な面もあるだろう。それに加え、人口減少で医療需要も大きく変化するかもしれず、病院経営を継続することは改めて容易ではないと感じる。

　ただ、前述したように我が国の医療においてある意味メインプレイヤーである中小病院が活力を失うことは、地域医療に与える影響は甚大である。回復期

から慢性期を担うこれらの病院に対する何らかの補填を考えなければ病院は街から消えていくだろう。もちろん、手術施設の集約化などは求められる方向性であり、中小病院の多くは急性期中心の医療機能を持つことは現実的ではないのかもしれない。ただし、ウオークインなどの高齢者救急等を担っている中小病院がなくなれば、高度急性期に与える影響も大きい。

　物価高騰で病院経営は厳しさを増すばかりだ。診療報酬改定ばかりに期待してはいけなく、自助努力を惜しんではならないが、各病院が果たすべき役割を適切に実行する場合にはそれなりのインセンティブがほしいものだ。例えば、不足する回復期機能として病床機能報告で全ての病棟の届け出を行い、診療報酬における施設基準でも地域一般入院料、地域包括ケア病棟、回復期リハビリテーション病棟のいずれかで算定を行う病院については下駄を履かせるという選択もあるだろう。地域医療構想を実現するために、最終的には診療報酬とのリンクは避けられないと考える。全国一律の診療報酬と地域医療構想が完全にリンクすることは避けたいが、診療報酬におけるインセンティブを設けることはできるだろう。

1-9

診療所の報酬だけを引き下げるべきか

（CBnews マネジメント連載第 208 回、2023 年 11 月 27 日）

　　財務状況が極めて良好である診療所の診療単価の引き下げをすべきという指摘が財政制度等審議会からあり、これによる医療費抑制が検討されている（**図表１・２**）。病院と診療所の財務構造を比較すると診療所では、院長の報酬が極めて高いことが明らかになった（**資料**）。勤務医の報酬からすれば確かに高額であり、これをどう考えるかということだろう。

（図表１）

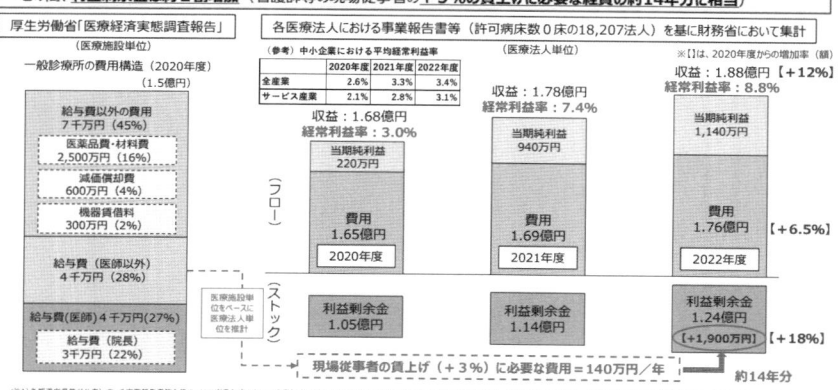

（※）財政制度等審議会財政制度分科会、令和 5 年 11 月 1 日資料より

（図表２）

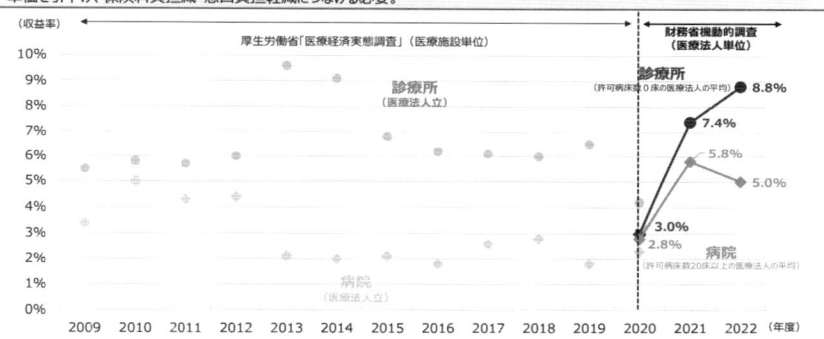

診療所と病院の収益率の比較（医療法人） 　診療所

○ 過去の「医療経済実態調査」において、診療所の収益率は、病院よりも一貫して高い傾向にあったが、直近３年間の医療法人の事業報告書等を集計した財務省の機動的調査においても、診療所の収益率（＊）は病院より高いことが確認された。
（＊）診察を縮小している診療所を除くと経常利益率は更に高くなるのと指摘がある。

○ 直近２年間の診療所の平均的な収益率は極めて高水準にあることや、利益剰余金が積み上がっていることを踏まえ、診療所の報酬単価を引下げ、保険料負担減・窓口負担軽減につなげる必要。

（注１）医療経済実態調査は２年に１回（西暦の奇数年）実施され、その前年度と前々年度の経営状況を調査しているが、調査回ごとに対象の医療機関が異なるため、異なる調査回の間での比較は困難。
　　　　一方、直近３年間を対象とした財務省「機動的調査」は、同一の医療法人の事業報告書等の情報を集計しており、経年比較が可能。
（注２）医療経済実態調査に係る収益率は、一般病院及び一般診療所に係る補助金を含んだ収益率（医業収益及び介護収益の合計額に対する損益差額の割合）。
　　　　財務省「機動的調査」結果に係る収益率は、診療所については許可病床数０床の医療法人に係る経常利益率、病院については許可病床数20床以上の医療法人に係る経常利益率。
（出所）2009年度から202C年度までの診療所及び病院（いずれも医療法人立）の収益率：厚生労働省「医療経済実態調査」。
　　　　2020年度から2022年度までの診療所（許可病床数０床の医療法人18,207法人）及び病院（許可病床数20床以上の医療法人1,750法人）の収益率：財務省「機動的調査」

（※）財政制度等審議会財政制度分科会、令和５年11月１日資料より

（資料）

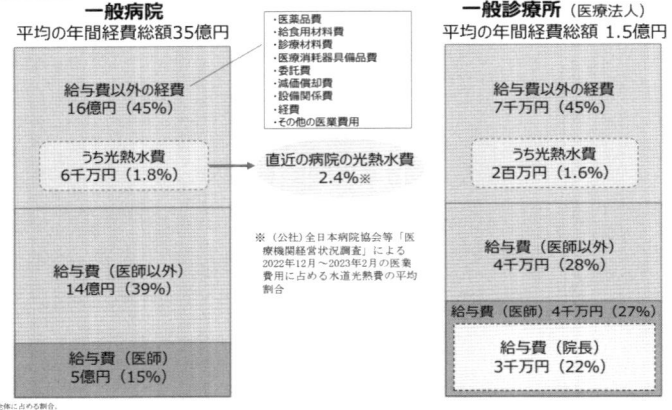

（※）財政制度等審議会財政制度分科会、令和5年11月1日資料より

　医療経済実態調査の結果でも、病院は赤字であるのに対して、診療所、特に病床を有しない無床診療所の業績が優れていることが明らかにされている（**グラフ**）。ただ、診療所については個人立も多く、個人と医療法人で分けたものが**表**であり、やはり稼ぎが多い診療所が医療法人化し、病院と比べれば収益性が高いことが分かる。

（グラフ）

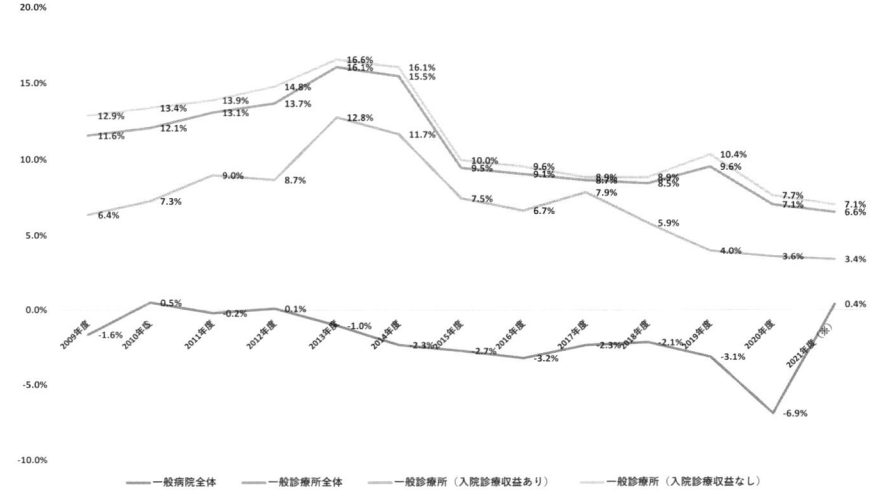

一般病院と一般診療所　損益差額の状況

（※）厚生労働省、医療経済実態調査を基に作成
（※）は、新型コロナウイルス感染症関連の補助金（従業員向け医療金を除く）を含めた場合

（表）

一般診療所の損益と医業収益

損益差額	2019年度	2020年度	2020年度（※）
個人（n=236）	33.0%	30.6%	29.80%
医療法人(n=877)	7.1%	4.4%	4.00%

【単位：千円】

施設当たり医業収益	2019年度	2020年度
個人（n=236）	88,212	82,148
医療法人(n=877)	150,396	144,295

（※）厚生労働省、医療経済実態調査を基に作成
（※）は、新型コロナウイルス感染症関連の補助金（従業員向け医療金を除く）を含めた場合

　自らの力で開業した診療所と組織で働く医師の報酬が異なることを同列で比較することは難しい。開業することと病院勤務医であることはリスクが全く異なるわけで、サラリーマンの年収と個人事業主を比べるような面もある。ただ、限られた医療費の配分という意味においては、儲かっている所から、赤字部門へ付け替えを行うことが望ましいという考え方もあるだろう。

　とはいえ、仮に初再診料に手を加えるのだとすれば、診療所と病院の初・再診料を巡っては過去に変遷があり、統一されてきた歴史や、その議論を無視することもできない。

　近年では、2006 年診療報酬改定で診療所をマイナス 4 点、病院をプラス 15 点とする形で初診料の病診統一が実現された。

　また、再診料についても診療所が 73 点から 71 点に引き下げられ、病院が 58 点から 57 点へと点数格差の是正が行われている。さらに 2008 年改定では診療所は 71 点のままで、病院は再診料が 57 点から 60 点に引き上げられた。2010 年改定では病院を 9 点引き上げ、診療所は 2 点引き下げられ、病院（一般病床 200 床未満）と診療所の再診料が 69 点に統一された。なお、一般病床 200 床以上の病院が算定する外来診療料は 70 点に据え置かれた。その後、消費税改定があり点数は変わっているものの、基本的な考え方は引き継がれている。

　つまり、診療所を引き下げるということは病院にも影響する可能性があり、仮に診療所を引き下げるのであれば、それを病院に適応することもやむを得ないと私は考える。ただ、診療単価を一律に引き下げることは、医療提供体制に負の影響を及ぼす危険性もあり、十分に配慮する必要があるだろう。

　私見だが、私は医師不足、あるいは急性期病床過剰な地域を中心に診療所の医師が病院の入院医療に貢献することを評価することを考える選択肢があると思う。診療所から病院に非常勤（アルバイト）で外来診療をしにきても病院の給与費が増えるだけで、必ずしもプラスの結果につながらない可能性もある。ただ、地域包括ケア病棟について病院の主治医と複数主治医制で診療所の医師が関与することは、高齢者救急の担い手として地域包括ケア病棟が機能することにつながる道を切り拓くかもしれない。診療所の医師が全人的に患者を診ることに長けているのだとすれば、専門分化した病院医療に風穴を開ける期待も

できる。

　なお、仮に診療所の報酬単価を引き下げるのだとしても濃淡を付けることが望ましい。例えば、病院と連携し、複数主治医制をとるケースの評価を高め、そうではないかかりつけの再診患者の評価を考えるべきだろう。これは、診療所だけでなく、病院の再診患者についても同様の考え方が当てはまると考える。

　病院と診療所は医療提供において運命共同体であり、今までの経緯を踏まえると一方だけを引き下げることは望ましいと私は考えない。もちろん、かかっているコストが同じではないという議論もあるだろうし、特定の診療科や領域の評価など考えるべき点はあるだろうが、両者が連携することに対するインセンティブを設けることが地域医療構想の実現につながるはずである。機能分化と連携のさらなる推進のために、診療報酬は極めて重要な意義を有するわけであり、データに基づいた細心な制度設計を期待したい。

　なお、2024年度診療報酬改定では、特定疾患療養管理料の対象疾患から生活習慣病である糖尿病、脂質異常症及び高血圧が除外された。

1-10

医療経済実態調査から分かる困窮する急性期病院

（CBnews マネジメント連載第 209 回、2023 年 12 月 11 日）

　2024 年度診療報酬改定に向けて医療経済実態調査の結果が開示された。例年同様、病院の抽出率は 1/3 であり、特定機能病院については全てが調査対象とされ、有効回答率はそれぞれ 47.9％と 97.7％だった。なお、前回調査時の有効回答率は病院が 52.8％で特定機能病院は 95.4％であり、病院については下回る結果となった。

　表は病院機能別の財務状況であり、損益差額が特別な補助金などを含まない医業収支に近い数値であり、2020 年度以降、悪化傾向にあることが分かる。特に特定機能病院はマイナス 10％に迫る状況で、DPC 対象病院もそれに次ぐ状況にある。今まで一貫して黒字基調にあった療養病棟入院基本料 1（以下、療養病棟）でさえもついにマイナスに転じ、病院の財務状況は悪化の一途をたどっている。ただし、新型コロナウイルス感染症の空床確保の補助金を含めると DPC 対象病院と療養病棟ではプラスに転じる（**グラフ 1**）。

（表）

病院機能別　収支状況

特定機能病院

	2013年度	2014年度	2015年度	2016年度	2017年度	2018年度	2019年度	2020年度	2021年度	2022年度
給与費（対収益）	44.8%	45.5%	42.7%	42.7%	42.6%	42.4%	41.1%	43.2%	41.9%	41.4%
医薬品費（対収益）	22.2%	23.0%	24.4%	24.4%	24.6%	25.2%	26.4%	27.0%	27.4%	28.0%
材料費（対収益）	14.1%	14.4%	14.1%	14.1%	14.6%	14.6%	14.6%	14.7%	14.6%	14.6%
委託費（対収益）	6.8%	7.0%	7.0%	7.0%	7.0%	7.1%	7.2%	7.8%	7.8%	7.8%
減価償却費（対収益）	8.8%	9.0%	8.5%	8.3%	8.1%	7.9%	7.4%	7.7%	7.4%	7.3%
その他	9.6%	9.7%	9.6%	9.2%	8.9%	8.9%	8.9%	9.4%	9.4%	10.1%
損益差額（対収益）	−6.4%	−8.5%	−6.2%	−5.8%	−5.7%	−6.0%	−5.6%	−9.7%	−8.4%	−9.2%
100床当たり医業収益（千円）	3,089,205	3,161,959	3,337,040	3,416,853	3,572,062	3,695,846	3,877,150	3,765,449	4,031,184	4,157,777
給与費＋医薬品材料費比率	81.1%	82.9%	81.2%	81.2%	81.7%	82.2%	82.1%	84.9%	83.9%	84.0%

DPC対象病院

	2013年度	2014年度	2015年度	2016年度	2017年度	2018年度	2019年度	2020年度	2021年度	2022年度
給与費（対収益）	52.2%	53.2%	53.3%	54.2%	53.7%	53.5%	53.3%	56.1%	54.3%	54.4%
医薬品費（対収益）	15.0%	14.9%	15.3%	14.9%	14.0%	14.0%	14.8%	14.9%	14.9%	15.4%
材料費（対収益）	11.2%	11.4%	11.1%	11.2%	11.5%	11.3%	11.8%	12.0%	11.5%	11.6%
委託費（対収益）	6.5%	6.6%	6.7%	6.7%	6.7%	6.7%	7.0%	7.6%	7.6%	7.6%
減価償却費（対収益）	6.3%	6.6%	6.7%	6.6%	6.2%	6.0%	6.0%	6.1%	6.1%	6.2%
その他	10.4%	10.6%	10.8%	10.7%	11.2%	11.2%	10.8%	11.4%	11.4%	12.0%
損益差額（対収益）	−1.6%	−3.3%	−3.9%	−4.4%	−3.2%	−2.8%	−3.7%	−8.1%	−5.8%	−7.1%
100床当たり医業収益（千円）	2,340,483	2,376,503	2,330,695	2,342,019	2,489,830	2,548,598	2,552,967	2,479,468	2,496,756	2,577,706
給与費＋医薬品材料費比率	78.4%	79.5%	79.7%	80.3%	79.1%	78.8%	79.9%	83.0%	80.7%	81.4%

療養病棟入院基本料1

	2013年度	2014年度	2015年度	2016年度	2017年度	2018年度	2019年度	2020年度	2021年度	2022年度
給与費（対収益）	59.7%	60.0%	58.2%	58.9%	59.4%	59.6%	60.4%	61.4%	61.6%	61.6%
医薬品費（対収益）	8.2%	7.9%	8.7%	8.4%	8.8%	8.6%	7.0%	6.6%	6.5%	6.6%
材料費（対収益）	5.7%	5.7%	6.8%	6.7%	7.6%	7.6%	6.3%	6.5%	6.7%	6.8%
委託費（対収益）	5.8%	5.8%	5.5%	5.5%	5.4%	5.4%	6.1%	6.4%	6.3%	6.3%
減価償却費（対収益）	4.4%	4.5%	4.5%	4.4%	4.2%	4.1%	4.5%	4.5%	4.5%	4.6%
その他	13.8%	13.8%	13.7%	13.7%	13.2%	13.2%	13.7%	13.6%	13.4%	14.0%
損益差額（対収益）	2.4%	2.3%	2.6%	2.4%	1.3%	1.5%	2.1%	1.0%	0.4%	−0.6%
100床当たり医業収益（千円）	1,027,172	1,049,103	1,153,779	1,157,058	1,118,466	1,147,697	1,059,150	1,071,869	1,159,351	1,182,321
給与費＋医薬品材料費比率	73.6%	73.6%	73.7%	74.0%	75.8%	75.7%	73.7%	74.5%	74.8%	75.0%

（※）厚生労働省、医療経済実態調査に基づき作成

（グラフ1）

病院機能別　コロナ空床確保の補助金を入れた業績推移

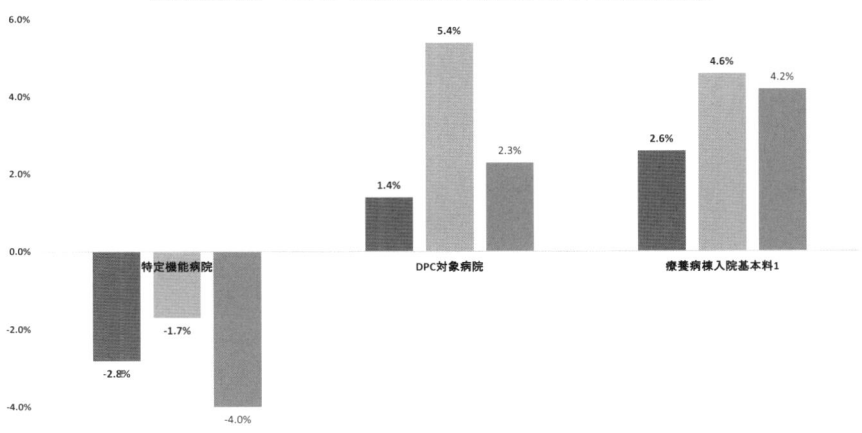

（※）厚生労働省、医療経済実態調査を基に作成。新型コロナウイルス感染症関連の補助金（従業員向け医療金を除く）を含めた場合の損益差額

（グラフ２）

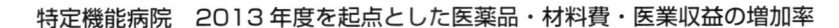

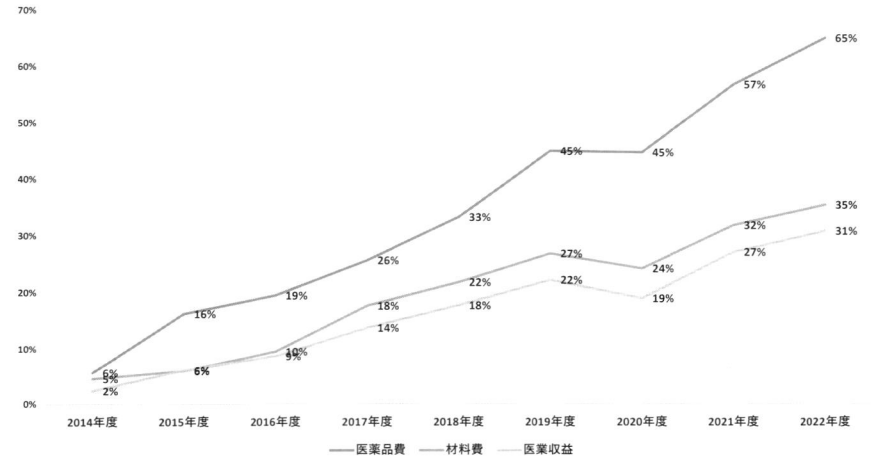

特定機能病院　2013年度を起点とした医薬品・材料費・医業収益の増加率

（※）厚生労働省、医療経済実態調査に基づき作成

　100床当たり医業収益について療養病棟は微増であるのに対して、特定機能病院はその3.5倍収益は多く、さらにこの10年で1.3倍増加している。一方で医薬品費の伸びが著しく、それが収益増につながったことになる。**グラフ２**は特定機能病院について2013年度を起点とした伸び率を見たものである。医業収益は増加しているが、材料費の伸び率はそれを上回り、さらに医薬品費の増大は著しい。増収減益というトレンドにあり、今後もこの傾向が続くことが予想される。

　2020年度に医業収益が減少したのはコロナ禍で特に4月・5月に予定手術を制限した影響が大きく、それに伴い診療材料費も減少している。一方で、コロナでも外来化学療法は増加し続けており、特に高齢者の化学療法が増加の一途をたどっている（**グラフ３**）。なお、食材費の高騰が叫ばれており、その状況を見ると特定機能病院で2021年度から2022年度にかけて4%増であるのに対して、DPC対象病院と療養病棟では3%増という状況であった（**グラフ４**）。ただし、100床当たり給食用材料費を見ると療養病棟の金額が大きく、特に小規模であり、かつ医業収益が少ない療養病棟において食事提供が困難となる可

（グラフ 3）

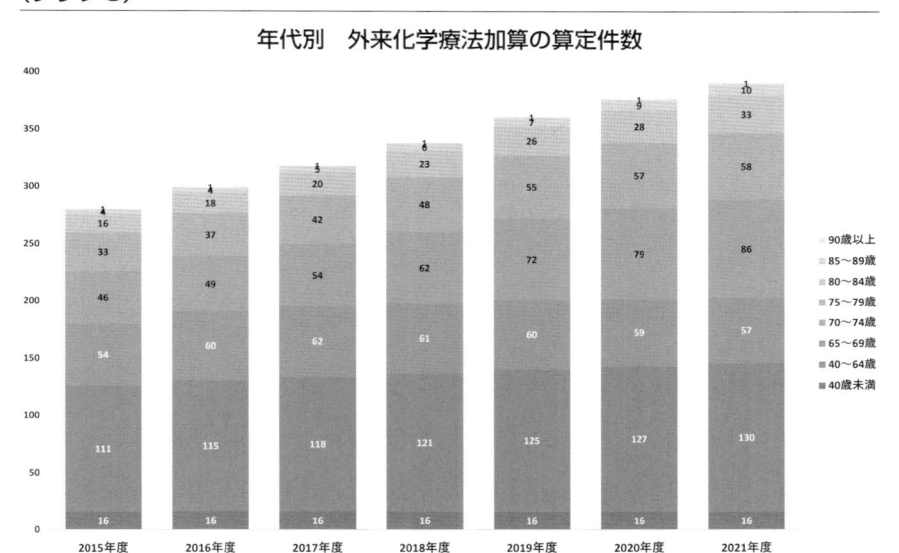

年代別　外来化学療法加算の算定件数

（※）NDB オープンデータを基に作成

（グラフ 4）

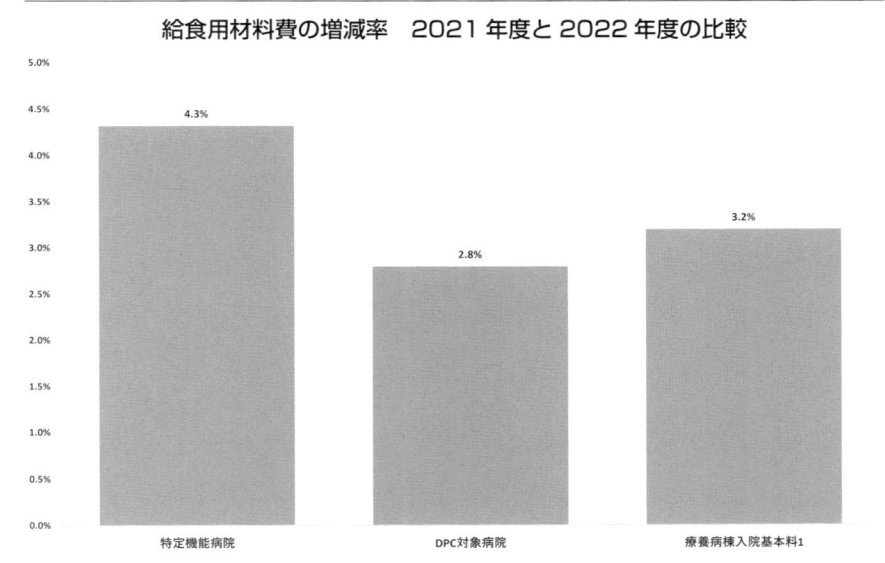

給食用材料費の増減率　2021 年度と 2022 年度の比較

（※）厚生労働省　医療経済実態調査に基づき作成

（グラフ5）

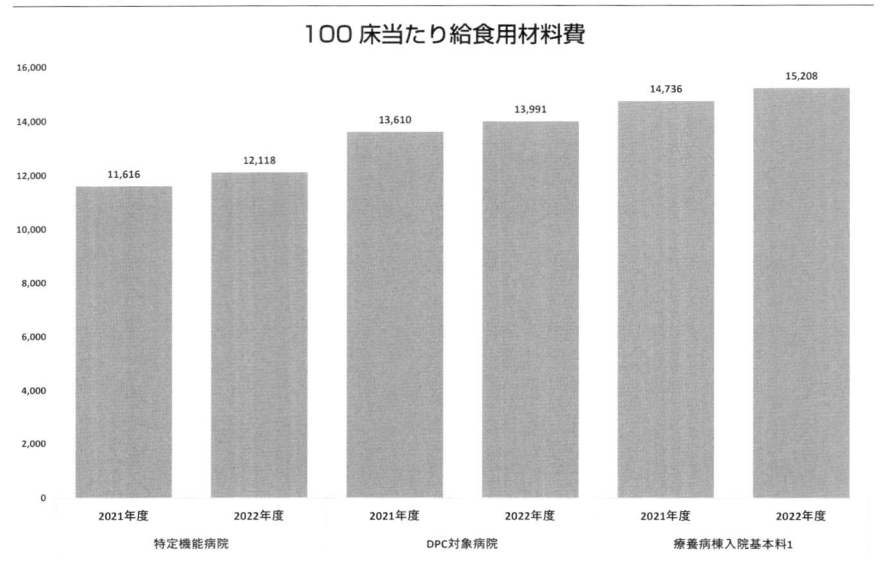

100 床当たり給食用材料費

（※）厚生労働省、医療経済実態調査に基づき作成

能性もあるだろう（**グラフ5**）。高齢者の栄養状態は非常に重要であり、これに対する適切な措置が必要だと考える（2024年度診療報酬改定では、入院時食事療養費が1997年以来据え置かれていたが、30円の引き上げとなった）。

　給与費比率と医薬品材料費比率はコインの表と裏の関係にあり、一方が増加したら他方は減少しなければバランスがとれない。特定機能病院のような高度急性期では医薬品材料費比率が高い分、見かけ上、給与費比率が低くなり、療養病棟では給与費比率が高くなる。ただ、両者を合計して80％超えると黒字を維持することは難しくなるし、特に高度急性期病院では材料費比率の増大は避けられない中で、働き方改革により人件費も増加する可能性がある。そこに水道光熱費の上昇も追い打ちをかけるのが昨今の状況である。

　グラフ6は100床当たり水道光熱費を見たものであり、病院機能によって異なるものの、著しい伸びを示している（**グラフ7**）。特定機能病院では2021年度から2022年度にかけて約50％増加しているが、個別施設で見るとおよそ2倍に増加しているケースも存在し、特に特定機能病院のような高度急性期病

（グラフ6）

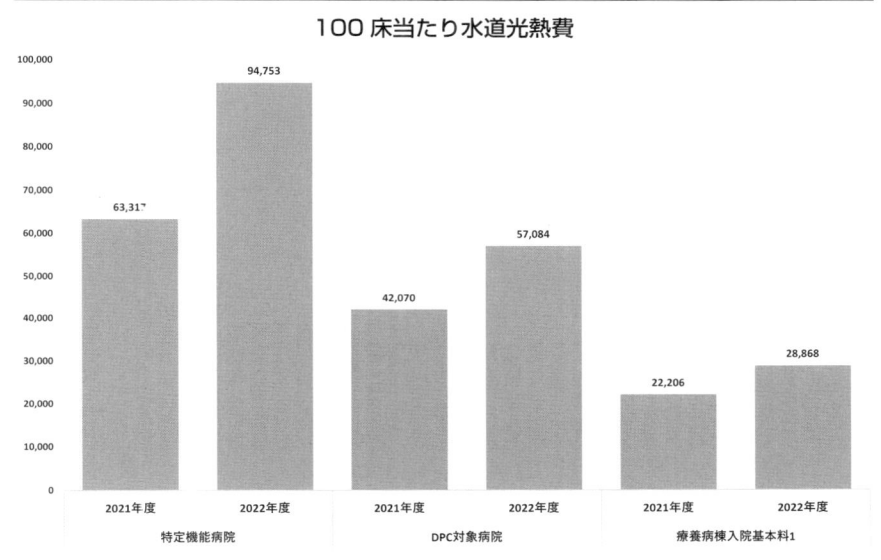

100床当たり水道光熱費

（※）厚生労働省、医療経済実態調査に基づき作成

（グラフ7）

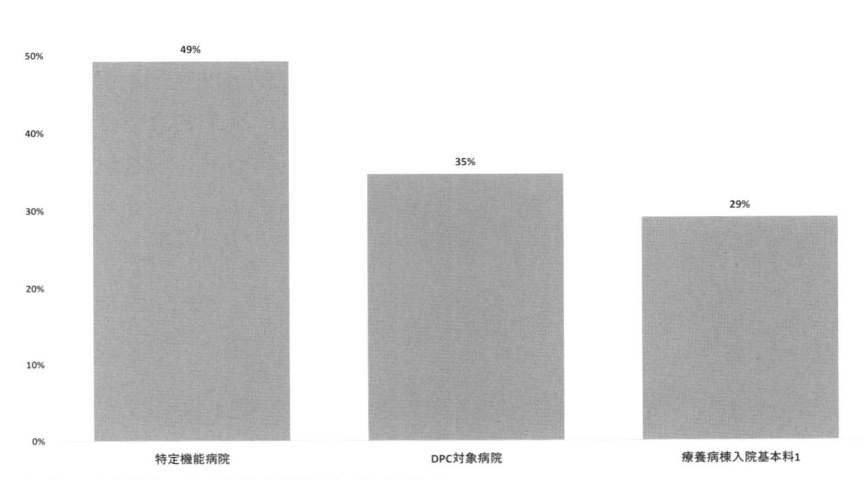

水道光熱費　増減率　2021年度と2022年度の比較

（※）厚生労働省　医療経済実態調査に基づき作成

（グラフ8）

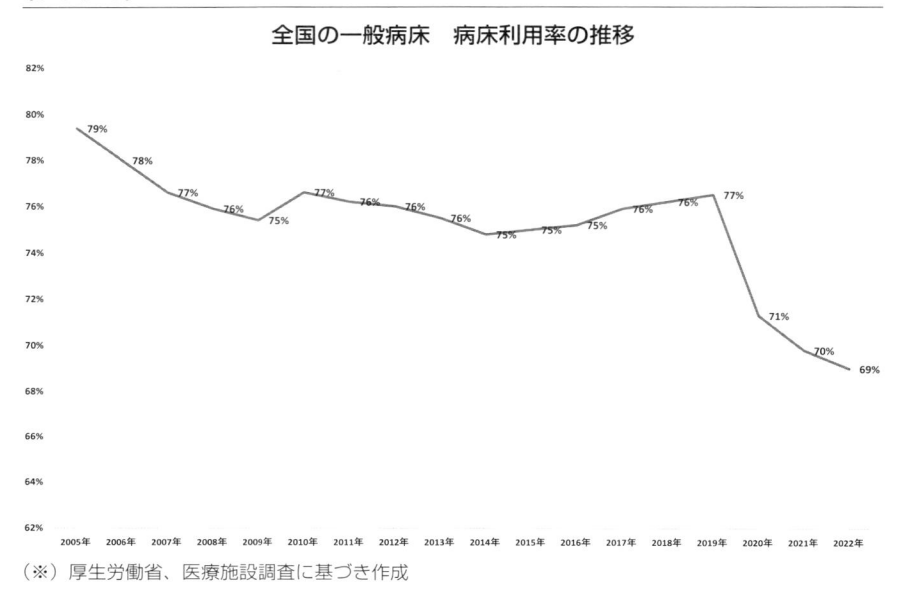

全国の一般病床　病床利用率の推移

（※）厚生労働省、医療施設調査に基づき作成

院でそのような傾向がある。これに対して打つ手があるのかというと抜本的な解決先は見出せない。

　もちろん材料費比率が上がれば、診療単価も上昇する。医薬品費の増大は外来診療単価に、診療材料費の増加は入院診療単価の増につながるし、多くの病院でこのような傾向がみられる。ただ、患者数が伸び悩み、特に一般病床の利用率は70％を下回る水準に達してしまった（**グラフ8**）。水道光熱費の増を室料差額で補填できるかというとコロナの影響もあり、DPC対象病院や急性期一般入院料1の届け出病院で2021年・2022年の室料差額収益すら減少している（**グラフ9**）。（ただし、調査対象病院が異なるというデータの限界はある）。なお、特定機能病院で減価償却費比率が下がってきているが、これは厳しい財務状況の中、投資ができず、施設・設備の老朽化が進んでいることを意味する。

（グラフ9）

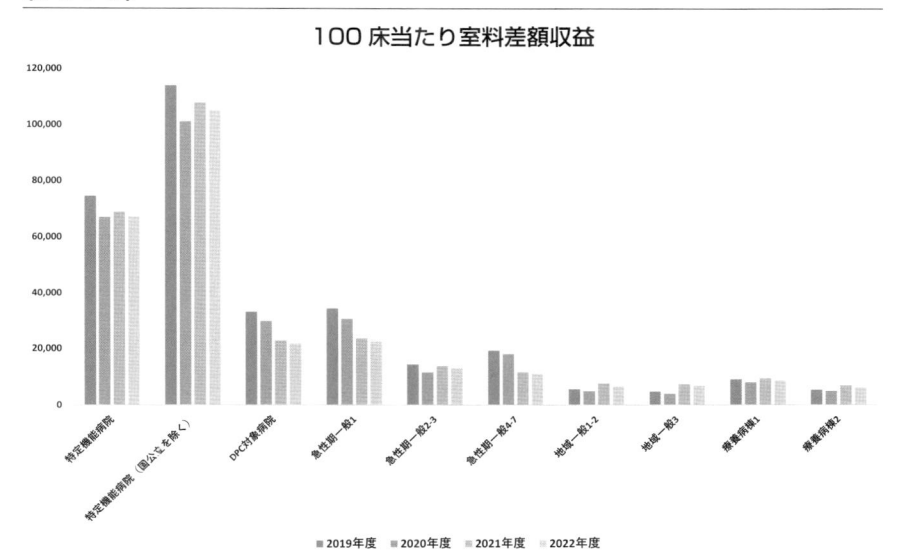

100床当たり室料差額収益

（※）厚生労働省、医療経済実態調査を基に作成

　このような状況で診療報酬のアップがなければ、病院淘汰は加速するだろう。コロナの病床確保料が全国で4.9兆円投じられ、その恩恵に被ることができた病院については多少の余力はあるのかもしれないが、剰余金を切り崩しやがて底が尽きるときがくる。

　国の財政事情が厳しいのも事実だが、一般の給与が上昇する局面において病院だけそれに追随できないことになると医療提供に支障をきたす。2024年度診療報酬改定は「高齢者救急」が議論の焦点であるが、それを支える病院の体力がそがれれば、近年増加している不応需がさらに加速し、やがて不幸な事態が起きかねない。

　もちろん私たちは誠実な医療提供を行い、筋肉質な経営を目指さなければいけないし、保険料と税金が投入される医療なのだから甘えは許されない。ただ、この切羽詰まった窮状に対して何らかの支援がなければ極めて厳しい。

　財源の制約はあるわけだが、必要な機能に対して適切な報酬の配分を期待したいところだ。

1-11

プラス改定で一息つけるのか
どうする公立病院

（CBnews マネジメント連載第210回、2023年12月25日）

　政府は2023年12月20日、2024年度診療報酬改定における改定率を本体部分について0.88%引き上げることを決定した。一方で薬価等についてはマイナス1%となった（**グラフ1**）。

（グラフ1）

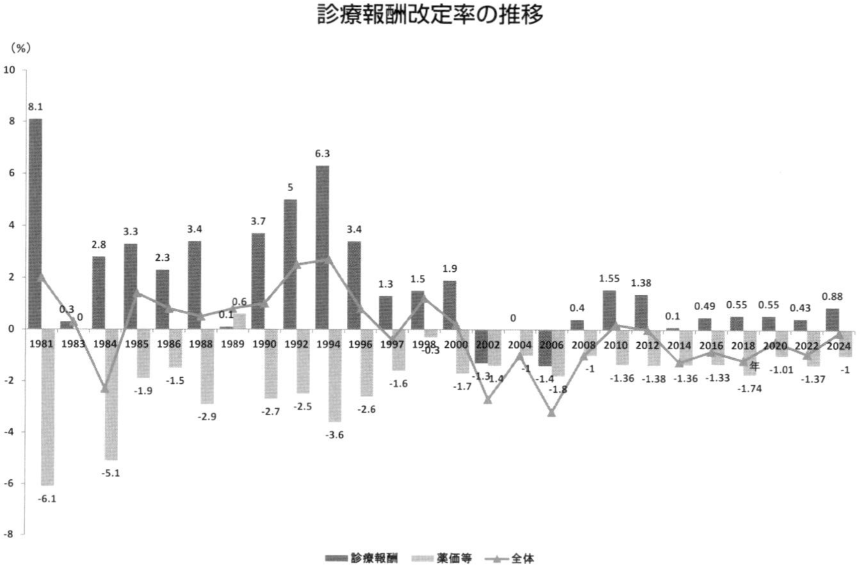

診療報酬改定率の推移

凡例：診療報酬　薬価等　全体

（表1）

入院料別　損益差額の状況

入院料	2017年度	2018年度	2019年度	2020年度	2021年度	2022年度
急性期一般1	-2.8%	-2.3%	-3.3%	-7.7%	-5.4%	-6.6%
急性期一般2-3	-4.7%	-4.5%	-6.4%	-9.9%	-7.7%	-8.6%
急性期一般4-7	-4.3%	-4.3%	-3.6%	-6.7%	-8.3%	-9.3%
地域一般1-2	-3.8%	-3.7%	-4.3%	-8.4%	-5.1%	-5.3%
地域一般3	-7.9%	-7.6%	-3.9%	-8.1%	-6.2%	-7.0%
療養病棟1	1.3%	1.5%	2.1%	1.0%	0.4%	-0.6%
療養病棟2	-5.1%	-5.0%	-5.4%	-8.5%	-10.3%	-9.8%

（※）厚生労働省、医療経済実態調査を基に作成

　薬価は0.97％のマイナスであり、材料価格は0.02％のマイナスとなった。本体部分については、2008年以降、9回連続のプラス改定であり、職員の賃上げや物価高騰への対応を行うため自民党政権復帰後の最も高い改定率となった。財源の制約がある中でのプラス改定について私たち医療関係者は感謝すべきであるし、それに報いるべくさらなる医療の質と効率性を高める取り組みを加速する必要がある。

　ただ、病院が置かれている環境は極めて厳しい。**表1**は、入院基本料別の損益差額の状況であり、療養病棟入院基本料1のみが黒字基調であったが、それですら2022年度にはマイナスに転じてしまった。金科玉条のごとく語られることもある7対1看護師配置である急性期一般入院料1も一貫して赤字であり、収益が多いことが経済的にプラスであることを意味しない。特に高度急性期病院などでは医薬品費等の費用高騰が収入の伸びを上回っているのは**1-10**で指摘した通りだ。

　さらに開設主体別で損益差額の推移を見ると黒字を維持してきた個人および医療法人についても直近ではついに赤字に転落してしまった（**グラフ2**）。ここにはコロナの空床確保料が入っていないため、トータルではプラスになるが、物価高騰、患者数減少も相まって現実は極めて厳しい。

（グラフ2）

一般病院　損益差額の状況

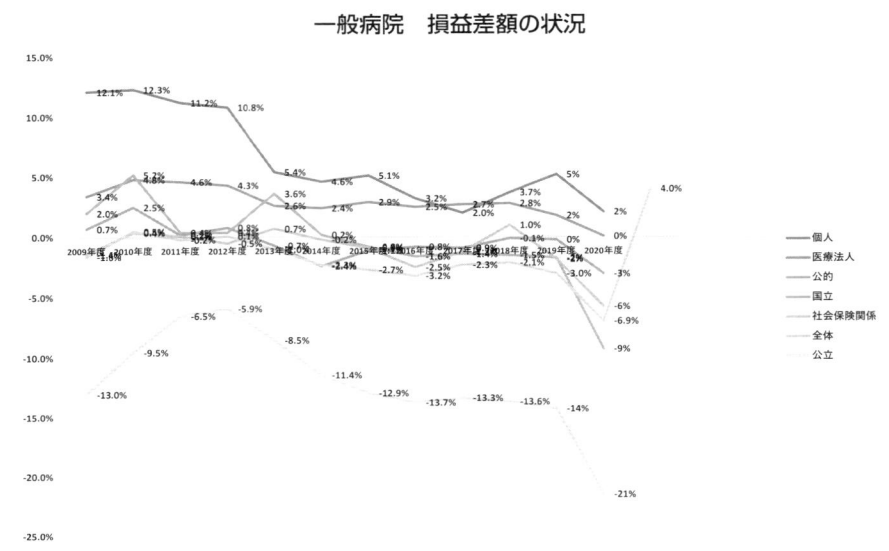

（※）厚生労働省、医療経済実態調査を基に作成

　最大の問題は公立病院だ。一般病院全体がプラスであった2012年度ですら、公立病院は大幅な赤字であり、繰り入れがないと事業を継続し得ない状況にある。なお、2012年度は民主党政権時であり、大病院を中心に潤っていたと言われたが、実際は0.1％のプラスでしかなく、業界全体が再投資をできる状況にはないとも考えられる。

　このような公立病院について、2023年度中に経営強化プランの策定が求められ、役割・機能の最適化と連携の強化、経営の効率化などを検討する必要がある。地方公営企業法「第17条の2」において経費負担の原則が定められており、経営力強化が求められている。公立病院への繰り入れは政策医療を担う部分について行われるべきであり、赤字補填が状態化することは望ましくない。しかし、前述した損益差額を見ると赤字の補填部分が一定の割合で存在するのではないかという疑義が呈されるのも不思議ではない。

　なお、感染症病床のおよそ3分の2を公立病院が占めていたこともあり、新型コロナウイルス感染症の初期の頃から積極的にコロナ患者を受け入れ、社会を支えたという事実もある。この点は評価されるべきだが、そもそも患者が少

（資料1）

公立病院改革

`病院`

- ○ 公立病院は、これまで再編・ネットワーク化、経営形態の見直しなどに取り組んできたが、医師・看護師等の不足、人口減少・少子高齢化に伴う医療需要の変化等により、依然として、持続可能な経営を確保しきれない病院も多いのが実態。このため、令和4年3月、総務省は自治体に公立病院の経営強化プランの策定を要請。
- ○ 令和2、3年度は顕著な収支改善が見られたが、この黒字は新型コロナ補助金等の要因によるものであり、自治体の普通会計で負担する繰出金の水準は維持されている。また、公立病院の建設改良費については、個々の収支状況に関わらず一定の割合で普通会計からの繰出が行われている。

- ● 「持続可能な地域医療提供体制を確保するための公立病院経営強化ガイドライン」（令和4年3月、総務省）における経営強化プランの内容

1．役割・機能の最適化と連携の強化
・地域医療構想等を踏まえる当該病院の果たすべき役割・機能
・地域包括ケアシステムの構築に向けて果たすべき役割・機能
・機能分化・連携強化
2．医師・看護師等の確保と働き方改革
・医師・看護師等の確保（特に、不採算地区病院等への医師派遣を強化）
・医師の働き方改革への対応
3．経営形態の見直し
4．新興感染症の感染拡大時等に備えた平時からの取組
5．施設・設備の最適化
・施設・設備の適正管理と整備費の抑制
・デジタル化への対応
6．経営の効率化等
・経営指標に係る数値目標

- ● 経費負担の原則（地方公営企業法第17条の2）

次に掲げる地方公営企業の経費で政令で定めるものは、地方公共団体の一般会計又は他の特別会計において、出資、長期の貸付け、負担金の支出その他の方法により負担するものとする。
－ その性質上当該地方公営企業の経営に伴う収入をもって充てることが適当でない経費
－ 当該地方公営企業の性質上能率的な経営を行なってもなおその経営に伴う収入のみをもって充てることが客観的に困難であると認められる経費

【改革の方向性】（案）
- ○ 新型コロナ補助金といった一時的な要因による足下の黒字によって経営改革が阻害されることはあってはならず、経営強化プランを踏まえた取組を着実に進めていく必要。さらに、公立病院の経営者（院長）に経営マインド・コスト意識を持たせるための取組（研修等）を省庁横断的に取り組んでいく必要があるのではないか。
- ○ 公立病院の建設改良費について、地方公営企業法に定める「費用負担の原則」を踏まえ、公立病院に経営改革インセンティブを促す形となるよう、収支状況を反映したスキームを導入すべき。

- ● 公立病院への繰出額とその経営状況の推移 （億円）

	H28年度	H29年度	H30年度	R元年度	R2年度	R3年度
繰出額	7,924	8,083	8,266	8,269	8,494	8,411
（うち基準外繰出額）	(1,013)	(945)	(892)	(920)	(1,011)	(949)
収支	▲1,020	▲985	▲860	▲984	1,366	3,296

（出所）総務省「公立病院企業決算状況調査」
（注1）地方独立行政法人（病院事業）を含む。（注2）収支は、総収益から総費用を差し引いた額。

- ● 公立病院の建設改良費と繰出額の関係

（出所）総務省「地方公営企業決算状況調査」

44

（※）財政制度等審議会財政制度分科会、令和5年11月1日資料より

ないから空床が確保できたという事例も存在する（これは公立病院に限ったことではない）。このことは病床確保料ですでに評価されており、コロナバブルという病院も存在し、2020年・2021年の決算は黒字に転じている（**資料1**）。ただ、繰出額はむしろ増加しており、基準外繰出も減少していない。

　一方で国立病院機構やJCHOについてもコロナ前は収支がトントンであったところ、2020度以降は大幅な利益を出し、これは病床確保料の影響だろう（**資料2**）。ただし、国立病院機構については422億円、JCHOについては324億円を年度内に早期返納することとなり、さらにこれらの団体に赤字補填が行われてきていない現実を考慮すると公立病院は甘いと財務省は言いたいのかもしれない。ただ、それぞれに役割があり、それを全うできるかが大切なのだと思う。民間では支えられない医療提供を本当に行っているのであれば、それに対する繰出が行われることは妥当だということになるだろう。

（資料 2）

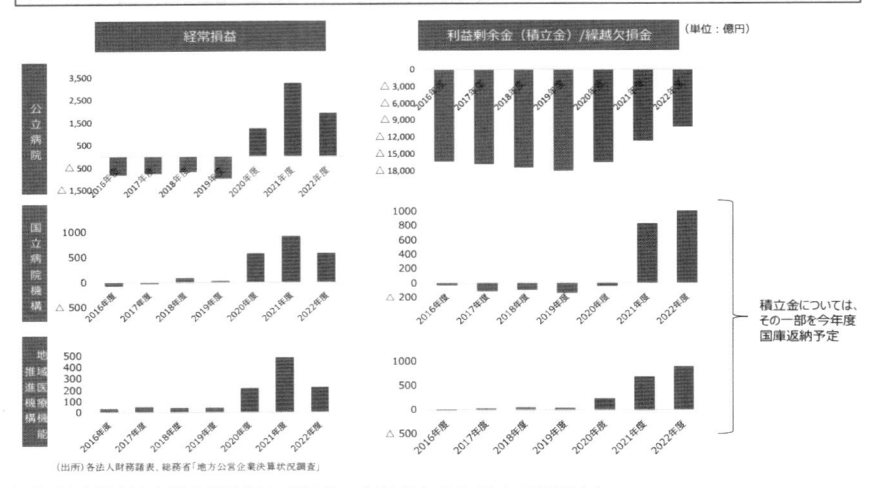

（※）財政制度等審議会財政制度分科会、令和 5 年 11 月 1 日資料より

　なお、コロナ前から公立病院は給与比率が高い傾向があり、これは職員定数が多いのではなく、給与水準が高いことに起因し、その割には収益が少ないことが関係している（**表 2**）。実際に医療経済実態調査によると直近の 2022 年において看護職員の年収を見ると医療法人で約 463 万円なのに対して、公立病院は約 573 万円と、1 人当たりおよそ 110 万円の差がある。さらに、今年度の人事院勧告では過去 5 年の平均と比べ、約 10 倍のベースアップが行われるとのことで、診療報酬の本体がプラスであったとしても、それで賄えないほどの人件費増が公立病院などに待ち受けているかもしれない。さらに、2024 年は働き方改革元年であり、それに伴う人件費増の可能性も高い。

（表2）

開設主体別　費用構成　2019年度

開設主体	給与費比率	医薬品費比率	材料費比率	委託費比率	減価償却費比率	損益差額率	100床当たり医業収益	平均病床数	施設数
公立	59.2%	14.9%	11.1%	9.5%	7.9%	-14.2%	2,164,474	214	140
医療法人	56.3%	8.9%	9.1%	5.5%	4.1%	1.8%	1,415,933	129	410
全体	55.7%	12.9%	10.3%	6.8%	5.6%	-3.1%	1,916,279	175	768
社会保険関係法人	52.1%	18.1%	9.2%	7.2%	5.9%	-1.8%	2,566,700	329	6
公的	50.7%	18.7%	11.0%	6.1%	5.6%	-0.2%	2,856,608	360	38
国立	50.4%	18.9%	10.2%	6.4%	5.7%	-1.7%	2,138,505	308	18

（※）厚生労働省、医療経済実態調査を基に作成

　自らが担う役割を経営強化プランなどで明らかにし、地域医療構想調整会議に諮り、それが受け入れられない、あるいは実行できないのであれば、再編統合やダウンサイズなどを視野に入れる必要もあるだろう。

　もちろん公立病院にも経営の裁量権や意思決定の自由度など民間とは異なる難しい面があるのも事実であり、それが足かせになるのならば、法人形態などを見直す必要もあるだろう。自治体が守ってくれるから大丈夫という時代は過ぎ去っており、自らの自助努力が求められている。

　なお、補助金が投入されているのは公立病院だけではない。大学病院本院を中心とした特定機能病院も同様である。ただ、財務状況は厳しい。例えば、千葉大学医学部附属病院（850床）は2022年度の病院収益が400億円強であり、今回改定で仮に1%増えると4億円の増収となる（薬価が下がるため単純にこのようになるわけではないし、全体の改定率を個別病院に当てはめることは必ずしも妥当ではないが）。ただ、同院では2021年度から2022年度にかけて増加した水道光熱費が約4.4億円である。とはいえ、公立病院も千葉大学病院も税金が投入されているものの、利益が出た場合に税金を支払う立場ではない。だからこそ、地域のために、そして社会のためによりよき医療提供を行うことが使命であり、自らの利益のためではなく、利他の精神でこの厳しい難局を乗り越える必要がある。

　2023年も終わりを告げようとしている。全ての医療従事者、そして関連企業などの皆さんがよき年を迎えられることをお祈り申し上げます。1年間おつかれさまでした。

1-12

機能分化は病院単位か病棟単位か

（CBnews マネジメント連載第 203 回、2023 年 9 月 11 日）

　1-7 で病床機能の見直しをすべき時であり、さらに戦略の一般的な定石について言及した。ただ、そのあり方について、病院単位か病棟単位かの大きく分けて 2 つの考え方があり、それは地域の実情により異なるのも事実である。医療政策では競争よりも協調（連携）が求められているわけだが、現実的には地域の医療機関と競争することにより、サービスの質が向上し、それが地域医療に貢献する面があるのも事実である。営利企業とは異なるものの、一定の競争は付加価値を生むことにつながる。

　本稿では地域の競争状況を定量化するハーフィンダール指数（HHI）を紹介し、各二次医療圏の直近の状況についてデータを明らかにする。

　HHI は、シェアの二乗和で計算され、最大が 1 で、ゼロに近づくほど競争が激しいことを意味する。地域に病院が 1 つしかなければ HHI は 1 になるし、プレイヤーが多くなるほどゼロに近づく。さらに、同じプレイヤー数であったとしても、圧倒的なシェアを誇るプレイヤーがいるか、皆がしのぎを削って似通ったことをしているかによって当該指数は異なることになる。

　シェアについては、患者数を用いてもよいが、ここでは、急性期病床の競争状況を明らかにするために DPC 算定病床を用いることとする。なお、DPC 算定病床は、急性期病床のことであり、出来高算定病院における急性期病床も含まれている。患者数ではなく、病床数を用いるのは、患者数はコロナの影響もあるだろうし、何よりも病床を有していれば埋めようと躍起になり、皆がうちの病院は何床だということを強く意識しているからである。

（グラフ1）

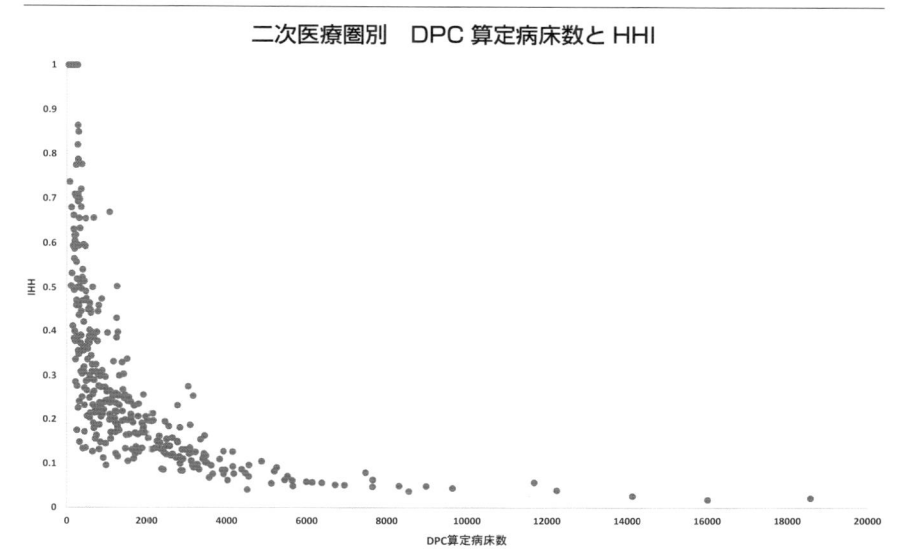

二次医療圏別　DPC算定病床数とHHI

（※）「令和3年度DPC導入の影響評価に係る調査「退院患者調査」の結果報告について」を基に作成

　グラフ1は二次医療圏別に横軸にDPC算定病床数を縦軸にHHIを取ったものであり、全国全ての二次医療圏がプロットされている。右下ほど競争が激しく、左上ほど寡占状態ということになる。

　なお、横軸を病床数から急性期病院数に置き換えてもほぼ同じことになり、病院数は競争状況のバロメーターになることが分かる（**グラフ2**）。

（グラフ2）

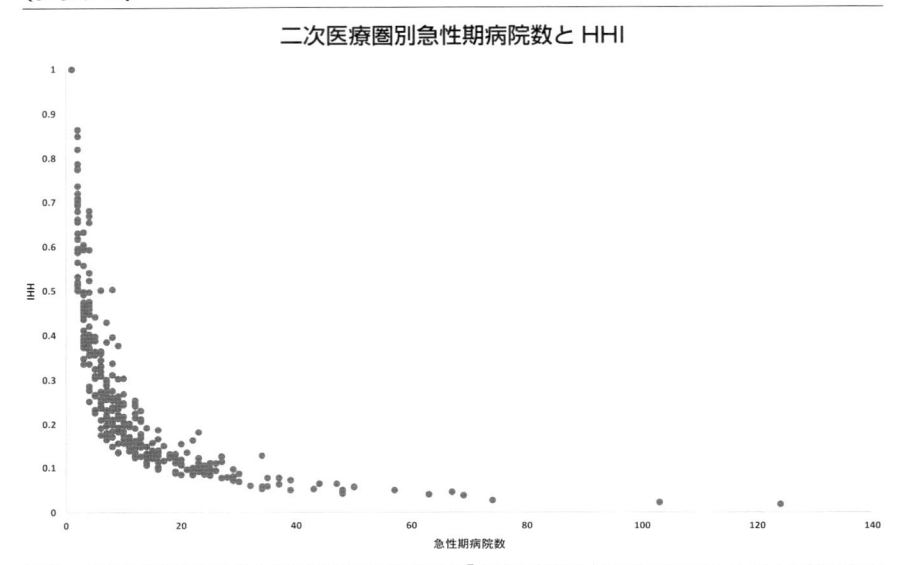

二次医療圏別急性期病院数と HHI

（※）「令和3年度DPC導入の影響評価に係る調査「退院患者調査」の結果報告について」を基に作成

　ただ、医療提供状況により同じ病床数や病院数でも当該指数に違いがでてくるのも事実である。**グラフ3**は、横軸に急性期病院数を縦軸にDPC算定病床数を取ったものであり、札幌医療圏と大阪市医療圏を比較すると札幌について病院数は最も多いが、病床数は大阪市よりも少ない。つまり、中小病院がより多いことを意味し、そのような状況がHHIに影響を及ぼし、競争が激しいという意味合いになる。

（グラフ 3）

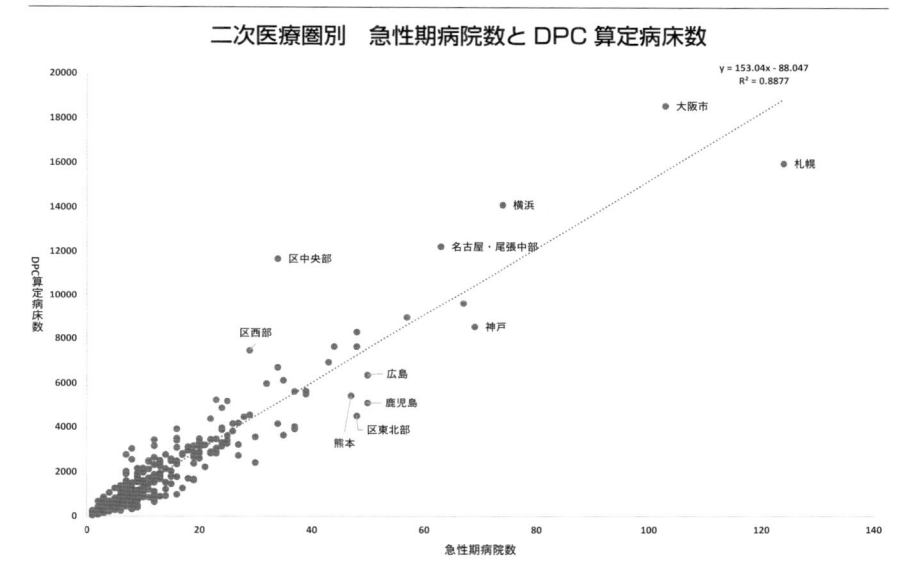

（※）「令和 3 年度 DPC 導入の影響評価に係る調査「退院患者調査」の結果報告について」を基に作成

　一方で、東京都の区中央部や区西部については、大学病院が多い地域であり、大病院が多数存在するし、区東北部は中小病院が多く、その地域における専門病院の存在など、HHI だけでは表現しきれない医療提供体制の実際も確認する必要がある。

　一般的に考えれば競争が激しい地域で生き残ることは厳しく、何らかの差別化が求められることになる。ただ、競争が激しい地域で圧倒的な大病院として存在感が際立つ場合には、そのアクセスの良さなども寄与し、遠方から患者が流入してくることも期待ができるだろう。ただ、そこでの中規模病院の立ち位置は難しいことが多く、大病院と競合しない領域で勝負するか、場合によってはダウンサイズや機能転換が求められることになるだろう。

　一方で HHI が 1 に近い競争が緩やかな地域では患者の奪い合いが起こらないかというと決してそうではなく、人口減少が著しく進んでおり、さらに急性期患者の流出が生じていることが多い。予定手術については一定程度仕方がない面もあるが、救急、特に高齢者救急について地域の患者は自院できちんと対

応したいものだ。そして、HHI は医師数とも関係し、医師確保にも影響を及ぼす。

　競争が緩やかだから病院経営がうまくいくかというと必ずしもそうではなく、むしろ自治体などからの補填がないと急性期医療の継続が困難であることが多い。HHI がゼロに近い地域は一般的には医師確保が容易であり、場合によっては医師が集まりすぎてそれが赤字の温床になることすらある。一方で、当該指数が 1 に近い地域では医師不足、特に内科医が不足し、救急に対応できないという現象が生じる傾向にある。

　最後に地域医療構想との関係について私見を論じたい。各病院の規模や機能により一般化することは難しい面もあるが、競争が激しい地域では病棟単位ではなく、病院単位での機能分化が求められるだろう。うちはどんな病院であるのかを明確にしない限り、患者確保が難しい。そのことはスタッフの確保にも影響する。このような地域では特定機能病院の指定、急性期充実体制加算・総合入院体制加算の届け出病院を中心に高度急性期機能が展開されることになる。もちろん特定の領域で勝負する専門病院も存在するが一部を除けばそれほど規模が大きくない傾向があり、地域医療に与える影響は限定的かもしれない。

　一方で、競争が緩やかな地域では病棟単位での機能分化が求められ、ケアミックス化していくことが有効になる。現状の診療報酬では、ICU などの集中治療室を有する病院について地域包括ケア病棟は 1 病棟までという制限があるが、このような地域では調整会議の承認を条件に緩和するという選択もあるだろう。もちろん、HHI で地域医療構想が決まるわけではないが、私の経験と印象では**表 1** は競争激化地域であり、ここでは病院単位での機能分化を推進していくことが望ましい。

（表 1 ）

二次医療圏別　HHI

順位	二次医療圏名	HHI	DPC算定病床数合計	急性期病院数	順位	二次医療圏名	HHI	DPC算定病床数合計	急性期病院数
1	北海道：札幌	0.018	16,007	124	31	東京：区南部	0.083	5,191	25
2	大阪：大阪市	0.022	18,584	103	32	東京：北多摩北部	0.084	2,893	22
3	神奈川：横浜	0.027	14,132	74	33	神奈川：県央	0.084	2,854	20
4	兵庫：神戸	0.038	8,549	69	34	沖縄：南部	0.085	3,881	24
5	愛知：名古屋・尾張中部	0.040	12,245	63	35	岐阜：岐阜	0.086	3,965	24
6	東京：区東北部	0.042	4,515	48	36	広島：福山・府中	0.086	2,418	30
7	福岡：福岡・糸島	0.045	9,640	67	37	兵庫：東播磨	0.087	3,307	24
8	兵庫：阪神	0.048	7,646	48	38	埼玉：さいたま	0.087	4,378	22
9	京都：京都・乙訓	0.049	8,984	57	39	埼玉：利根	0.088	2,375	19
10	大阪：北河内	0.050	5,656	39	40	大阪：中河内	0.091	3,167	19
11	宮城：仙台	0.050	8,308	48	41	大阪：豊能	0.091	5,249	23
12	福岡：北九州	0.052	6,939	43	42	埼玉：東部	0.093	4,158	26
13	千葉：東葛南部	0.052	6,707	34	43	三重：北勢	0.096	3,202	21
14	鹿児島：鹿児島	0.056	5,118	50	44	北海道：上川中部	0.096	3,142	24
15	広島：広島	0.057	6,374	50	45	大阪：堺市	0.096	3,609	25
16	東京：区中央部	0.058	11,864	34	46	鹿児島：姶良・伊佐	0.096	988	16
17	東京：区西南部	0.058	6,138	35	47	石川：石川中央	0.097	4,562	29
18	千葉：東葛北部	0.059	5,992	32	48	香川：東部	0.098	3,266	25
19	東京：区東部	0.062	5,642	37	49	茨城：水戸	0.100	2,835	22
20	兵庫：播磨姫路	0.063	4,023	37	50	神奈川：川崎南部	0.102	3,500	16
21	熊本：熊本・上益城	0.064	5,448	47	51	大阪：三島	0.103	3,465	23
22	東京：区西北部	0.064	7,648	44	52	東京：北多摩南部	0.105	4,874	24
23	大阪：泉州	0.069	3,559	30	53	福岡：有明	0.106	1,534	14
24	千葉：千葉	0.071	4,554	29	54	静岡：駿東田方	0.106	3,115	20
25	岡山：県南東部	0.072	5,521	39	55	埼玉：南部	0.109	2,870	20
26	高知：中央	0.077	3,921	37	56	愛媛：松山	0.110	3,819	26
27	大分：中部	0.077	3,645	35	57	埼玉：西部	0.110	3,401	25
28	東京：南多摩	0.077	4,182	27	58	北海道：南渡島	0.111	2,906	23
29	新潟：新潟	0.079	4,468	28	59	大分：東部	0.111	1,681	19
30	東京：区西部	0.080	7,467	29	60	大分：北部	0.113	921	14

（※）「令和 3 年度 DPC 導入の影響評価に係る調査「退院患者調査」の結果報告について」を基に作成。なお、筆者が試算したものであり、正しい保証はない

　表 2 は地方中核都市などでそれなりに急性期病院が競争しており、一方で人口減少も進み患者獲得が難しくなりつつある。病院単位を原則としつつ、回復期機能への転換など病棟単位で機能転換が求められる病院が多いはずだ。

（表2）

二次医療圏別　HHI

順位	二次医療圏名	HHI	DPC算定病床数合計	急性期病院数	順位	二次医療圏名	HHI	DPC算定病床数合計	急性期病院数
61	千葉：印旛	0.113	3,412	16	91	福島：県中	0.136	3,081	16
62	徳島：東部	0.113	2,734	27	92	大分：西部	0.136	478	9
63	福島：県北	0.116	2,814	17	93	群馬：太田・館林	0.138	1,736	11
64	宮崎：都城北諸県	0.116	1,280	17	94	長野：長野	0.139	2,576	15
65	大阪：南河内	0.118	3,480	20	95	山梨：中北	0.140	2,491	16
66	宮崎：宮崎東諸県	0.118	2,604	20	96	茨城：常陸太田・ひたちなか	0.145	979	12
67	埼玉：南西部	0.121	2,489	15	97	神奈川：湘南東部	0.147	2,332	13
68	三重：中勢伊賀	0.121	2,651	19	98	愛知：尾張北部	0.148	2,772	14
69	長崎：長崎	0.122	3,059	23	99	鹿児島：肝属	0.149	851	11
70	埼玉：北部	0.122	1,713	18	100	宮崎：西都児湯	0.149	320	8
71	静岡：静岡	0.123	3,432	12	101	富山：富山	0.150	2,766	17
72	千葉：山武長生夷隅	0.123	1,231	14	102	愛知：尾張西部	0.151	2,261	13
73	東京：北多摩西部	0.126	2,433	13	103	埼玉：川越比企	0.155	3,345	20
74	山形：村山	0.126	3,118	18	104	群馬：前橋	0.155	2,507	13
75	和歌山：和歌山	0.126	3,220	27	105	秋田：秋田周辺	0.155	2,496	11
76	岡山：県南西部	0.127	4,154	34	106	北海道：後志	0.156	1,107	10
77	奈良：西和	0.127	1,805	12	107	愛媛：八幡浜・大洲	0.156	721	9
78	静岡：西部	0.127	3,918	16	108	栃木：宇都宮	0.157	2,041	15
79	鹿児島：南薩	0.127	652	12	109	愛知：東三河南部	0.158	2,644	12
80	福井：福井・坂井	0.131	2,881	19	110	三重：南勢志摩	0.162	2,317	12
81	神奈川：横須賀・三浦	0.131	2,960	18	111	福岡：久留米	0.163	3,447	22
82	群馬：高崎・安中	0.132	1,638	19	112	新潟：県央	0.164	751	7
83	愛媛：今治	0.132	820	12	113	富山：高岡	0.165	1,488	11
84	香川：西部	0.132	2,138	14	114	京都：山城北	0.166	1,561	10
85	長野：松本	0.133	2,348	16	115	北海道：十勝	0.166	1,779	16
86	奈良：奈良	0.133	1,802	15	116	山口：山口・防府	0.169	1,714	13
87	広島：尾三	0.134	1,472	15	117	青森：津軽地域	0.170	1,869	13
88	宮崎：西諸	0.134	402	9	118	長崎：佐世保県北	0.170	1,947	13
89	佐賀：中部	0.135	2,216	21	119	京都：中丹	0.171	1,109	8
90	茨城：取手・竜ヶ崎	0.135	1,888	12	120	愛媛：新居浜・西条	0.171	1,226	11

（※）「令和3年度DPC導入の影響評価に係る調査「退院患者調査」の結果報告について」を基に作成。
　　なお、筆者が試算したものであり、正しい保証はない。

　表3～6については田舎モデルと考えられ、この地域で急性期病院を経営していくことは容易ではない。1つの拠点病院を定め患者を集約化し、その他の病院は後方病院として生きていくことが地域医療を最適化することになるだろう。

(表3)

二次医療圏別　HHI

順位	二次医療圏名	HHI	DPC算定病床数合計	急性期病院数	順位	二次医療圏名	HHI	DPC算定病床数合計	急性期病院数
121	福岡：直方・鞍手	0.172	446	7	151	山梨：峡東	0.211	576	6
122	神奈川：県西	0.175	1,316	10	152	茨城：古河・坂東	0.212	1,089	8
123	岡山：高梁・新見	0.175	250	6	153	滋賀：湖南	0.212	1,608	7
124	山口：宇部・小野田	0.178	1,914	13	154	広島：広島中央	0.213	903	13
125	茨城：筑西・下妻	0.180	689	7	155	茨城：つくば	0.214	2,155	9
126	岩手：盛岡	0.182	2,832	23	156	長崎：県南	0.215	592	7
127	北海道：釧路	0.183	1,926	9	157	長野：上小	0.215	708	12
128	兵庫：北播磨	0.184	1,276	10	158	青森：上十三地域	0.217	746	7
129	神奈川：湘南西部	0.184	2,551	8	159	東京：西多摩	0.217	1,250	7
130	神奈川：相模原	0.187	3,090	16	160	岐阜：中濃	0.219	1,400	10
131	鹿児島：奄美	0.188	818	9	161	宮城：石巻・登米・気仙沼	0.219	1,216	7
132	沖縄：中部	0.191	1,886	12	162	佐賀：南部	0.223	932	9
133	福島：相双	0.192	673	6	163	福岡：八女・筑後	0.223	723	7
134	北海道：北網	0.192	1,230	14	164	宮崎：延岡西臼杵	0.226	880	12
135	愛知：知多半島	0.193	1,659	9	165	大分：豊肥	0.227	282	5
136	愛知：西三河南部西	0.195	2,456	11	166	愛知：西三河北部	0.232	1,690	13
137	奈良：中和	0.196	2,128	11	167	神奈川：川崎北部	0.233	2,773	7
138	山口：下関	0.196	1,390	7	168	福井：丹南	0.233	449	8
139	新潟：中越	0.197	2,166	10	169	千葉：市原	0.233	1,318	7
140	静岡：志太榛原	0.198	2,024	7	170	山梨：富士・東部	0.234	660	5
141	岐阜：東濃	0.198	1,529	7	171	京都：丹後	0.234	832	5
142	滋賀：東近江	0.199	1,078	8	172	福島：会津・南会津	0.236	1,800	9
143	栃木：県北	0.200	1,469	8	173	北海道：西胆振	0.238	1,241	6
144	長野：佐久	0.203	1,206	11	174	茨城：日立	0.238	1,083	9
145	青森：八戸地域	0.204	1,613	10	175	長野：飯伊	0.239	830	8
146	熊本：天草	0.204	581	8	176	新潟：魚沼	0.240	942	8
147	石川：南加賀	0.206	867	10	177	鳥取：西部	0.241	1,607	9
148	埼玉：県央	0.207	1,980	10	178	宮崎：日向入郷	0.242	310	6
149	青森：青森地域	0.207	1,791	13	179	福島：いわき	0.242	1,533	12
150	熊本：菊池	0.208	506	8	180	新潟：下越	0.244	981	9

（※）「令和3年度DPC導入の影響評価に係る調査「退院患者調査」の結果報告について」を基に作成。
なお、筆者が試算したものであり、正しい保証はない。

（表4）

二次医療圏別　HHI

順位	二次医療圏名	HHI	DPC算定病床数合計	急性期病院数	順位	二次医療圏名	HHI	DPC算定病床数合計	急性期病院数
181	徳島：南部	0.245	1,035	10	211	群馬：伊勢崎	0.298	970	7
182	宮城：大崎・栗原	0.248	1,130	12	212	愛媛：宇和島	0.300	845	7
183	長崎：県央	0.249	1,438	10	213	静岡：中東遠	0.301	1,321	7
184	福岡：京築	0.250	573	6	214	岩手：両磐	0.301	580	7
185	広島：呉	0.252	1,559	9	215	福岡：粕屋	0.303	790	9
186	石川：能登北部	0.252	384	4	216	千葉：香取海匝	0.304	1,433	10
187	栃木：両毛	0.255	1,173	9	217	北海道：遠紋	0.305	383	5
188	福岡：県南	0.255	3,160	12	218	兵庫：丹波	0.308	434	5
189	静岡：富士	0.255	1,295	8	219	岐阜：飛騨	0.310	638	5
190	北海道：東胆振	0.256	1,161	8	220	群馬：桐生	0.310	738	6
191	奈良：東和	0.257	1,462	7	221	佐賀：東部	0.310	350	5
192	滋賀：大津	0.257	1,921	7	222	兵庫：但馬	0.312	893	8
193	鳥取：東部	0.258	1,282	7	223	福岡：宗像	0.320	430	4
194	群馬：渋川	0.258	660	6	224	石川：能登中部	0.325	741	5
195	新潟：上越	0.261	1,232	8	225	福井：嶺南	0.325	644	5
196	山形：置賜	0.264	1,012	6	226	山形：庄内	0.330	1,387	6
197	栃木：県西	0.265	688	5	227	島根：松江	0.332	1,175	6
198	山口：周南	0.266	1,092	7	228	和歌山：有田	0.336	216	4
199	大分：南部	0.267	504	5	229	茨城：鹿行	0.336	522	3
200	福岡：筑紫	0.269	1,410	10	230	岐阜：西濃	0.338	1,516	8
201	群馬：沼田	0.273	443	6	231	岩手：胆江	0.345	619	6
202	岩手：岩手中部	0.275	861	7	232	北海道：根室	0.348	299	3
203	長野：諏訪	0.275	968	6	233	熊本：鹿本	0.356	285	4
204	愛知：尾張東部	0.276	3,036	8	234	熊本：球磨	0.356	419	5
205	北海道：南空知	0.277	808	7	235	京都：南丹	0.360	533	6
206	埼玉：秩父	0.278	257	4	236	宮崎：日南串間	0.364	415	5
207	静岡：賀茂	0.286	219	4	237	宮城：仙南	0.365	470	6
208	鹿児島：川薩	0.288	487	7	238	福岡：田川	0.367	512	4
209	佐賀：北部	0.291	689	7	239	徳島：西部	0.373	343	4
210	鳥取：中部	0.291	536	7	240	秋田：能代・山本	0.373	574	3

（※）「令和3年度DPC導入の影響評価に係る調査「退院患者調査」の結果報告について」を基に作成。
　　なお、筆者が試算したものであり、正しい保証はない。

（表5）

二次医療圏別　HHI

順位	二次医療圏名	HHI	DPC算定病床数合計	急性期病院数	順位	二次医療圏名	HHI	DPC算定病床数合計	急性期病院数
241	静岡：熱海伊東	0.377	532	3	271	北海道：富良野	0.459	240	3
242	岡山：津山・英田	0.377	774	9	272	熊本：八代	0.459	809	3
243	熊本：阿蘇	0.377	210	3	273	富山：砺波	0.462	579	4
244	北海道：日高	0.382	216	3	274	秋田：横手	0.465	578	3
245	山口：萩	0.383	258	3	275	和歌山：新宮	0.470	400	3
246	高知：高幡	0.383	185	3	276	群馬：藤岡	0.470	457	4
247	福島：県南	0.385	685	4	277	島根：雲南	0.471	244	3
248	愛知：西三河南部東	0.385	1,251	7	278	和歌山：海部	0.475	879	3
249	福岡：朝倉	0.388	292	3	279	栃木：県東	0.476	492	4
250	秋田：大館・鹿角	0.388	561	5	280	秋田：大仙・仙北	0.492	482	3
251	佐賀：西部	0.390	359	4	281	山梨：峡南	0.494	185	3
252	和歌山：東紀州	0.390	646	4	282	和歌山：那賀	0.497	372	4
253	和歌山：御坊	0.391	350	3	283	北海道：北渡島檜山	0.498	172	3
254	千葉：君津	0.396	1,025	8	284	鹿児島：出水	0.501	262	2
255	北海道：中空知	0.397	659	5	285	山口：岩国	0.502	656	6
256	富山：新川	0.398	760	5	286	福岡：飯塚	0.503	1,264	8
257	島根：出雲	0.398	1,283	5	287	岡山：真庭	0.504	110	2
258	熊本：宇城	0.399	199	3	288	三重：東紀州	0.513	343	2
259	広島：備北	0.402	574	4	289	沖縄：北部	0.515	438	2
260	和歌山：田辺	0.412	152	3	290	長野：大北	0.520	257	2
261	和歌山：橋本	0.421	423	4	291	山口：柳井	0.524	390	4
262	茨城：土浦	0.430	1,249	7	292	長崎：壱岐	0.533	129	2
263	愛媛：宇摩	0.436	305	3	293	島根：益田	0.541	399	4
264	兵庫：淡路	0.441	606	5	294	岩手：二戸	0.558	243	3
265	滋賀：湖北	0.445	791	3	295	長崎：対馬	0.565	188	2
266	山口：長門	0.445	358	3	296	島根：大田	0.588	196	2
267	長野：上伊那	0.448	601	4	297	秋田：由利本荘・にかほ	0.593	467	4
268	滋賀：湖東	0.449	536	4	298	沖縄：八重山	0.594	295	3
269	熊本：有明	0.453	567	3	299	鹿児島：熊毛	0.594	159	2
270	奈良：南和	0.458	304	4	300	岩手：釜石	0.596	284	3

（※）「令和3年度DPC導入の影響評価に係る調査「退院患者調査」の結果報告について」を基に作成。
　　なお、筆者が試算したものであり、正しい保証はない。

（表 6）

二次医療圏別　HHI

順位	二次医療圏名	HHI	DPC算定病床数合計	急性期病院数
301	山形：最上	0.597	421	2
302	鹿児島：曽於	0.605	201	3
303	長崎：五島	0.617	194	2
304	秋田：湯沢・雄勝	0.618	226	2
305	高知：安芸	0.631	172	2
306	北海道：上川北部	0.633	331	3
307	青森：西北五地域	0.655	474	4
308	島根：浜田	0.656	308	2
309	広島：広島西	0.657	681	2
310	群馬：吾妻	0.662	172	2
311	千葉：安房	0.670	1,075	4
312	北海道：南檜山	0.680	120	2
313	高知：幡多	0.681	357	4
314	沖縄：宮古	0.693	280	2
315	京都：山城南	0.698	324	2
316	岩手：久慈	0.705	228	2
317	岩手：宮古	0.709	283	2
318	滋賀：湖西	0.709	204	2
319	長野：北信	0.720	357	2
320	島根：隠岐	0.737	77	2
321	北海道：留萌	0.775	232	2
322	青森：下北地域	0.777	375	2
323	岩手：気仙	0.788	282	2
324	新潟：佐渡	0.821	271	2
325	群馬：富岡	0.850	294	2
326	滋賀：甲賀	0.865	275	2
327	愛知：東三河北部	1.000	114	1
328	熊本：芦北	1.000	263	1
329	香川：小豆	1.000	163	1
330	秋田：北秋田	1.000	170	1

順位	二次医療圏名	HHI	DPC算定病床数合計	急性期病院数
331	長崎：上五島	1.000	124	1
332	長野：木曽	1.000	84	1
333	東京：島しょ	1.000	42	1
334	福井：奥越	1.000	158	1
335	北海道：宗谷	1.000	223	1
336	北海道：北空知	1.000	153	1

（※）「令和 3 年度 DPC 導入の影響評価に係る調査「退院患者調査」の結果報告について」を基に作成。
　　なお、筆者が試算したものであり、正しい保証はない。

　外部環境を変えることは難しい。ただ、地域の医療提供状況を直視し、何をすべきか、そして何をすべきでないかについて現実を踏まえた意思決定することが求められる。

第2章

高度急性期機能を
いかに維持し高めるか

2-1

働き方改革で
ICU が維持できなくなる

（CBnews マネジメント連載第 181 回、2022 年 10 月 17 日）

　2024 年度に迫る医師の働き方改革に向けて各病院は対応を迫られているところであり、粛々と取り組みを進めているものと予想される。働き方改革を推進するに当たっては、タスクシフトなどの取り組みが求められるが、どうしても医師でなければできない仕事で、しかも負担が重い業務に集中治療室における夜間帯の常駐がある。我が国の ICU は諸外国と比べると必ずしも多くない一方で、コロナ禍での集中治療の貢献もあり、2022 年度診療報酬改定ではプラスの評価が行われた（**グラフ 1**）。その恩恵にあずかれる施設は限られており、だからといって ICU 等の集中治療室が増えるわけではないだろうし、むしろ減少する可能性が高いと私は予想している。

（グラフ 1）

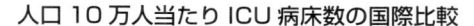

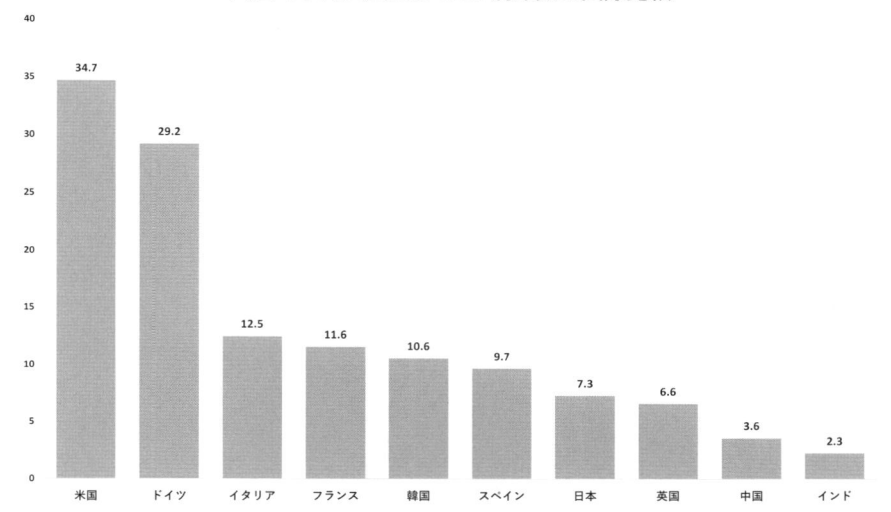

人口 10 万人当たり ICU 病床数の国際比較

米国	ドイツ	イタリア	フランス	韓国	スペイン	日本	英国	中国	インド
34.7	29.2	12.5	11.6	10.6	9.7	7.3	6.6	3.6	2.3

（※）出所：National Center for Biotechnology Information , Intensive Care Medicine(journal), Critical Care Medicine(Journal)
https://www.statista.com/chart/21105/number-of-critical-care-beds-per-100000-inhabitants/

　本稿では、働き方改革を踏まえ ICU 等の重症系ユニットが今後どうなっていくのか、どうすることが望ましいかについて私見を交えて言及する。

　救命救急入院料および特定集中治療室管理料の施設基準では、「当該治療室内に重篤な救急患者に対する医療を行うにつき必要な医師（集中治療を行うにつき十分な医師）が常時配置されていること」が要件として掲げられている。これは 24 時間 365 日体制のことであり、その治療室内に常に医師がいる状態が求められている。ただし、2018 年度診療報酬改定において一部要件が緩和され、「患者の当該治療室への入退室などに際して、看護師と連携をとって当該治療室内の患者の治療に支障がない体制を確保している場合は、一時的に当該治療室から離れても差し支えない」こととされた。とはいえ、それほど大きな違いがあるわけではなく、原則常時配置は変わっていない。仮に ICU 等を複数有する病院の場合には、それぞれの治療室に医師を張り付けなければなら

ず、それが勤務時間としてカウントされた場合にその治療室を維持することが困難になるかもしれない。実際に、状態が落ち着いており、急変時以外は寝当直である ICU も存在し、その場合には宿日直許可が下りているようだ。ただ、重篤な救急患者などを診る ICU では夜間帯でもフル稼働することもあるだろうから、その在り方について病院はいま一度考え直す必要がある。

　ICU 等の重症系ユニットを複数整備し、それぞれの専門性を強化するために循環器系の患者は CCU（Coronary Care Unit）に、脳卒中は SCU（Stroke Care Unit）に、術後患者は Surgical ICU、その他多発外傷などを EICU（Emergency ICU）へなどと振り分ける病院も存在する。スタッフの習熟度が上がり、使い勝手が良い面もあるが、小さいユニットに分割すれば看護師等の配置効率が悪くなり、かつどこかに空床があっても領域が違うので入室させられないなどの不具合が生じる可能性がある。さらに、医師の当直系列が増えることによる負担増は避けられない。

　2013 年に私は「脳卒中ケアユニットの有効性」についてのエビデンスを発表し（※1）、その後、脳卒中ケアユニット入院医療管理料の届け出は増加した（**グラフ 2**）。

（グラフ２）

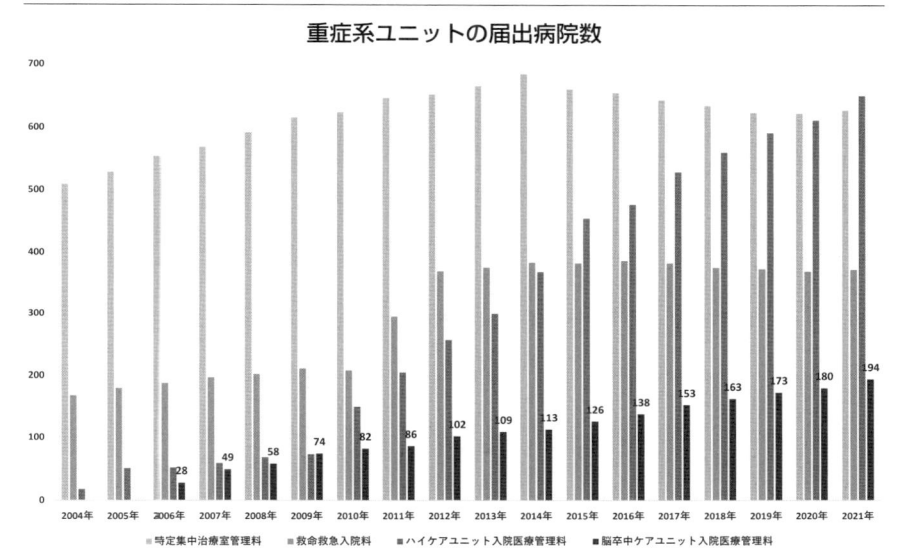

重症系ユニットの届出病院数

（※）中医協、主な施設基準の届出状況より、各年 7 月 1 日の届出状況

　なお、私の論文は脳卒中ガイドライン 2021 でも引用されている。この研究を行ったきっかけは、我が国では脳卒中ガイドライン 2004 から SCU がグレード A とされ、強く推奨されていることだった。さらに 2006 年度診療報酬改定において、脳卒中ケアユニット入院医療管理料が評価されているにもかかわらず、届け出が伸び悩んでいたからである。やはり、これは 3 対 1 の看護師配置に加え、脳神経内科あるいは脳神経外科を 5 年以上経験した常勤医師が常時院内にいるという要件が厳しいことが関係している。その後、医師については非常勤でも可能となり（2012 年度改定）、画像の転送システムなどを有する場合には、3 年以上の経験に変更された（2016 年度改定）。要件が多少緩和されたとしても、やはり脳神経系だけで 24 時間 365 日体制を組むことは容易ではなく、この当直体制は他の内科当直などにも影響を与えることが予想される。SCU 当直のメンバーが他の当直を兼務することはできなくなるからである。このような現実を考えると SCU などを持つことは容易ではなく、施設基準を取り下げる病院が出てくることだろう。

　さらに、救命救急センターの充実段階評価においては、「循環器科、脳神経

科及び消化器科の全ての診療科の医師が院内に常時勤務していることにより、循環器疾患、脳神経疾患又は消化管出血を疑う患者が搬送された時に、救急外来から診療を依頼された診療科において迅速（来院から治療開始までに 60 分）に診療できる体制になっている」ことが 2 点とされ、S 評価を受けるために必要な体制となる。S 評価の場合には、救急体制充実加算 1 で、1 日につき 1,500 点の算定ができるわけだから、病院としてはプライドだけでなく、経済的な意味でも届出を行いたいところだ。しかし、もはや無理して維持するような状況ではないという病院も出てきている。

　では、病院として重症系ユニットをどのように考えたらよいだろうか。

　一番大切なことは患者像に見合った構成にすることは言うまでもないが、無理に A ラインを留置し ICU の「重症度、医療・看護必要度」を維持しているような病院はハイケアユニット入院医療管理料への転換を優先すべきだろう。そうすれば、常時配置の要件が「当該治療室」から「当該医療機関」に緩和され、この影響は大きい。

　2 つ目は、複数あるユニットを統合することも視野に入れることが期待される。もちろん、構造的に無理なことも少なくないのだが、コロナ病棟などを改修して活用するという選択肢もあるだろう。費用はかかるが、コロナ補助金を充当することも中長期的に考えて高度急性期病院として適切な投資かもしれない。

　そして、これは一部の病院に限られるだろうが、各地域で ICU の集約化が進むものと予想され、それを見据えたさらなる治療室の整備と体制強化を図るという選択肢もある。

　最後に、今後の診療報酬改定において施設基準の見直しを協議する必要があるだろう。そもそも、「常時配置」等が本当に必要か、仮に現状の ICU 等の病床数を国全体で維持しようとするならば、常時配置できない場合の点数設定なども検討する余地があるだろう。さらには、Tele-ICU の整備や診療報酬における評価なども重要な課題だ。

　なお、2024 年度診療報酬改定では特定集中治療室管理料 1〜4 は治療室内に配置される専任の常勤医師は宿日直を行ってない医師であることが明確化され

た一方で、管理料5・6については配置される医師は宿日直を行っている医師を含むことが明示された。ただし、管理料5・6については、5年以上の経験を有し、適切な研修を修了した専任の常勤看護師を週20時間以上配置することで不足するマンパワーを補い、管理料1・2の届け出を行う施設から支援を受けて遠隔 ICU モニタリングを行うことが評価された。

（※1） Takahiro Inoue, Kiyohide Fushimi, Stroke Care Units Versus General Medical Wards for Acute Management of Stroke in Japan, Stroke. 2013;44:3142-3147, August 29, 2013.

2-2

ロボット支援手術は
経営戦略の "魔法の杖" か

（CBnews マネジメント連載第 183 回、2022 年 11 月 14 日）

　拙著「ロボット支援下手術をどう考えるか」（『病院経営財務マネジメント』ロギカ書房）を取り上げ、40 歳以上人口 10 万人当たりの da Vinci の都道府県別台数について 2016 年 9 月末時点の状況を示した。保有台数が多いのは、四国、関西、北陸であり、一般的に医療は西高東低になる傾向があるものの、意外なことに九州での台数は多くないことに言及した。ただ、その後、保険収載の拡大もあり、導入が進んでいることも予想され、いま一度ロボット支援手術について検討すべきであると考えた。

　グラフ 1 は、保有台数の推移であり、2016 年 9 月末で 237 台だったものが、あっという間に 400 台を超える状況まで増加。今後も傾斜こそ緩やかになれど、この状況は続くだろう。

（グラフ1）

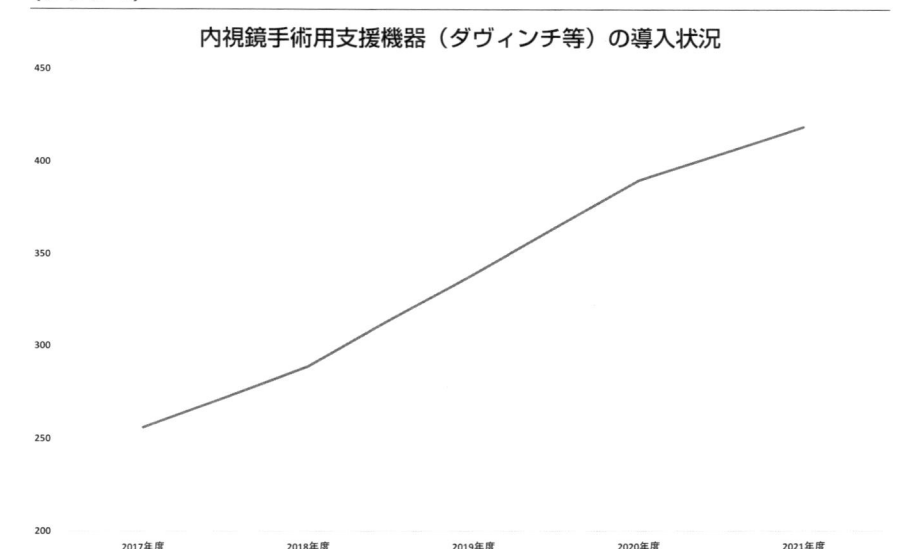

内視鏡手術用支援機器（ダヴィンチ等）の導入状況

（※）各年度病床機能報告データを基に作成

　客寄せパンダではないが、外科医集めのために多くの病院が重要だと考えており、ロボットを買ってほしいという要望は各診療科から上がるだろうし、すでに保有している病院は2台目の声も上がっているかもしれない。今後も保険収載が拡大されるのだとすれば、急性期病院にとっては必須アイテムとなるだろう。外科手術は、急性期充実体制加算を届け出るためにも、「重症度、医療・看護必要度」で基準値を維持するためにも、急性期病院にとって極めて重要である。だからといって、全ての急性期病院に必要かと言えばそうではないだろう。本稿では、現実的にどのあたりの病院までが投資を行い得るかについて、線引きになる基準および今後の展開について私見を交えて言及する。

　グラフ2は、40歳以上人口100万人当たりの手術支援ロボットの保有台数を都道府県別に見たものである（2021年7月1日時点）。最大と最小で10倍以上の差があり、著しい地域差と言えるだろう。

（グラフ2）

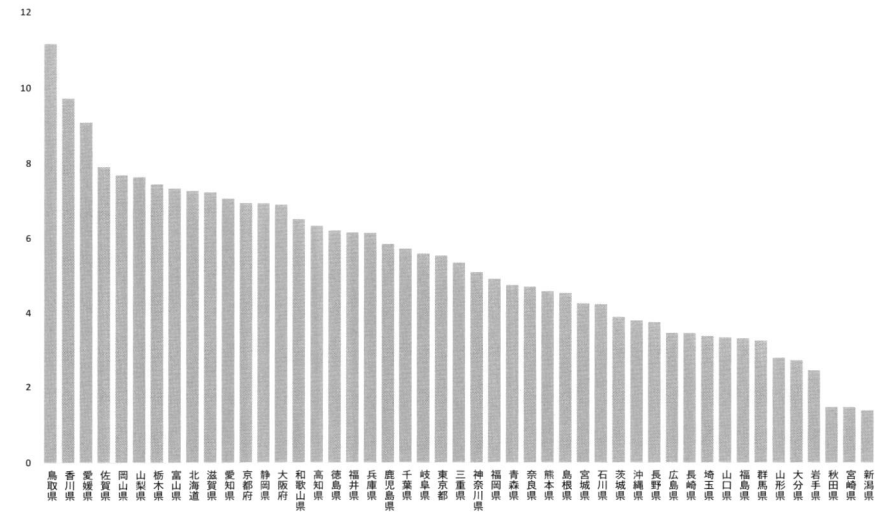

人口100万人当たり内視鏡手術用支援機器（ダヴィンチ等）の導入件数

（※）令和3年度病床機能報告データを基に作成

　人口100万人当たりの救命救急センター数で見ると4.5倍程度であり、これは都道府県による指定や人口当たりの目安などが存在することの違いだと考えられる（**グラフ3**）。

（グラフ3）

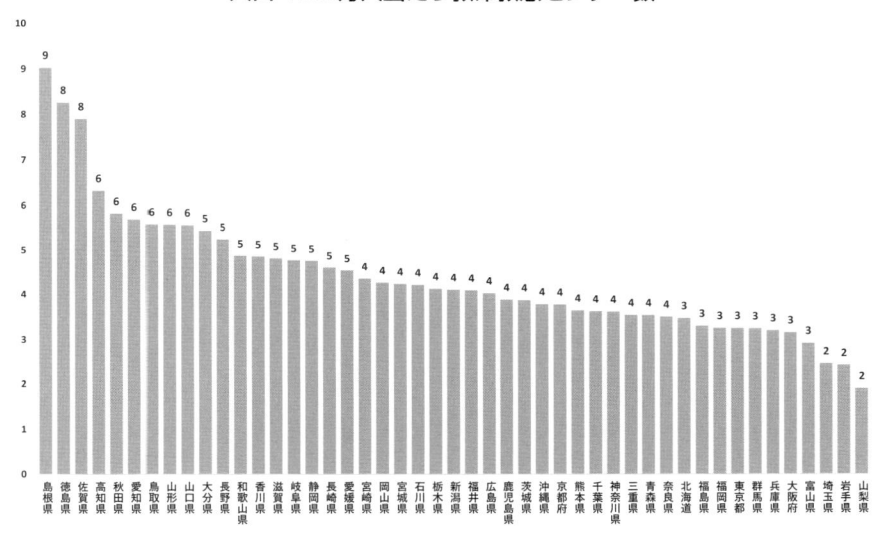

人口100万人当たり救命救急センター数

（※）令和3年度病床機能報告データを基に作成

　保有台数の推移を都道府県別に集計すると、最も導入が遅れた宮崎県も含め、全ての地域で2020年には最低1台が導入されたことになる（**グラフ4**）。

（グラフ4）

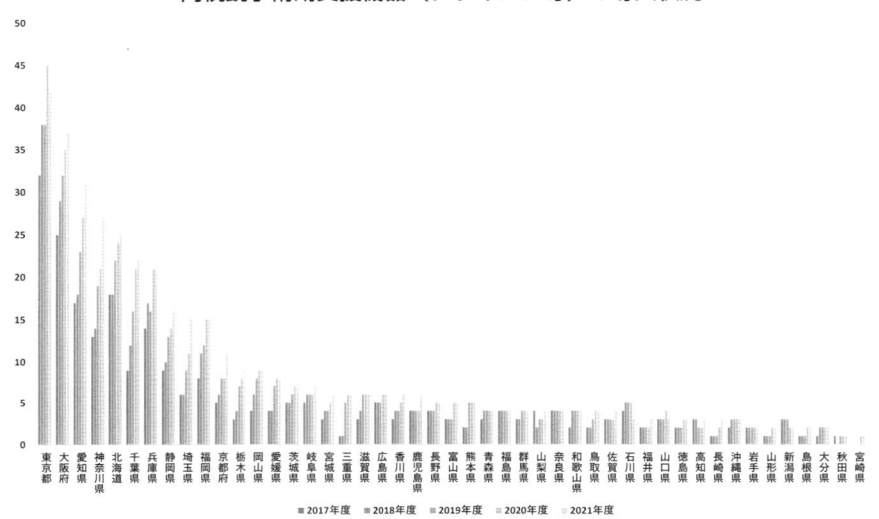

内視鏡手術用支援機器（ダヴィンチ等）の導入状況

（※）各年度病床機能報告データを基に作成

　一方、二次医療圏で見ると、人口が密集し、かつ急性期病院が乱立するような地域で投資合戦が行われている様相を呈している（**グラフ5**）。これらの地域では近隣からの患者流入があることも関係しているかもしれない。

（グラフ5）

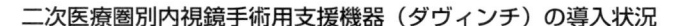

二次医療圏別内視鏡手術用支援機器（ダヴィンチ）の導入状況

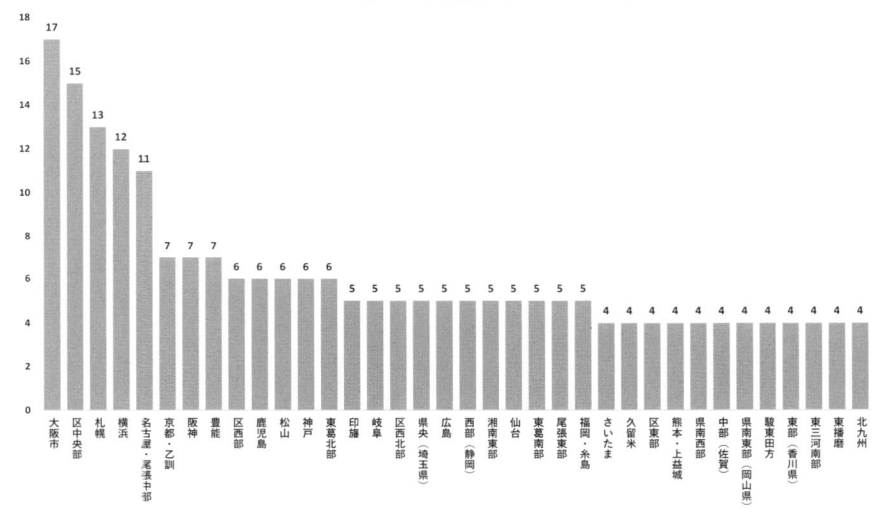

（※）令和3年度病床機能報告データを基に作成

　なぜこのような地域差が生まれるのだろうか。

　医師集めの道具であるならば、医師が少ない地域ほど導入が進む可能性もあるが、40歳以上人口10万人当たりの病院勤務の常勤換算医師数と、40歳以上人口当たりの手術支援ロボットの保有台数の相関関係を見ると、必ずしもそうではない（**グラフ6**）。

（グラフ6）

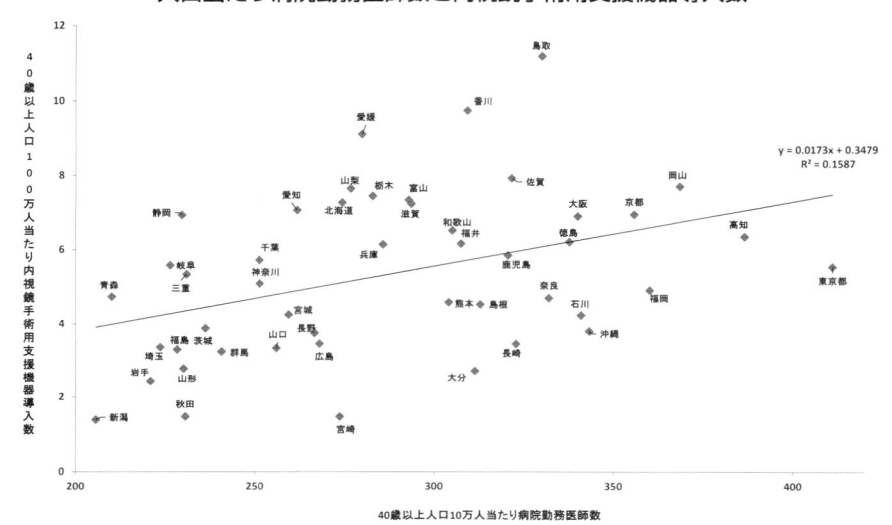

（※）令和3年度病床機能報告データを基に作成

　では、手術が多い地域ほどロボットの導入が進むかと言えば、相関係数は 0.4 程度であり、中程度の相関と言えるのかもしれない（**グラフ7**）。

（グラフ7）

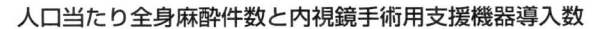
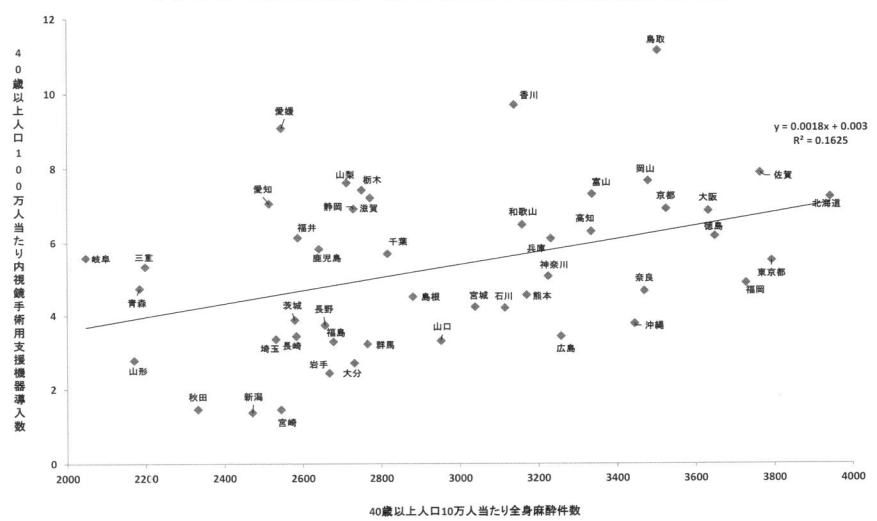

人口当たり全身麻酔件数と内視鏡手術用支援機器導入数

$y = 0.0018x + 0.003$
$R^2 = 0.1625$

（※）令和3年度病床機能報告データを基に作成

　さらに、**グラフ8**はICU病床数と手術支援ロボットの導入状況を見たものであり、両者は関係がなさそうである。

（グラフ 8）

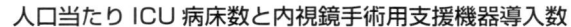

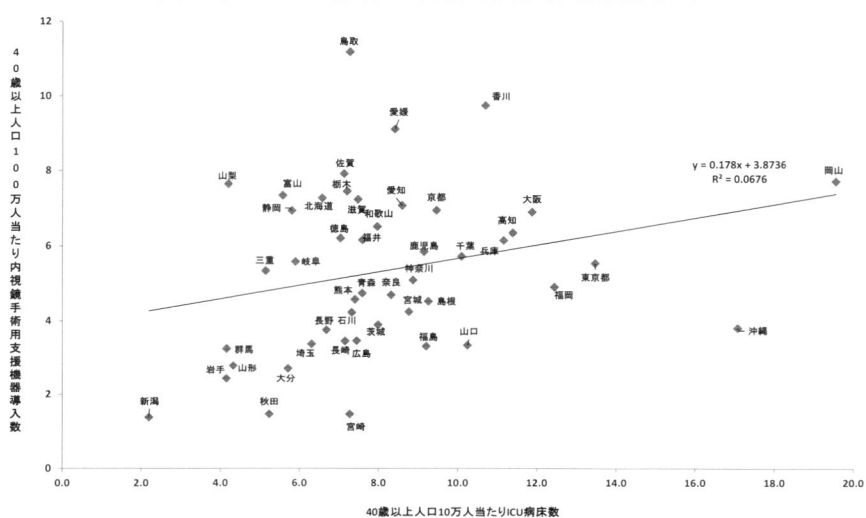

人口当たり ICU 病床数と内視鏡手術用支援機器導入数

（※）令和 3 年度病床機能報告データを基に作成

　結局、各病院の思惑が関係しており、必ずしも収益性に優れないことは分かっていても、外科医のモチベーション維持・向上のために投資せざるを得ないという現実があるのだと考える。

　また、導入状況について病床規模別で見たものが**グラフ 9**であり、大病院ばかりかというと必ずしもそうとは限らない状況が把握できる。

(グラフ9)

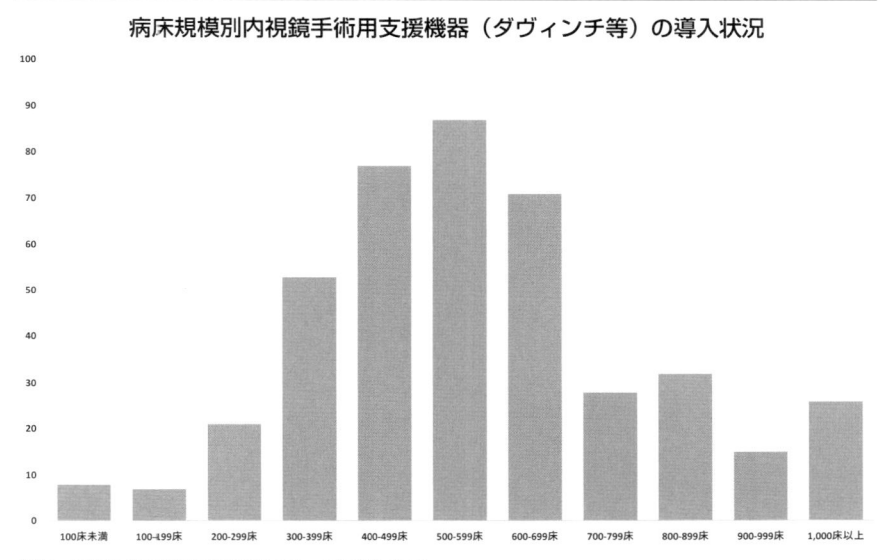

病床規模別内視鏡手術用支援機器（ダヴィンチ等）の導入状況

（※）令和3年度病床機能報告データを基に作成

100床未満の小規模な病院でも泌尿器科などの専門病院や200 − 300床の中規模病院では、がんセンターなどが多数導入している。ただ、我が国では中小病院が多いので、割合で見ると状況は一変し、一般病床600床以上では8割を超える病院が導入しており、400床台の病院が30%程度となっている（**グラフ10**）。ただ、400床以上の病院では導入を検討している所が多数あると考えられ、実際にこのデータの基準日である2021年7月1日以降に投資をした病院も多数あるのが現実だ。

（グラフ10）

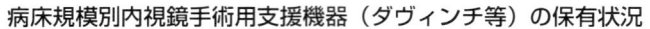

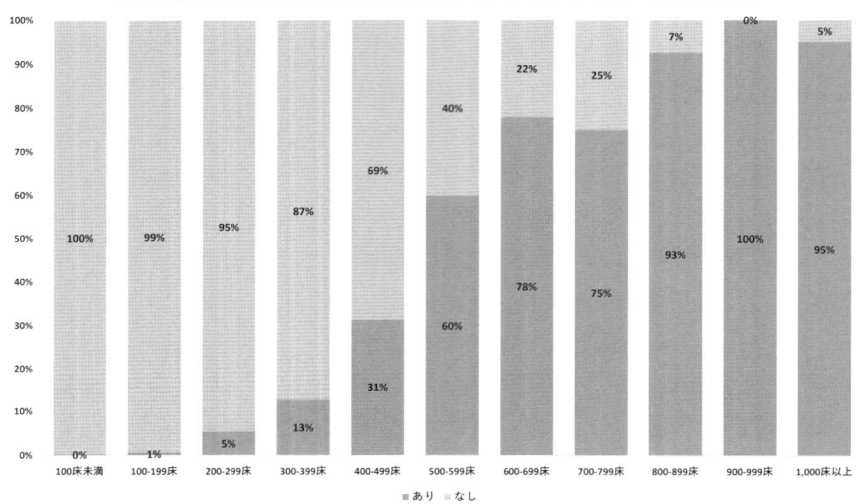

病床規模別内視鏡手術用支援機器（ダヴィンチ等）の保有状況

（※）令和3年度病床機能報告データを基に作成

　では、どのあたりが投資の目安になるかというと特定機能病院、急性期充実体制加算の届け出がある病院、DPC特定病院群、総合入院体制加算1・2に加え、専門病院入院基本料を届け出る病院では投資せざるを得ない状況と推察されるし、適合するケースが多いだろう。もちろん、これらに限定されるわけではないが、一定の診療実績があることは大前提になる。とはいえ、実際にはDPC標準病院群で総合入院体制加算3を届け出る病院や、総合的なラインアップはないもののそれなりに頑張っている急性期病院が多数あるのが現実である。ただ、避けたいのは手術支援ロボットを導入すれば、医師が確保でき、症例数が増加するという淡い期待を抱くことだ。確かに、領域によってはロボットがないと医師の派遣ができないと派遣元の医局から突き放されることもある。

　ただ、経営者は中長期の視点から、そして広い視野で投資の意思決定を行うことが期待される。特に人口減少が進む地域で将来にわたって手術患者がどれほど見込めるのか、そして自院で手術をしなくても少し離れた移動可能な距離にハイボリューム・センターが存在することも多々あるわけだ。

　仮に手術支援ロボットを導入することによって医師が2人程度獲得できたとしても、手術は術者だけの問題ではなく、医療チームで実施するわけだし、術後管理なども適切に行えるかどうかを見極める必要があるだろう。

　「急性期医療をやりたい」と願う病院にとって、手術支援ロボットの導入をしないという選択は難しいことかもしれない。ただ、現状がうまく回っている病院が導入を検討すべきであり、決して魔法の杖になるわけではない。

　ロボットの導入については外科医でもその必要性や経済性の見地から意見が分かれるようだ。とはいえ、「やりたい」と願う外科医を応援したいという気持ちを私は高く評価したいと思っている。ただ、災害時にロボットがないと手術ができない外科医ばかりになったら困る一方で、10年後には遠隔で手術が行われ、医師不足地域にとっての福音となるかもしれない。

　今後、国産などが台頭し、価格下落の可能性もあるかもしれないが、決して安いものではないし、初期投資だけではないことにも留意が必要だ。そもそも業績が悪い急性期病院が自らの首を絞めかねないことも忘れてはいけない。とはいえ、CT、MRIがOECD諸国で突出して多い我が国であるが、それが診断のために必須アイテムであり、早期発見に有効であることも事実である。将来は、この投資が常識になっていく可能性もあり、一定機能の病院ではすでにそのような状況だと理解すべきだろう。

　自らのやりたいこととやれることについて現実を踏まえた意思決定が求められる。

2-3

急性期充実体制加算に注目
全麻2,000件どうクリアするか

（CBnewsマネジメント連載第191回、2023年3月6日）

■急性期病院にとっての全身麻酔の重要性

　急性期病院にとって全身麻酔は極めて重要であり、高度急性期といい得るためにはその実施率に注目するべきである。**グラフ1**は、退院患者に占める全身麻酔の割合を病床規模別に見たものであり、大病院ほど全身麻酔の実施率が高い傾向にある。中小病院は心不全や誤嚥性肺炎などの高齢者に対する救急搬送が多いことなどが関係しているのだろう。

（グラフ1）

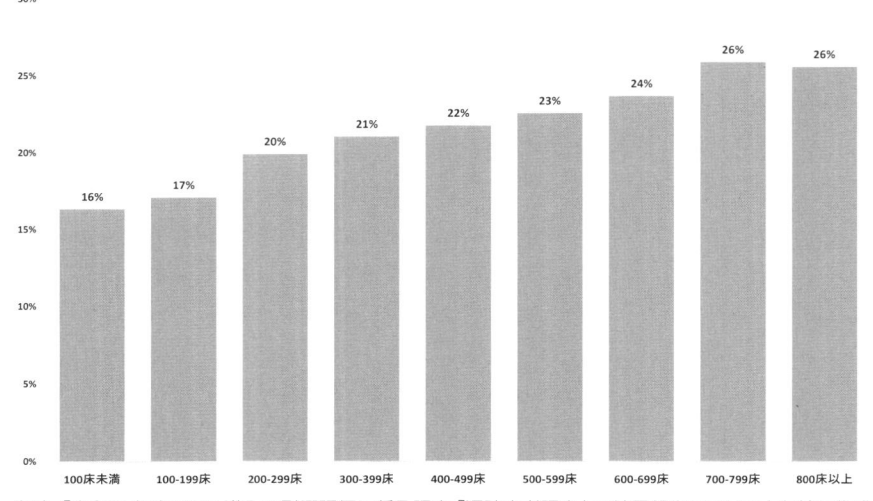

2020年度　退院患者に占める全身麻酔割合

（※）「令和2年度DPC導入の影響評価に係る調査「退院患者調査」の結果報告について」を基に作成

（グラフ 2）

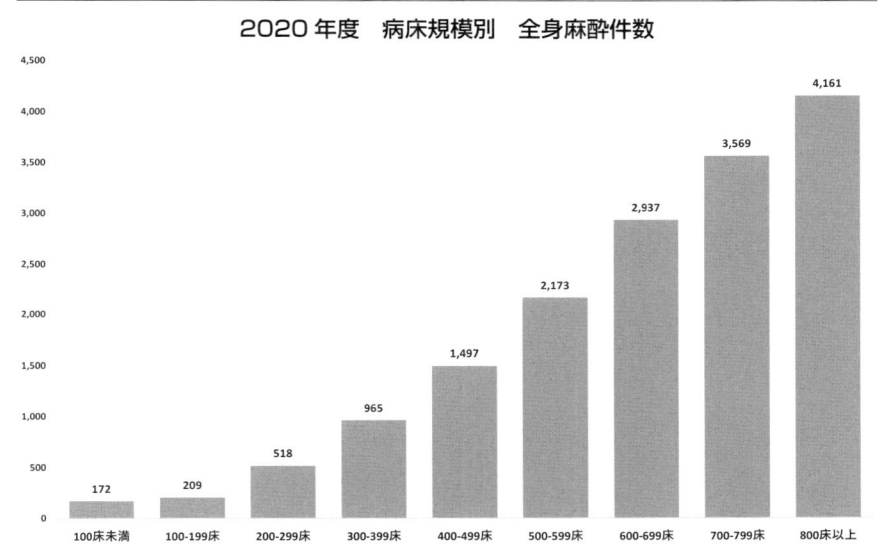

2020 年度 病床規模別 全身麻酔件数

（※）「令和 2 年度 DPC 導入の影響評価に係る調査「退院患者調査」の結果報告について」を基に作成

　急性期のバロメーターである入院診療単価を高めるためにも、手術、特に全身麻酔は重要であるし、その患者を早く退院させることが強く求められる。このことは、「重症度、医療・看護必要度」でも同様であり、2020 年度診療報酬改定において C 項目の手厚い評価が行われたこととも整合する。

　さらに全身麻酔件数は 2022 年度改定で評価された急性期充実体制加算の要件でもあり、そこでは 2,000 件以上（300 床未満については 1 床当たり 6.5 件以上）が求められる（2024 年度診療報酬改定で 300 床未満の基準は廃止された）。

　病床規模別の全身麻酔件数を見るとコロナ禍で最も厳しかったタイミングである 2020 年度でも大病院ほど件数が多い（**グラフ 2**）。ただ、これは病床数が多いのだから当然であり、総病床 1 床当たりの全身麻酔件数にしてもやはり大病院の実績が優れる。ただし、100 床未満および 800 床以上については、傾向が異なり、何らかの専門病院の実績が影響していることに加え、800 床以上では内科系の難治疾患患者が多く、病床数が多すぎることが関係しているのだろう（**グラフ 3**）。

（グラフ 3）

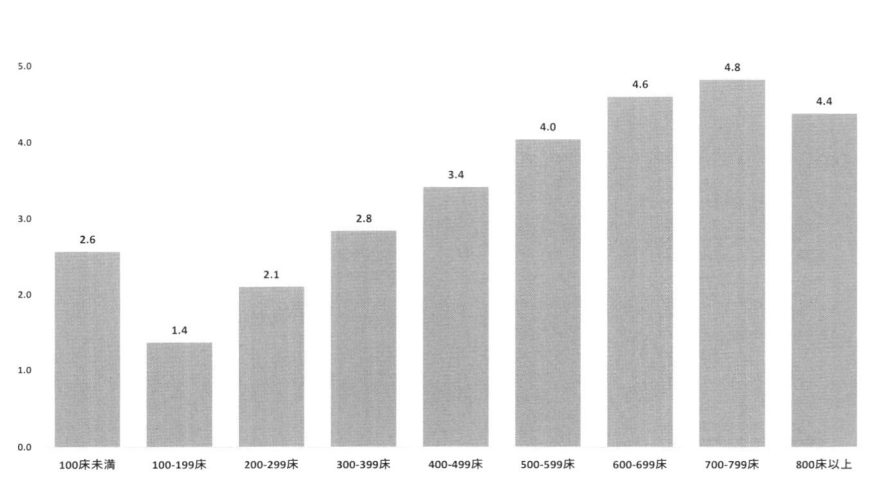

2020 年度　総病床 1 床当たり全身麻酔件数

（※）「令和 2 年度 DPC 導入の影響評価に係る調査「退院患者調査」の結果報告について」を基に作成

■急性期充実体制加算のハードル設定は妥当なのか？、国が求める方向性

　では、急性期充実体制加算の 2,000 件というハードル設定は妥当なのだろうか。DPC 特定病院群の平均が 2019 年度で 3,215 件であるので、当初、3,000 件だと予想していた（なお、2020 年度はコロナの影響で 2,894 件まで減少している）。現在の DPC 特定病院群が 181 病院であり、同程度の届け出を想定するのであれば、3,000 件だろうと考えた。ただ、そうすると秋田県など一部の地域ではどんなに頑張ってもクリアできる病院が出てこない可能性もあり、2,000 件という基準値は悪くないという印象はある。

　グラフ 2 を見れば、600 床以上などの大病院からすれば低いハードルである一方で、300〜400 床台の病院にとっては絶望的かもしれない。

　2022 年度改定では、300 床未満という基準が新設され、そこでは 1 床当たり 6.5 件以上であることが求められるが、そのハードルは極めて厳しい。総病床数 1 床当たりの全身麻酔件数で 6.5 件を上回るのは、急性期充実体制加算の届け出がある 171 病院（2022 年 12 月現在）のうち 24 病院だけである（グラフ 4）。一方で急性期充実体制加算を届け出る病院であっても下位 30 病院を見れ

（グラフ4）

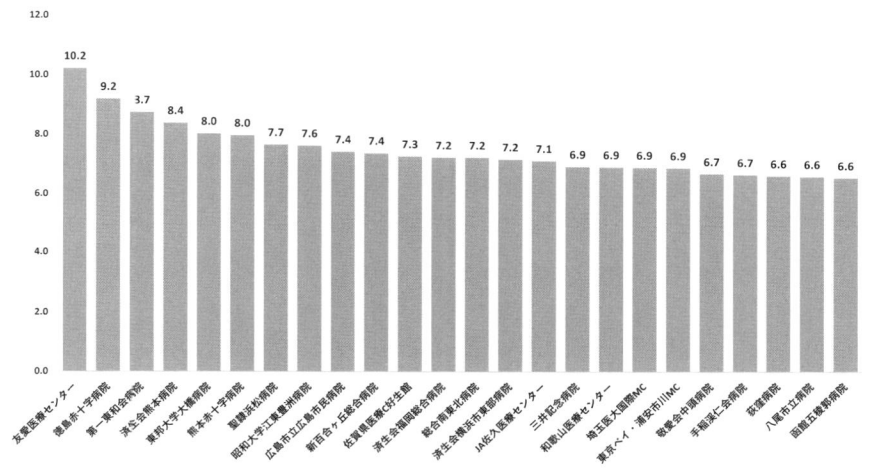

2020 年度 急性期充実体制加算の届け出病院
―総病床 1 床当たり全身麻酔件数 6.5 件以上の病院

（※）「令和 2 年度 DPC 導入の影響評価に係る調査「退院患者調査」の結果報告について」を基に作成
　　　届出状況は各地区厚生局から令和 4 年 12 月 1 日現在の状況

ば、**グラフ5** という水準になる。2020 年度はコロナ禍でもあったし、これら
の病院はコロナの重点医療機関であったのも事実だが、仮に 1 床 6.5 件という
ハードル設定に変えれば届け出病院数は現在の 15% 未満になる。さらに総病
床（許可病床）を用いているため、精神病床などを多数有していれば数値は低
くなることはやむを得ない。ただ、そもそもの基準設定について考え直すこと
が望ましいと感じる。

（グラフ 5）

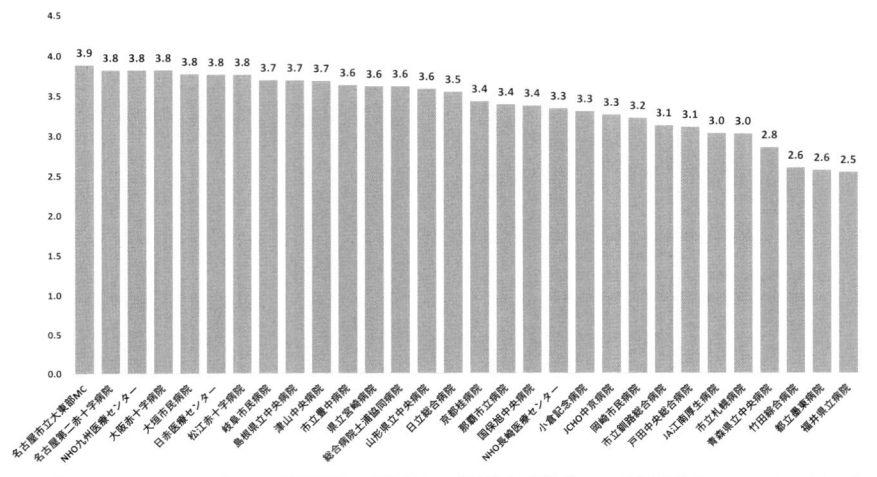

2020 年度　急性期充実体制加算の届け出病院
—総病床 1 床当たり全身麻酔件数　下位 30 病院

（※）「令和 2 年度 DPC 導入の影響評価に係る調査「退院患者調査」の結果報告について」を基に作成。届出状況は各地区厚生局から令和 4 年 12 月 1 日現在の状況

　国としては、高度かつ専門的な急性期医療の評価である急性期充実体制加算の届出病院を中心に手術施設の集約化を図る狙いがあると予想する。ハイボリュームセンターをつくることが麻酔科医の配置などの点からも望ましく、医療の質と経済性の両輪を回すにはそれが効率的である。実際に急性期充実体制加算は DPC/PDPS の機能評価係数Ⅰにも入っておらず、出来高算定となる。つまり、7 日以内は総合入院体制加算 1 よりも大幅に点数が高く、在院日数短縮のインセンティブも設けられている。高度急性期病院は、全身麻酔手術をたくさん実施し、その患者を早く帰して、さらに手術件数を増加させよというメッセージである。時々手術をする病院よりもハイボリュームセンターの質が高く、人材・設備投資などの面からも効率性が高いことは誰にでも予想がつく。とはいえ、病院としては急性期の看板を掲げていたいのであれば、件数を増やそうと努力するのは当然である。

■どうしたら全身麻酔件数は増加するのか？

　では、どうしたら全身麻酔件数を増やすことができるのだろうか。手術室数を増設できないのだとすれば、いかに稼働率を高めることができるかがポイントになる。土日や夜間にも定時手術が行えればよいが、侵襲性の高い手術を実施すれば術後にもメディカルスタッフの多量のマンパワーが必要となり、手術室だけの問題ではない。そして、働き方改革にも逆行することになる。もちろん高額な投資をすでにしている手術室であるから、せめて土曜日は実施したいと考える病院もあるが、術後の検査体制や麻酔科医のマンパワーなども含めて現実的ではないことが多い。病院の状況にもよるが、土曜日に実施するならば、ハッピーマンデーを開けた方が術後管理を考えると望ましいと私は考えている。

　外科医は手術をたくさんしたいという思いがある一方で常に律速段階になるのは麻酔科医であり、手術室看護師の確保も難しい施設が多いだろう。

　つまり、限られた手術枠で効率的に件数を増加させることが重要であり、多くの病院にとってそのハードルは高い。だとすると急性期充実体制加算の届け出も遠のく。

　グラフ 6 は、専門病院の MDC 別の総病床 1 床当たり全身麻酔件数であり、突出する領域も存在する。ただ、内分泌代謝・甲状腺系や耳鼻咽喉科系の専門病院は極めて少数であるし、そもそも手術件数が多くはない（**グラフ 7**）。

（グラフ 6）

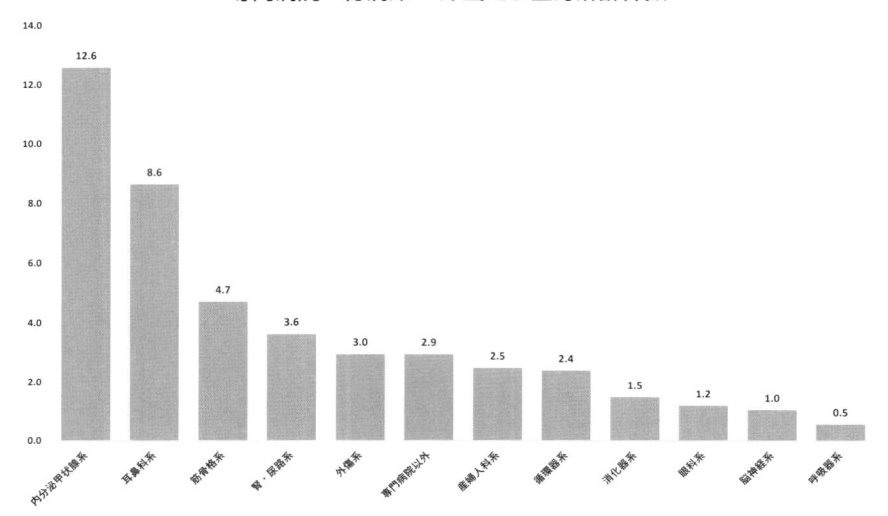

専門病院　総病床 1 床当たり全身麻酔件数

（※）「令和 2 年度 DPC 導入の影響評価に係る調査「退院患者調査」の結果報告について」を基に作成
　　専門病院は特定の MDC で 50%超と定義している。

（グラフ7）

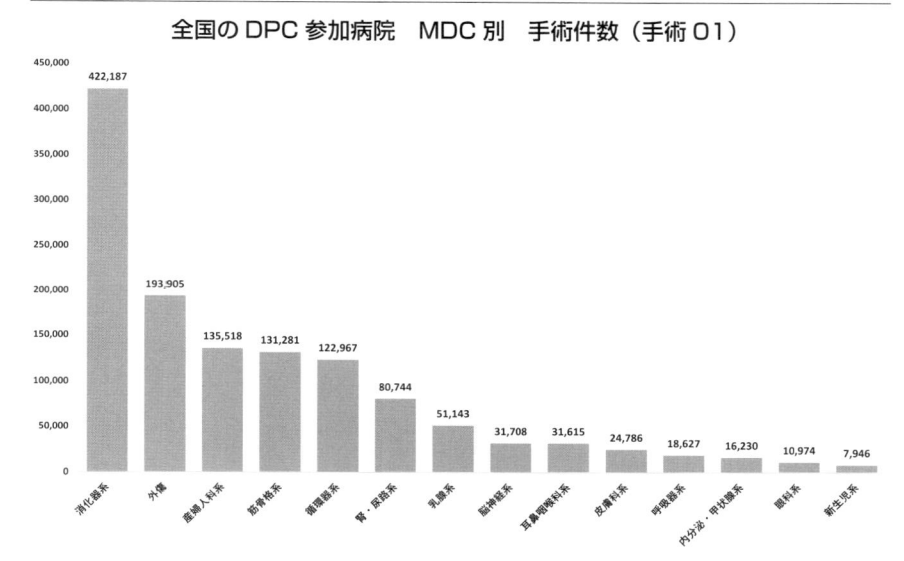

全国のDPC参加病院　MDC別　手術件数（手術01）

（※）「令和2年度DPC導入の影響評価に係る調査「退院患者調査」の結果報告について」を基に作成
　　専門病院は特定のMDCで50%超と定義している。

　全国のDPC参加病院では、消化器系の手術が突出しているが、ライバルも多い。だとすると、全身麻酔件数を増加させるには、私はやる気のある、できる整形外科医の獲得がポイントになると考えている。もちろん、部位にもよるが、高齢化に伴いこの領域は成長が期待できる。実際に、**表**を見ると、総病床1床当たりの全身麻酔件数全国トップ50病院は、筋骨格系などの専門病院が多くを占める。整形外科領域は、全身管理を伴う必要性が高くない症例もあるだろうから、ICUなどのキャパシティーにも影響されない傾向がある。全身麻酔件数を増やすには手術につながりやすい診療科を強化することが重要である。

(表)

2020年度　総病床1床当たり全身麻酔件数　全国トップ50病院

病院名	専門分野	1床当たり全身麻酔件数	全身麻酔件数	総病床数	備考
あんしん病院	筋骨格	41	2,453	60	
医療法人社団　紺整会船橋整形外科病院	筋骨格	36	3,821	106	
医療法人社団悠仁会羊ケ丘病院	外傷	29	1,986	68	
医療法人神甲会隈病院	内分泌甲状腺系	27	1,578	58	
医療法人社団春陽会参宮橋脊椎外科病院	筋骨格	26	568	22	
医療法人財団神尾記念病院	耳鼻科系	25	761	30	
医療法人社団我汝会さっぽろ病院	筋骨格	25	1,268	50	
医療法人　社団　慶友会　慶友整形外科病院	筋骨格	24	3,353	137	
神戸大学医学部附属国際がん医療・研究センター	-	23	1,680	72	腎・尿路系32%、消化器系25%
医療法人財団　岩井医療財団　岩井整形外科内科病院	筋骨格	23	1,341	58	
社会医療法人北腎会　坂泌尿器科病院	腎・尿路	23	919	40	
医療法人財団岩井医療財団稲波脊椎・関節病院	筋骨格	23	1,366	60	
医療法人社団八九十会高月整形外科病院	外傷	23	704	31	
医療法人蜂友会　はちや整形外科病院	筋骨格	19	1,008	52	
牧整形外科病院	外傷	19	1,492	80	
医療法人社団協友会　メディカルトピア草加病院	-	18	1,476	80	産婦人科系43%、消化器系34%
サカ緑井病院	外傷	18	590	32	
医療法人社団整志会沢田記念高岡整志会病院	筋骨格	18	1,287	70	
医療法人社団順和会京都下鴨病院	外傷	18	949	52	
医療法人社団實理会東京国際大堀病院	腎・尿路	18	621	35	
やました甲状腺病院	内分泌甲状腺系	17	663	38	
医療法人社団長尽会長久保病院	腎・尿路	16	362	22	
医療法人エム・ティー・エヌ北海道泌尿器科記念病院	腎・尿路	16	657	40	
原泌尿器科病院	腎・尿路	16	678	42	
医療法人社団明珠会札幌白石産科婦人科病院	産婦人科	16	646	41	
医療法人明和会高木眼科病院	眼科	16	468	30	
医療法人財団順和会山王病院	-	16	1,211	78	産婦人科系28%、耳鼻咽喉科系13%
角谷整形外科病院	筋骨格	15	1,077	70	
医療法人小宮山会貢川整形外科病院	筋骨格	15	784	53	
医療法人社団青嶺会松戸整形外科病院	筋骨格	14	863	60	
医療法人　麻生整形外科病院	-	14	761	53	筋骨格系49.8%、外傷48.7%
品川志匠会病院	筋骨格	14	937	66	
医療法人苑田会苑田会人工関節センター病院	筋骨格	14	756	54	
医療法人社団　我汝会えにわ病院	筋骨格	14	2,071	150	
医療法人社団研英会林眼科病院	眼科	14	817	60	
浜田山病院	外傷	13	644	48	
ニューハート・ワタナベ国際病院	循環器	13	587	44	
医療法人社団喜平会　府中病院	外傷	13	778	60	
医療法人社団康仁会中田泌尿器科病院	腎・尿路	13	358	28	
医療法人社団錦昌会みどりのは葉記念病院	-	13	637	50	筋骨格系47.8%、外傷47.1%
社会医療法人松田整形外科記念病院	外傷	13	762	60	
医療法人徹慈会堀病院	耳鼻科系	13	444	35	
医療法人啓明会相原病院	乳腺系	13	391	31	
医療法人泉整形外科病院	外傷	12	664	54	
医療法人興生会吉本整形外科・外科病院	外傷	12	698	57	
所沢明生病院	-	12	612	50	消化器系30%、外傷23%
医療法人光川会福岡脳神経外科病院	脳神経	12	721	60	
木島病院	外傷	12	1,025	88	
医療法人　仁陽会　西岡第一病院	外傷	12	697	60	
医療法人小沢眼科内科病院	眼科	11	524	46	

(※)「令和2年度DPC導入の影響評価に係る調査「退院患者調査」の結果報告について」を基に作成
専門病院は、特定のMDCで50%超と定義している。

ただ、特定の診療科に依存するだけで事が解決するわけではなく、麻酔科、手術室看護師などのマンパワー増強、手術室看護師が本来業務に専念でき、ターンアラウンドタイムの最小化を実現すべく清掃などの外部委託化、キット

の導入など検討すべき事項は多い。周術期外来などの入院時支援も含め、バックアップ体制を整備することが期待される。

　コロナで伸び悩む新入院患者数を増加させるためにも、手術待機期間を短縮すべく、手術室に注目し、改善活動を病院全体で展開することが求められている。

2-4

緊急手術「350件」から考える
急性期充実体制加算

（CBnews マネジメント連載第192回、2023年3月20日）

　2-3 では急性期充実体制加算の施設基準で求められる全身麻酔2,000件をどうしたらクリアできるかについてデータを基に言及した。病床規模によって2,000件というハードルは、得られる報酬からすればそれほど高くないのに対して、300床未満の1床当たり6.5件の基準は極めて厳しい。仮に全ての病院にその要件を課すと現在届け出病院のうち15%未満しか届け出ができなくなることにも言及した。

　一方で全身麻酔のうち緊急手術350件という要件も課されており、これだけ充足できないという病院も少なくない。ここで緊急手術とは、「病状の急変により緊急に行われた手術」と定義され、入院外での急変に限定されるものではない（※）。また、休日に行われる手術またはその開始時間が保険医療機関の表示する診療時間以外の時間もしくは深夜である手術には限定されない（※）。「病状の急変」という定義からすれば、時間外や深夜である必要はなくある意味当然ともいえるだろう。

　さらに、「病状の変化により手術予定日を早めた場合」について、各病院において「手術が緊急である」と判断される場合にあっては対象として差し支えないが、手術実施の判断から手術開始までの時間が24時間を超える場合は緊急手術に該当しない（※）。

　ただ、緊急手術の捉え方が病院によって異なる現実があり、このことは当該加算に関しての重要論点の1つである。本稿では病院による緊急手術の捉え方のバリエーションについていくつかの考え方を示し、全国のDPC参加病院のデータから緊急手術を増加させるためにどの領域に注力すべきなのかを提示す

る。

　手術は定時手術（予定手術）、緊急手術に分けられるが、緊急手術について
はさまざまな考え方がある。仮に手術日1週間前に定時手術の締め切りという
ルールが院内で設けられているとした場合に、そのルールを超えて3日前に申
し込んだ場合にも緊急手術と考える施設もあるだろう。つまり、患者が超緊急
の状態になくても緊急手術と捉えている可能性もある。もちろん、この全てが
急性期充実体制加算における緊急手術に該当するわけではなく、医療機関の運
用とは切り離してデータ集計を行う必要が出てくることは言うまでもない。

　急性期充実体制加算における緊急手術のポイントは、「手術実施の判断から
手術開始の時間が24時間以内」であり、救急車で一刻を争うような状態で搬
送され、直後（24時間以内）に手術を実施するようなケースが該当することは
誰しも疑いを持たない。「緊急手術を必要とする状態」であり、救急医療入院
の患者はこれらの対象となる可能性が高い。ただ、緊急手術といってもこのよ
うな患者ばかりではなく、実際は準緊急的であることも少なくない。だとする
と、急性期充実体制加算の届け出を行いたい病院としてはその解釈に幅を持た
せ、何とか350件のハードルをクリアしようとするのも不思議なことではな
い。

　まず「手術実施の判断」をどう考えるかだが、医師が、緊急に手術が必要で
あると判断するタイミングということになるが、これについても決して単純に
定義できるものではない。麻酔科などのスタッフ配置や手術室の空き状況の確
認などをした上で、手術が可能だと総合的に判断することになるわけだ。さら
に、患者・家族に対して説明を行い、同意を得たタイミングで手術実施の判断
をすることもあるだろう。一方で「病気が発症したとき」を基準に考えるべき
だというある厚生局の見解を聞いたこともあり、そこから24時間以内の手術
実施だと350件のハードルは高すぎるように感じる。この点は病院ごとの運用
によるところもあるので、さらに疑義解釈を出すことは容易ではないと予想さ
れ（今後提示されるかもしれないが）、あいまいな領域であり、院内で何らかの
ルール決めを行う他ないだろう。

　また、「手術開始時間」をどう捉えるかにもバリエーションがあるようだ。
患者が手術室に入室した時刻なのか、麻酔開始時刻かなど、ささいな論点でも

あるが、このあたりの考え方は病院によって違う。全身麻酔 2,000 件ぎりぎりで施設基準をクリアしている病院も多く、この解釈によって緊急手術の件数に微妙な影響が出てくるため無視できない。

　診療報酬なのだから解釈に差があるのはこれだけではなく、他の加算などでも生じている。自院にできるだけ有利な捉え方をしたいと考えることは不思議ではないが、監査などが入った際にもきちんと説明責任が果たせ、それに対応した記録が整備されていることも必要だ。

　ただ、本当に大切なことは超緊急の手術を増加させることであり、それが本来の意味での高度かつ専門的な急性期病院ということになる。

　表 1 は、全国の DPC 参加病院において救急医療入院が全体の 50％以上を占める手術あり、（手術 01・02）の症例数トップ 30 である。さらに、手術 01 だけに限定したものが**表 2** になる。救急医療入院は、救急医療管理加算を算定するような重篤な緊急入院であり、さらに手術ありに限定しているので、「緊急手術を必要とする状態」に該当する患者が多いと予想され、24 時間以内に手術が実施されている症例も多いだろう。救急医療管理加算の算定状況に地域差があることは指摘してきたが、当該データは全国の DPC 参加病院のものであるので、地域差は織り込み済みの全国の状況である。

（表1）

全国のDPC参加病院　救急医療入院割合50%以上の手術1・2の件数　トップ30

診断群分類番号	診断群分類名称	件数	救急医療入院割合	予定外入院割合	予定入院割合
160800xx01xxxx	股関節・大腿近位の骨折　人工骨頭挿入術　肩、股等	94,648	76%	20%	4%
060150xx02xxxx	虫垂炎　虫垂切除術　虫垂周囲膿瘍を伴うもの等	15,919	80%	12%	8%
060102xx02xxxx	穿孔又は膿瘍を伴わない憩室性疾患　小腸結腸内視鏡的止血術等	11,282	78%	20%	2%
040200xx01x00x	気胸　肺切除術等　手術・処置等2なし　定義副傷病　なし	10,750	51%	23%	26%
010050xx02x00x	非外傷性硬膜下血腫　慢性硬膜下血腫穿孔洗浄術等　手術・処置等2なし　定義副傷病　なし	9,160	80%	12%	8%
110310xx01xxxx	腎臓又は尿路の感染症　経皮的腎（腎盂）瘻造設術等	8,221	67%	25%	8%
030240xx01xxxx	扁桃周囲膿瘍、急性扁桃炎、急性咽頭喉頭炎　扁桃周囲膿瘍切開術等	6,972	72%	25%	3%
160820xx02xxxx	膝関節周辺の骨折・脱臼　骨折観血的手術　肩甲骨、上腕、大腿等	5,700	55%	23%	21%
060335xx02100x	胆嚢炎等　腹腔鏡下胆嚢摘出術等　手術・処置等1あり　手術・処置等2なし　定義副傷病　なし	3,240	68%	16%	16%
010040x101x1xx	非外傷性頭蓋内血腫（非外傷性硬膜下血腫以外）　（JCS10以上）　脳血管内手術＋脳動静脈奇形摘出術等　手術・処置等2あり	3,110	96%	3%	1%
010020x101x1xx	くも膜下出血、破裂脳動脈瘤（JCS10以上）　脳動脈瘤流入血管クリッピング（開頭して行うもの）等　手術・処置等2あり	2,425	96%	3%	1%
060150x01xxxx	虫垂炎　結腸切除術　小範囲切除等	2,338	85%	11%	4%
160870xx01x00x	頸椎頸髄損傷　脊椎、骨盤脱臼観血的手術等　手術・処置等2なし　定義副傷病　なし	2,251	58%	12%	31%
060141xx01x0xx	胃十二指腸潰瘍、胃憩室症、幽門狭窄（穿孔を伴うもの）　急性汎発性腹膜炎手術等　手術・処置等2なし	2,051	95%	3%	2%
060340xx02100x	胆管（肝内外）結石、胆管炎　腹腔鏡下胆嚢摘出術等　手術・処置等1あり　手術・処置等2なし　定義副傷病　なし	2,039	51%	18%	30%
010020x102x1xx	くも膜下出血、破裂脳動脈瘤（JCS10以上）　脳血管内手術　手術・処置等2あり	1,971	97%	2%	1%
110290x01x0xx	急性腎不全　経皮的腎（腎盂）瘻造設術等　手術・処置等2なし	1,772	71%	18%	11%
110320x01xx0x	腎、泌尿器の疾患（その他）　経尿道的電気凝固術等　定義副傷病　なし	1,591	53%	24%	23%
010020x001x1xx	くも膜下出血、破裂脳動脈瘤（JCS10未満）　脳動脈瘤流入血管クリッピング（開頭して行うもの）等　手術・処置等2あり	1,437	95%	4%	1%
160500xx01xxxx	食道・胃損傷　食道異物摘出術等	1,424	66%	29%	5%
010040x101x0xx	非外傷性頭蓋内血腫（非外傷性硬膜下血腫以外）（JCS10以上）　脳血管内手術＋脳動静脈奇形摘出術等　手術・処置等2なし	1,400	96%	3%	1%
140420x01xxxx	腸重積　腸重積症整復術　非観血的なもの	1,396	55%	45%	1%
010040x001x0xx	非外傷性頭蓋内血腫（非外傷性硬膜下血腫以外）（JCS10未満）　脳血管内手術＋脳動静脈奇形摘出術等　手術・処置等2なし	1,297	81%	7%	12%
010020x002x1xx	くも膜下出血、破裂脳動脈瘤（JCS10未満）　脳血管内手術　手術・処置等2あり	1,295	94%	3%	2%
160835xx01xx1x	下腿足関節周辺の骨折　骨折観血的手術　前腕、下腿、手舟状骨等　定義副傷病　あり	1,221	57%	27%	15%
160980xx0100xx	骨盤損傷　体外式脊椎固定術等　手術・処置等1なし　手術・処置等2なし	1,200	73%	13%	14%
010060x2020411	脳梗塞（脳卒中発症3日目以内、かつ、JCS10未満）　経皮的脳血管形成術等　手術・処置等1なし　手術・処置等2あり　定義副傷病　1あり　発症前Rankin Scale 0、1又は2	1,175	93%	4%	3%
010020x002x0xx	くも膜下出血、破裂脳動脈瘤（JCS10未満）　脳血管内手術　手術・処置等2なし	1,158	88%	5%	6%
050050xx0201xx	狭心症、慢性虚血性心疾患　経皮的冠動脈形成術等　手術・処置等1なし、1、2あり　手術・処置等2　1あり	1,139	68%	6%	26%
160100xx0100xx	頭蓋・頭蓋内損傷　減圧開頭術　その他の場合等　手術・処置等1なし　手術・処置等2なし	1,125	88%	8%	4%

（※）「令和2年度DPC導入の影響評価に係る調査「退院患者調査」の結果報告について」を基に作成

（表2）

全国のDPC参加病院　救急医療入院割合50%以上の手術1の件数　トップ30

診断群分類番号	診断群分類名称	件数	救急医療入院割合	予定外入院割合	予定入院割合
160800xx01xxxx	股関節・大腿近位の骨折　人工骨頭挿入術　肩、股等	94,648	76%	20%	4%
040200xx01x00x	気胸　肺切除術等　手術・処置等2なし　定義副傷病なし	10,750	51%	23%	26%
110310xx01xxxx	腎臓又は尿路の感染症　経皮的腎（腎盂）瘻造設術等	8,221	67%	25%	8%
030240xx01xxxx	扁桃周囲膿瘍、急性扁桃炎、急性咽頭喉頭炎　扁桃周囲膿瘍切開術等	6,972	72%	25%	3%
010040x101x1xx	非外傷性頭蓋内血腫（非外傷性硬膜下血腫以外）　（JCS10以上）　脳血管内手術+脳動静脈奇形摘出術等　手術・処置等2あり	3,110	96%	3%	1%
010020x101x1xx	くも膜下出血、破裂脳動脈瘤（JCS10以上）　脳動脈瘤流入血管クリッピング（開頭して行うもの）等　手術・処置等2あり	2,425	96%	3%	1%
060150xx01xxxx	虫垂炎　結腸切除術　小範囲切除術等	2,338	85%	11%	4%
160870xx01x00x	頸椎頸髄損傷　脊椎、骨盤脱臼観血的手術等　手術・処置等2なし　定義副傷病なし	2,251	58%	11%	31%
060141xx01x0xx	胃十二指腸潰瘍、胃憩室症、幽門狭窄（穿孔を伴うもの）　急性汎発性腹膜炎手術等　手術・処置等2なし	2,051	95%	3%	2%
110290xx01x0xx	急性腎不全　経皮的腎（腎盂）瘻造設術等　手術・処置等2なし	1,772	71%	18%	11%
110320xx01xx0x	腎、泌尿器の疾患（その他）　経尿道的電気凝固術等　定義副傷病なし	1,591	53%	24%	23%
010020x001x1xx	くも膜下出血、破裂脳動脈瘤（JCS10未満）　脳動脈瘤流入血管クリッピング（開頭して行うもの）等　手術・処置等2あり	1,437	95%	4%	1%
160500xx01xxxx	食道・胃損傷　食道異物摘出術等	1,424	66%	29%	5%
010040x101x0xx	非外傷性頭蓋内血腫（非外傷性硬膜下血腫以外）　（JCS10以上）　脳血管内手術+脳動静脈奇形摘出術等　手術・処置等2なし	1,400	96%	3%	1%
140420xx01xxxx	腸重積　腸重積症整復術　非観血的なもの	1,396	55%	45%	1%
010040x01x0xx	非外傷性頭蓋内血腫（非外傷性硬膜下血腫以外）　（JCS10未満）　脳血管内手術+脳動静脈奇形摘出術等　手術・処置等2なし	1,297	81%	7%	12%
160835xx01xx1x	下腿足関節周辺の骨折　骨折観血的手術　前腕、下腿、手舟状骨等　定義副傷病あり	1,221	57%	27%	15%
160980x0100xx	骨盤損傷　体外式脊椎固定術等　手術・処置等1なし　手術・処置等2なし	1,200	73%	13%	14%
160100xx0100xx	頭蓋・頭蓋内損傷　減圧開頭術　その他の場合等　手術・処置等1なし　手術・処置等2なし	1,125	88%	8%	4%
060170xx01xxxx	閉塞、壊疽のない腹腔のヘルニア　小腸切除術　その他のもの	1,123	92%	5%	3%
050050xx0151xx	狭心症、慢性虚血性心疾患　心室瘤切除術（梗塞切除を含む。）　単独のもの等　手術・処置等15あり　手術・処置等21あり	1,112	51%	6%	43%
010020x001x0xx	くも膜下出血、破裂脳動脈瘤（JCS10未満）　脳動脈瘤流入血管クリッピング（開頭して行うもの）等　手術・処置等2なし	1,103	92%	6%	2%
050180xx01xxxx	静脈・リンパ管疾患　四肢の血管拡張術・血栓除去術等	1,026	65%	16%	19%
010040x001x1xx	非外傷性頭蓋内血腫（非外傷性硬膜下血腫以外）　（JCS10未満）　脳血管内手術+脳動静脈奇形摘出術等　手術・処置等2あり	1,015	86%	6%	8%
160100xx01011x	頭蓋・頭蓋内損傷　減圧開頭術　その他の場合等　手術・処置等1なし　手術・処置等2あり　定義副傷病あり	969	94%	4%	2%
060141xx01x1xx	胃十二指腸潰瘍、胃憩室症、幽門狭窄（穿孔を伴うもの）　急性汎発性腹膜炎手術等　手術・処置等2あり	934	90%	6%	4%
050070xx01x2xx	頻脈性不整脈　経皮的カテーテル心筋焼灼術　手術・処置等22あり	884	58%	15%	27%
060335xx0110xx	胆嚢炎等　胆嚢摘出術　手術・処置等1あり　手術・処置等2なし	828	66%	18%	16%
160100xx01010x	頭蓋・頭蓋内損傷　減圧開頭術　その他の場合等　手術・処置等1なし　手術・処置等2あり　定義副傷病なし	770	94%	4%	2%
160840xx01xxxx	下腿足関節周辺の骨折　骨折観血的手術　鎖骨、膝蓋骨、手（舟状骨を除く。）、足、指（手、足）その他等	729	85%	9%	6%

（※）「令和2年度DPC導入の影響評価に係る調査「退院患者調査」の結果報告について」を基に作成

　また、手術01や02を抽出しているのは、手術01が主に外科系の根治的手術であり、02がそれに準ずるものと考えられ、全身麻酔症例が多いと考えたからである。実際に、全国データを見ると、手術01や02は全身麻酔症例の割合がおよそ6割であり高い傾向がある。つまり、**表1・2**は急性期充実体制加算でいうところの「緊急手術」に該当するものをある程度反映しているはずだ。

　ここから件数が圧倒的に多いのが、股関節大腿近位骨折の人工骨頭挿入術であり、整形外科の外傷を多数扱うことが基準クリアのポイントになる。さらに、気胸や虫垂切除も全身麻酔の実施率が高いことが予想され、救急に注力し、円滑な受け入れを行い、定時手術とのバランスを図る手術室運営が鍵を握る。言うは易く行うは難しであるが、急性期病院の根幹を握る手術室の高稼働での運営が必要である。

（※）疑義解釈より。

2–5

これからの
急性期充実体制加算の論点

（CBnews マネジメント連載第 199 回、2023 年 7 月 3 日）

　2022 年度診療報酬改定において高度かつ専門的な急性期医療を提供する急性期一般入院料 1 を届け出る病院に対する評価として急性期充実体制加算が新設された。従来の総合的で高度な医療を提供することが評価されてきた総合入院体制加算と比べて非常に高い報酬が設定されており、高度急性期を志向する多くの病院は急性期充実体制加算の届け出を目指してきた。

　グラフ 1 は、急性期充実体制加算の届け出病院数を算定開始日別に見たものであり、2023 年 6 月 1 日現在で（東北厚生局のみ 5 月 1 日現在）、すでに 213 病院が届け出ている。

（グラフ1）

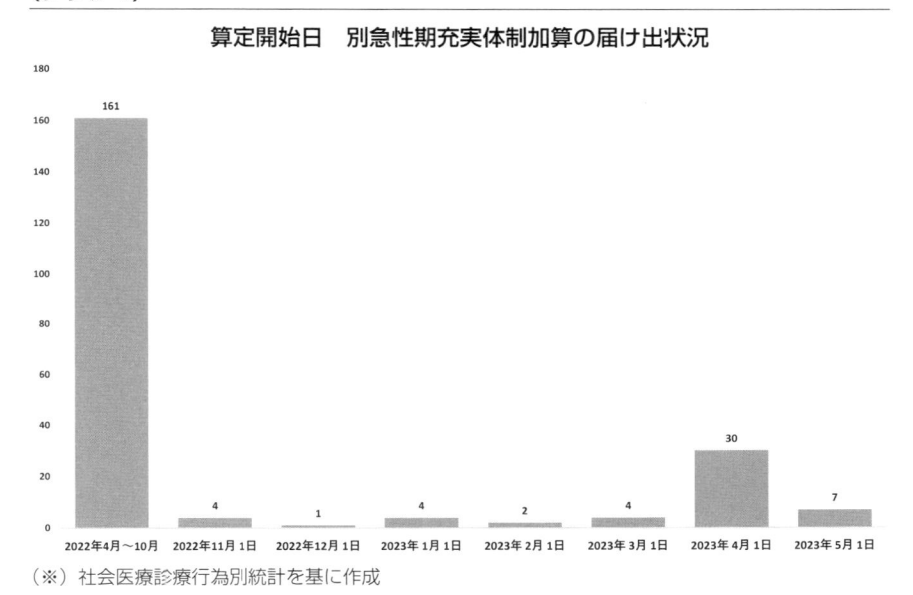

算定開始日　別急性期充実体制加算の届け出状況

（※）社会医療診療行為別統計を基に作成

　2022年10月1日時点では161病院だったので、約半年で52病院が届け出たことになる。今後も虎視眈々と当該加算の届け出を目指している病院が多数あるわけで、このままでいくと300病院を超えるのも時間の問題だろう。DPCの特定病院群も増加傾向にあるが現在181病院であることからすれば、想定の範囲外に増加しつつあるという捉え方もあるのかもしれない（**グラフ2**）。

（グラフ 2）

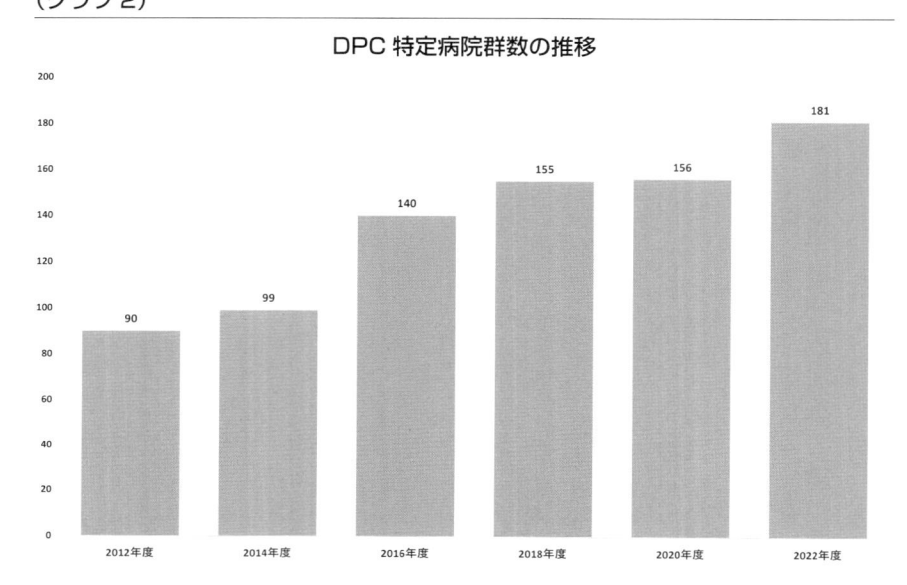

　なお、これに伴い総合入院体制加算の届け出病院数は「総合入院体制加算終わりの始まり」（『コロナから日常医療へ　戦略的病院経営の道標』ロギカ書房）で予想した通り減少しており、特に総合入院体制加算 1・2 の病院が急性期充実体制加算にランクアップしたものと予想される（**グラフ 3**）。

（グラフ3）

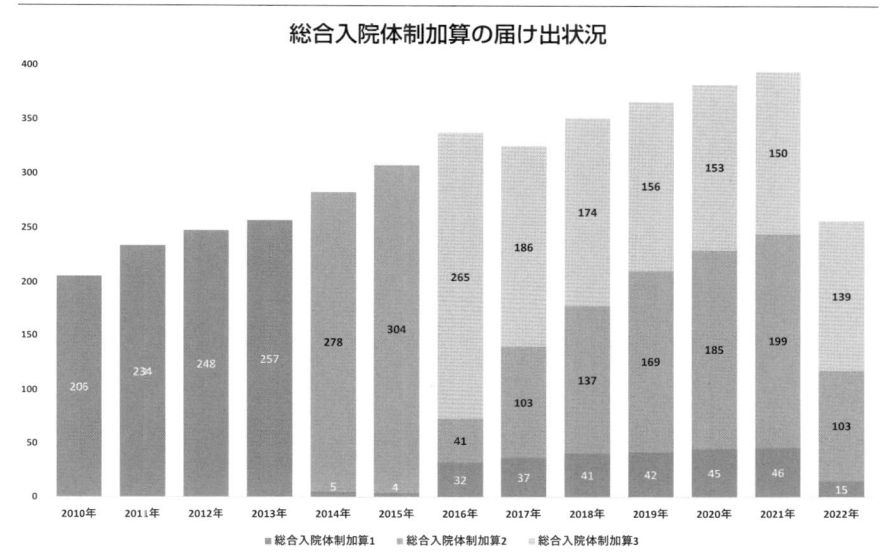

総合入院体制加算の届け出状況

（※）厚生労働省、主な施設基準の届け出状況、各年7月1日現在

　当然これに伴い総合入院体制加算の算定額も減少したわけであり、社会医療診療行為別統計によると2021年6月から2022年6月審査分に向けておよそ半額となっている（**グラフ4**）。

（グラフ4）

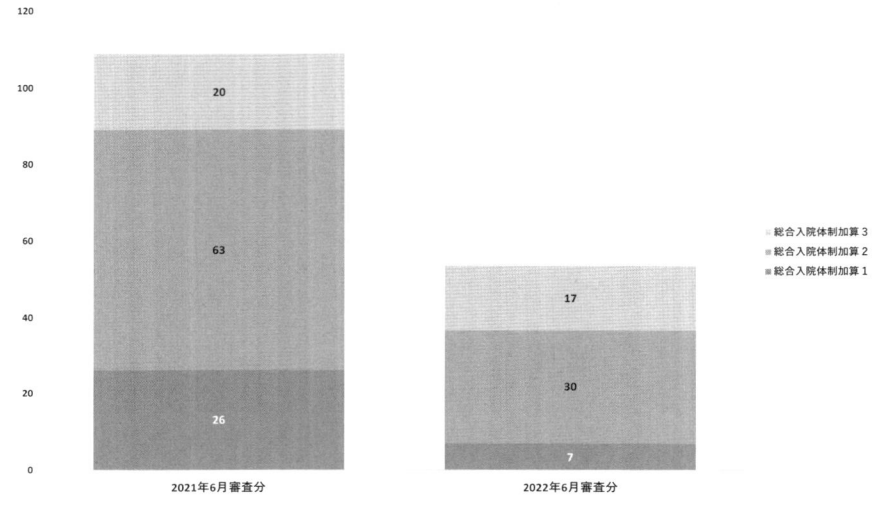

総合入院体制加算の算定額

（※）社会医療診療行為別統計を基に作成

　一方で、急性期充実体制加算は 2022 年 6 月審査分で 36 億円を超える額が算定されており、高度急性期病院に対する手厚い評価が行われたことになる（**グラフ5**）。

（グラフ5）

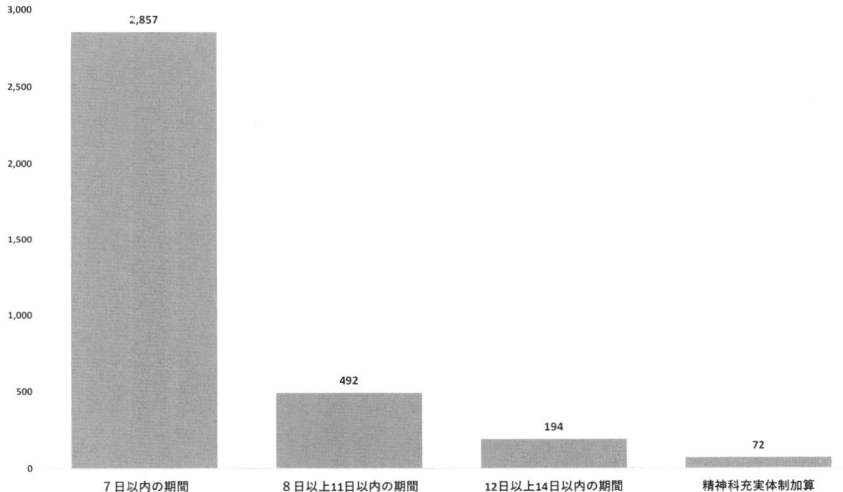

急性期充実体制加算の算定額　2022年6月審査分

（※）社会医療診療行為別統計を基に作成

　特に7日以内の算定が全体の56％を占め、入院初期の点数を高く評価し、DPC/PDPS でも出来高算定とするなどの在院日数短縮のインセンティブが有効に機能したともいえるだろう（**グラフ6**）。

（グラフ6）

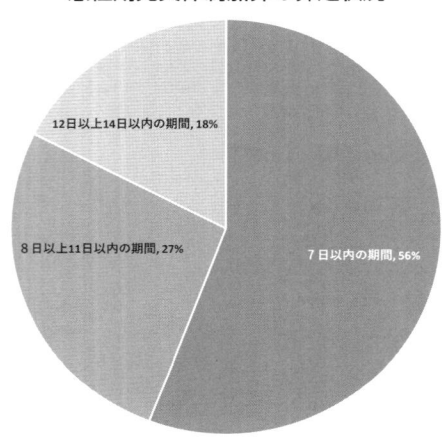

急性期充実体制加算の算定状況

12日以上14日以内の期間, 18%

8日以上11日以内の期間, 27%

7日以内の期間, 56%

（※）社会医療診療行為別統計を基に作成

　急性期充実体制加算については、入院医療等の調査評価・分科会で急性期一般入院料1を届け出る病院であっても、ICU などの集中治療室を有する病院とそうでない病院では、機能に差があり、そのことを評価しようという趣旨があったと予想するし（拙著「ICU 等の有無による診療実績の差をどう評価するか」『コロナから日常医療へ　戦略的病院経営の道標』ロギカ書房）、コロナ禍で必死に頑張った高度急性期病院に対する手厚い評価をしようという意図があったのだろう。ただ、財源の制約がある中で、当該加算をどう評価していくかは我が国の急性期医療の未来に強い影響を及ぼすものと考える。急性期充実体制加算の届出病院をこのペースで増やし、それ以外との差を付けるという考えもあるだろうし、本当の高度急性期病院を評価したいのであれば、現状の基準を再考するという考え方もあるだろう。そこで本稿では、これからの急性期充実体制加算についてのいくつかの論点を提示する。

　急性期充実体制加算の届け出のためには全身麻酔件数が重要な鍵を握る。ただ、現行の全身麻酔件数 2,000 件のハードル設定は考え直した方がいいだろう。繰り返し言及してきたが大病院にとってこのハードルは低すぎるし、一方で 300 床台の病院には高すぎると思われる。**グラフ7**は、病床規模別の全身

（グラフ 7）

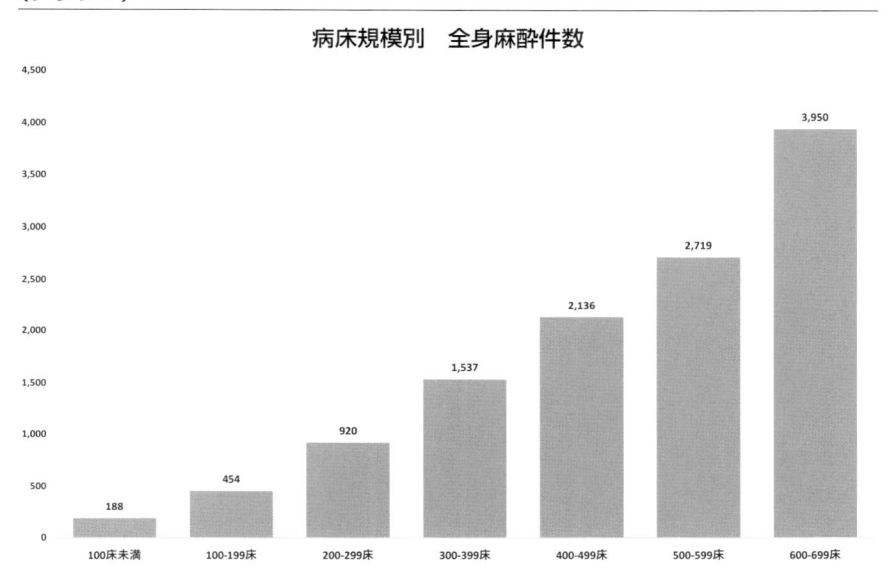

病床規模別　全身麻酔件数

（※）「令和 3 年度 DPC 導入の影響評価に係る調査「退院患者調査」の結果報告について」を基に作成
地域包括ケア病棟を有する病院は除外している。

麻酔件数であり、600 床以上にとって 2,000 件のハードルは高くない。

　一方で、300 床未満に設定されている 1 床 6.5 件はどの病床規模でも満たすことができない（**グラフ 8**）。

（グラフ 8）

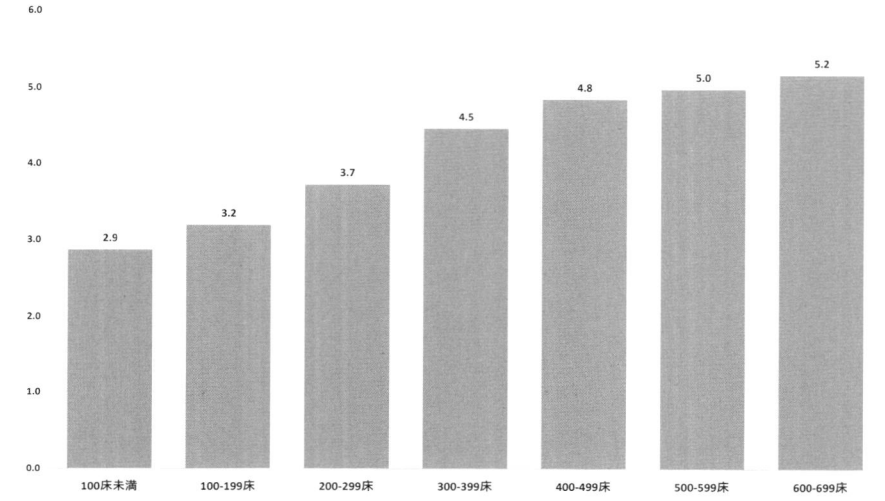

病床規模別　1 床当たり全身麻酔件数

（※）「令和 3 年度 DPC 導入の影響評価に係る調査「退院患者調査」の結果報告について」を基に作成
　　 地域包括ケア病棟を有する病院は除外している。病床数は DPC 算定病床を用いている。

　届け出病院の一般病床数を見ると大病院が中心であり、ある意味当然の結果といえる（**グラフ 9**）。

（グラフ 9）

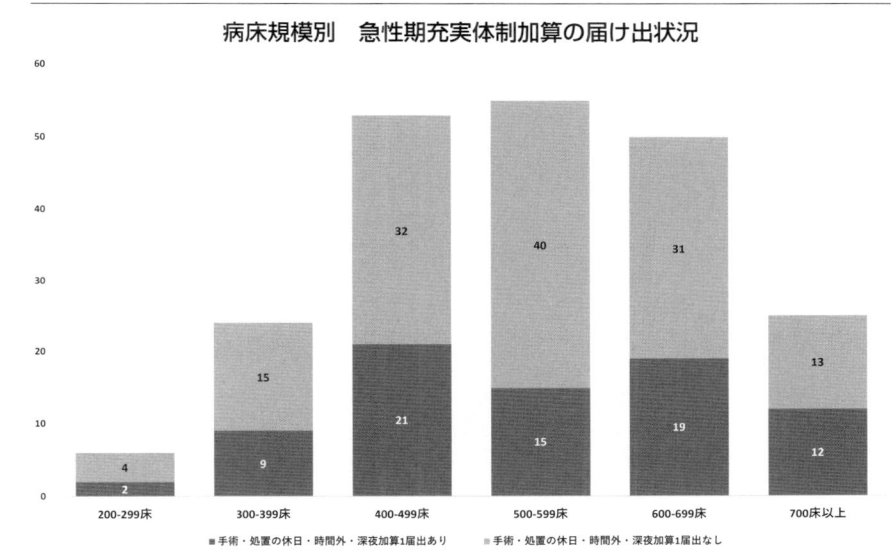

病床規模別　急性期充実体制加算の届け出状況

（※）地方厚生局、施設基準の届け出状況を基に作成
　　　令和 5 年 6 月 1 日現在。東北厚生局のみ令和 5 年 5 月 1 日現在

　もちろん、高度急性期を担う施設を大病院中心に据えたいのであればうなず
けるが、2,000 件については再考すべき水準だと私は考える。DPC 特定病院群
の平均が 3,000 件を超えるわけであり、2,000 件であればさらに届け出はこれ
からも増加するはずだ（**グラフ 10**）。

（グラフ 10）

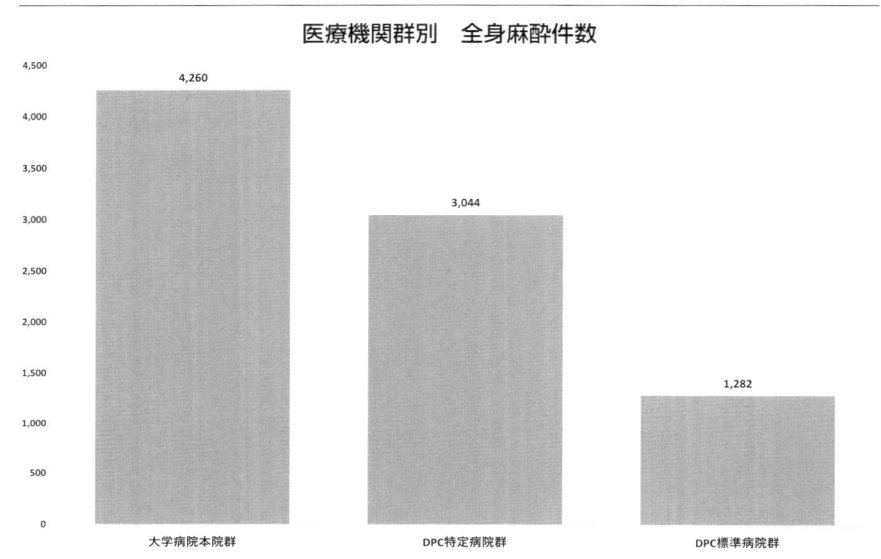

医療機関群別　全身麻酔件数

（※）「令和 3 年度 DPC 導入の影響評価に係る調査「退院患者調査」の結果報告について」を基に作成
　　地域包括ケア病棟を有する病院は除外している。

　一方で、緊急手術 350 件については、その解釈が曖昧で病院によって異なっている現状があり、救急について、救急車 2,000 台あるいは救命救急センターなどの基準があるのだから、再検討が必要だろう。さらに全国の緊急手術については、人工骨頭挿入術や虫垂切除、気胸などの件数が多いが、これが本当に高度かつ専門的な急性期医療と言えるかについても検討が必要だと考える。

　では、全身麻酔件数についてどのような評価をしたらいいだろうか。私は病床規模を問わず、1 床当たり 5.5 件あたりを基準とするのが妥当ではないかと考える。大学病院本院群と DPC 特定病院群の実績との整合性を持たせることにより、これを満たさない病院には病床を減らすというインセンティブを設けることが可能となる（**グラフ 11**）。

（グラフ 11）

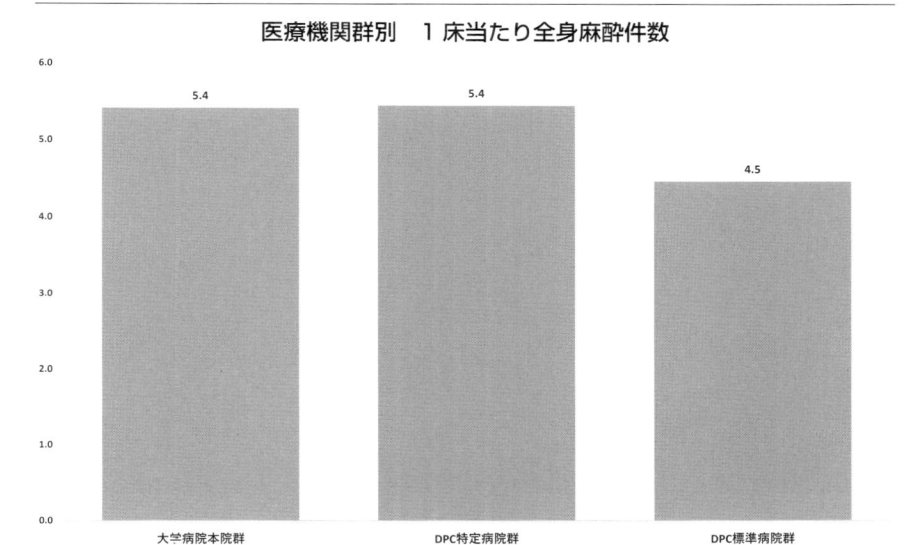

医療機関群別　1 床当たり全身麻酔件数

（※）「令和 3 年度 DPC 導入の影響評価に係る調査「退院患者調査」の結果報告について」を基に作成
　　　地域包括ケア病棟を有する病院は除外している。病床数は DPC 算定病床を用いている。

　一方で手術施設の集約化を図りたいのであれば、DPC 特定病院群の実績である 3,000 件が必要ではないだろうか。ただ、このハードルの設定は財源との兼ね合いになるだろう。

　さらに、あらゆる病院が検討すべきであり、政策的に重要論点なのが、手術及び処置の休日・時間外・深夜加算 1 の届け出である。これらについて、急性期充実体制加算の施設基準では、現状「望ましい」とされている。望ましいのであれば、現状では届け出をしなくてもよいことになる。実際に、都道府県別の急性期充実体制加算の届け出状況を見ると**グラフ 12** のようになり、届け出ていない病院が 63％を占める。

（グラフ 12）

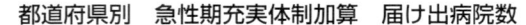

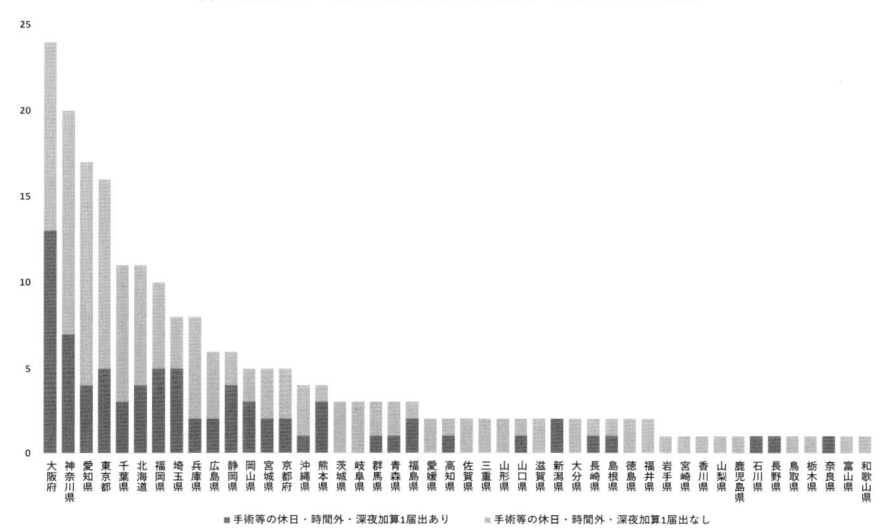

都道府県別　急性期充実体制加算　届け出病院数

（※）地方厚生局、施設基準の届け出状況を基に作成
　　　令和 5 年 6 月 1 日現在。東北厚生局のみ令和 5 年 5 月 1 日現在

　当該加算は極めてハードルが高く、交代勤務制やチーム制などを整備することが必要になる。そもそも、全国で 304 病院しか届け出ておらず、都道府県によってはゼロという地域すら存在する（**グラフ 13**）。

（グラフ13）

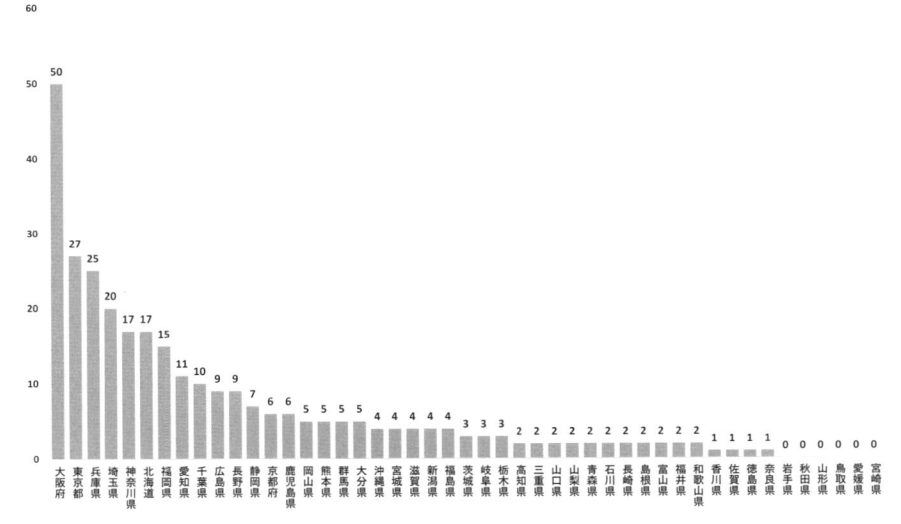

都道府県別　休日・時間外・深夜加算1の届け出病院数

（※）地方厚生局、施設基準の届け出状況を基に作成
　　令和5年6月1日現在。東北厚生局のみ令和5年5月1日現在

　ただ、これらを必須とすれば、急性期充実体制加算の届け出病院を減らすことは可能である。病院からすれば、限られた医師数で、救急医療を支えているので難しいという反論があるだろうが、国からすれば地域医療体制確保加算で働き方改革に対する先行投資をしてきたのだから、体制を整備すべきだと考えるかもしれない。

　ただ、手術及び処置の休日・時間外・深夜加算1を「必須」として施設基準に盛り込めば、それほど緊急手術が多くない診療科でのみ届け出を行う病院が続出するだろう。それで本当に医師の負担軽減としての意味があるのかは疑問でもあり、当該加算のあり方そのものについて再検討が必要な時期なのかもしれない。

　病院からすれば急性期充実体制加算の届け出はぜひとも行いたい。一方で財源の制約がある中で、ハードルをどこに設定するかは高度急性期のあり方に影響する重要論点だ。今後の議論の動向に注目したい。

　なお、2024 年度診療報酬改定では、急性期充実体制加算において休日・時間外・深夜加算 1 は必須とはならなかったが、交代勤務制又はチーム制のいずれか及び手当に関する要件を満たす必要があることが求められた。

2-6

HCU の看護必要度をどう考えるか

（CBnews マネジメント連載第 204 回、2023 年 9 月 25 日）

　　コロナ禍で集中治療機能が重要であることが広く国民に知れ渡り、2022 年度診療報酬改定において ICU の重症患者対応体制強化加算が新設され、重症患者に対する 14 日超えの算定や特定集中治療室管理料以外の重症系ユニットへの早期離床リハビリテーション加算の対象拡大などが行われた。2024 年度診療報酬改定ではハイケアユニット入院医療管理料に焦点が当たり、「重症度、医療・看護必要度」（看護必要度）などの変更が議論されている。これらを踏まえ、HCU の在り方について私見を交えて論じる。

■ターニングポイントとなった 2014 年度改定

　　グラフは ICU などの届け出状況の推移であり、ICU は 2014 年度診療報酬改定を境に減少し、HCU の届け出が増加した。

（グラフ）

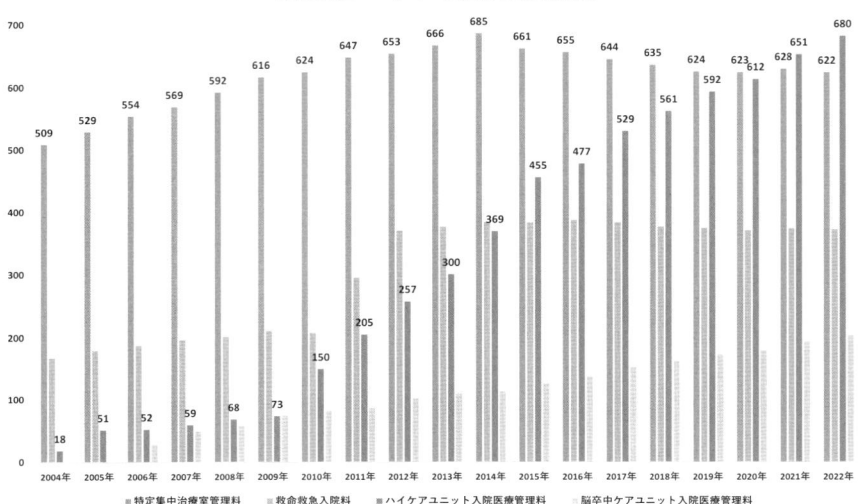

重症系ユニットの届け出病院数

（※）中医協主な施設基準の届け出状況等を基に作成

　これは、2014 年度診療報酬改定において ICU について A 項目 3 点以上または B 項目 3 点以上である患者が一定割合以上であることについて、A 項目 3 点以上かつ B 項目 3 点以上に基準が変更されたことが影響している。「or」から「and」になり厳格化の方向に進んだことが関係している。

　一方で、特定集中治療室管理料の上位加算（加算 1・2）が新設され、当時、7 日以内の期間について 13,500 点と一定の要件を基に非常に高い評価が行われた。さらに、ハイケアユニット入院医療管理料について 2 区分の点数設定となり、加算 1 が 4,511 点から 6,584 点に大幅に引き上げられたことも増加の一因と考えられる。点数も上がったが、「or」から「and」への変更はハイケアユニットにも適用された。

　なお、5 対 1 の看護師配置であるハイケアユニット入院医療管理料 2 については、届け出病院が 2022 年 7 月 1 日現在で 37 病院であり、4 対 1 の加算 1 がハイケアユニットの中心となっている。

■ 2022 年度改定における変更点

2022 年度診療報酬改定では、一般病棟用の看護必要度から心電図モニターの管理を削除したこととの整合性を図り、ICU 用の評価票が変更となったが基準値は 1 割引き下げられることになった。さらに ICU において B 項目を基準から除外したが、評価については継続することとした。ICU なのだから B 項目を満たす患者がほとんどであるし、早期離床をさせようとする加算などとの趣旨と矛盾する面もあるからだ。

さらに、ICU で看護必要度 II が新設され、A 項目の評価について診療実績データである EF ファイルへの置き換えが行われた。日々の評価を行う看護師の負担軽減であり、一般病棟との整合性を図ろうという趣旨になる。ただ、「包括範囲に含まれる項目は EF ファイルに出力しない」ことになり、手術日の注射手技料や全身麻酔同日の人工呼吸が算定不可になり、看護必要度は下落する。

これで問題になるのが、拙著「SOFA スコアから見る ICU の実態と入院料との整合性」(『病院経営戦略　収益確保はこうして実践する』ロギカ書房) などでも指摘した心臓血管外科以外の予定手術をルーティーンで ICU 入室されることであり、今後、厳しくなるだろう。ただ、注目すべきなのは ICU にも一般病棟にもない、心電図モニターの管理がハイケアユニット用の評価票には残っていることだ。

■ 2024 度診療報酬改定で進行中の議論を踏まえた論点

2024 年度改定に向けて私が注目する論点として以下の 3 つを挙げたい。

まず 1 つ目が、ハイケアユニット用の看護必要度において心電図モニターの管理をどうするかという点である。心電図モニターの管理は、ほぼ全ての患者が該当しているのだからこれを削除して、基準値を検討すればよいという方向性はある意味当然だとも言える (**資料 1・2**)。

（資料 1）

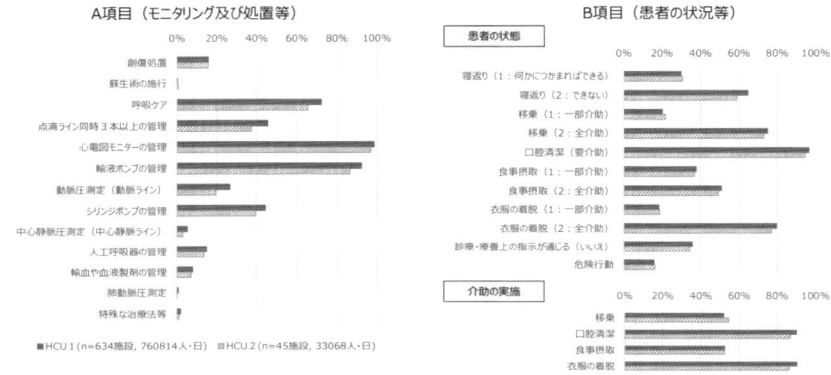

ＨＣＵにおける重症度、医療・看護必要度の各項目の該当割合

○　項目別の該当患者割合は、「心電図モニターの管理」及び「輸液ポンプの管理」の該当患者割合は100%に近い一方で、「蘇生術の施行」や「肺動脈圧測定」、「特殊な治療法等（CHDF等）」の該当患者割合は少なかった。

ハイケアユニット入院医療管理料における、重症度、医療・看護必要度の項目別、該当患者割合（令和 4 年 4 〜12月）
（■HCU1：n=634施設, 760,814人・日、■HCU2：n=45施設, 33,058人・日）

出典：保険局医療課調べ（DPCデータ）
※令和4年4月1日以降に入院し、かつ令和4年4月1日〜令和4年12月31日に転棟又は退院した症例を集計（新型コロナ患者を除く。）

令和 5 年度第 5 回 入院・外来医療等の調査・評価分科会資料

（資料２）

ＨＣＵにおける入室時の状態別の重症度、医療・看護必要度の該当患者割合

○　HCUに入室した時の状態によらず、「心電図モニターの管理」と「輸液ポンプの管理」はほぼ全ての患者が該当していた。

■　ハイケアユニット入室時の状態別、HCU用重症度、医療・看護必要度A項目の項目別、該当患者割合

入室した時の状態	患者数	創傷処置	蘇生術の施行	呼吸ケア	点滴ライン同時3本以上	心電図モニターの管理	輸液ポンプの管理	動脈圧測定	シリンジポンプの管理	中心静脈圧測定	人工呼吸器の管理	輸血や血液製剤の管理	肺動脈圧測定	特殊な治療法等
意識障害又は昏睡	539	35.3%	0.9%	59.6%	49.5%	99.4%	98.3%	27.3%	46.8%	9.1%	44.0%	7.6%	2.6%	3.3%
急性呼吸不全又は慢性呼吸不全の急性増悪	475	42.3%	0.2%	62.9%	56.6%	99.8%	94.3%	28.4%	52.0%	6.7%	60.6%	12.2%	1.3%	0.0%
急性心不全（心筋梗塞を含む）	273	20.1%	0.7%	79.1%	56.8%	99.6%	95.2%	34.1%	69.6%	15.0%	25.3%	11.4%	5.9%	3.7%
急性薬物中毒	0													
ショック	64	7.8%	0.0%	54.7%	75.0%	100.0%	100.0%	15.6%	64.1%	0.0%	9.4%	25.0%	0.0%	0.0%
重篤な代謝障害	99	51.5%	0.0%	75.8%	77.8%	100.0%	91.9%	41.4%	66.7%	4.0%	50.5%	11.1%	4.0%	0.0%
広範囲熱傷	0													
大手術後	315	48.6%	0.0%	53.0%	59.0%	98.4%	91.7%	28.9%	46.0%	7.6%	30.8%	16.5%	1.9%	0.0%
救急蘇生後	48	25.0%	8.3%	20.8%	83.3%	100.0%	91.7%	33.3%	41.7%	37.5%	85.4%	20.8%	20.8%	20.8%
その他外傷、破傷風等で重篤な状態	44	13.6%	0.0%	72.7%	0.0%	100.0%	88.6%	9.1%	6.8%	0.0%	0.0%	0.0%	2.3%	0.0%

（参考）特定集中治療室入室時の状態別、ICU用重症度、医療・看護必要度A項目の項目別、該当患者割合

入室した時の状態	患者数	輸液ポンプの管理	動脈圧測定	シリンジポンプの管理	中心静脈圧測定	人工呼吸器の管理	輸血や血液製剤の管理	肺動脈圧測定	特殊な治療法等
意識障害又は昏睡	322	92.5%	91.3%	50.0%	13.7%	88.5%	16.5%	5.9%	5.6%
急性呼吸不全又は慢性呼吸不全の急性増悪	436	86.7%	78.9%	71.1%	35.8%	86.0%	45.6%	3.2%	26.6%
急性心不全（心筋梗塞を含む）	192	73.4%	71.9%	57.3%	32.8%	50.5%	29.2%	33.3%	62.5%
急性薬物中毒	1	100.0%	100.0%	0.0%	0.0%	0.0%	0.0%	0.0%	0.0%
ショック	365	91.5%	75.6%	58.4%	23.0%	73.4%	44.9%	0.0%	42.7%
重篤な代謝障害	52	100.0%	98.1%	80.8%	19.2%	19.2%	17.3%	0.0%	65.4%
広範囲熱傷	0								
大手術後	426	88.7%	86.6%	49.8%	16.2%	70.0%	26.8%	3.5%	10.8%
救急蘇生後	14	100.0%	92.9%	85.7%	50.0%	92.9%	0.0%	0.0%	57.1%
その他外傷、破傷風等で重篤な状態	166	88.0%	80.1%	60.2%	7.8%	64.5%	12.7%	0.0%	0.0%

注)
いずれも、新型コロナウイルス感染症あり／感染症疑いの患者を除いて集計

出典：令和4年度入院・外来医療等の実態調査（治療室患者票）

令和５年度第５回 入院・外来医療等の調査・評価分科会資料

　　ただ、ICU と HCU は異なる機能を有する治療室であり、ICU は A ラインを留置しなければ看護必要度の基準値をクリアすることは難しいが、HCU ならば必ずしも必要としないのが現状だ（**資料３**）。患者の状態ではあるが、医療提供側の適応が影響している面もあり、ICU に拘らなくても HCU にした方がいいという今の流れを汲んだルールが望ましい。

（資料3）

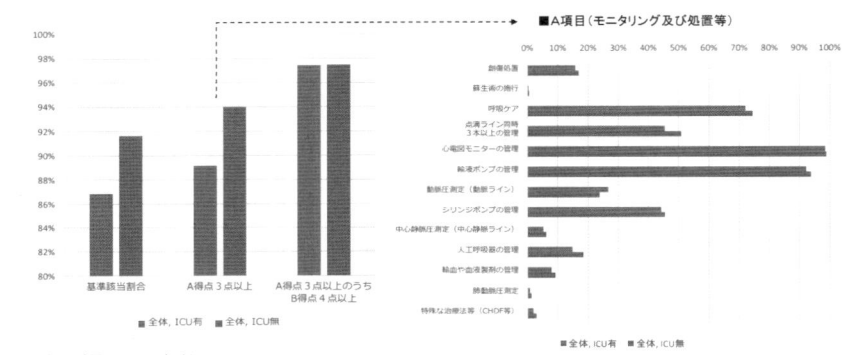

HCUにおけるICUの併設有無別の重症度、医療・看護必要度の該当患者割合

○ ICUを併設しないHCUにおける重症度、医療・看護必要度の該当患者割合は、ICUを併設するHCUよりも高かった。
○ ICUを併設しないHCUでは、ICUを併設するHCUよりも「点滴ライン同時3本以上の管理」、「人工呼吸の管理」の該当割合が高く、「動脈圧測定（動脈ライン）」の割合が低かった。

HCU用重症度、医療・看護必要度の項目別、該当患者割合（令和4年4～12月）
［ICUを併設しハイケアユニット入院医療管理料1を算定するHCU（255施設）における患者：n=385,686人・日
ICUを併設せずハイケアユニット入院医療管理料1を算定するHCU(382施設)の患者：n=376,588人・日］

出典：保険局医療課調べ（DPCデータ）
※令和4年4月1日以降に入院し、かつ令和4年4月1日～令和4年12月31日に転棟又は退院した症例を集計（コロナ感染症患者は除く。）

令和5年度第5回 入院・外来医療等の調査・評価分科会資料

　2016年度改定で、「心電図モニターの管理」、「輸液ポンプの管理」、「シリンジポンプの管理」の3点セットが各1点で、それ以外が2点と重み付けが行われA項目が4点となった際に、今まで手術室でAラインを抜いていたのが、ICUまで継続し基準を満たそうとする病院が出てきた（基準値は1割引き下げられた）。これをしなくてよいのがHCUであり、体外循環など特殊な治療法を実施しない病院であればHCUを選択した方がバランスに優れ、それを促進する報酬体系が期待される。看護師が不足する時代に皆が2対1を目指すことは望ましいとは言えない。

　2つ目が生理学的指標であるSOFAスコアについてハイケアユニットでもデータを集めるべきだ。ICUではSOFAスコアと看護必要度に一定の相関がみられるという議論があり、今後何らか基準に組み込まれる可能性もある。ただ、重症系ユニット全体の在り方を考えることが不可欠であり、4対1治療室の実態をより明らかにすることを優先すべきだ。仕組みさえ整備してしまえ

ば、データ収集の手間はそれほどかからないはずである。

　3つ目が救命救急入院料1・3との整合性をどう考えるかだ。同じ4対1の治療室で、HCU用の評価票を用いるにもかかわらず点数設定は異なっている（**資料4**）。ハイケアユニットは予定手術後の患者が多く入室しているので当然であるが、これについてもSOFAスコアで比較してみれば実態が明らかになる。

(資料 4)

救命救急入院料等の主な施設基準

		点数	医療機関数／病床数	主な施設基準	医師の配置	看護配置		必要度	その他
救命救急入院料	入院料1	～3日　10,223点 ～7日　9,250点 ～14日　7,897点	188 3,640床	・手術に必要な麻酔科医等との連絡体制	・専任の医師が常時勤務（治療室内）	4対1	HCU用	測定評価	救命救急センターを有していること
	入院料2	～3日　11,802点 ～7日　10,686点 ～14日　9,371点	22 167床	・救命救急入院料1の基準 ・特定集中治療室管理料1又は3の基準	・専任の医師が常時勤務（治療室内）	2対1	ICU用 （I・II）	I：8・7 II：7・6 割	
	入院料3	イ・ロ～3日　10,223点 イ～7日　9,250点 ロ～14日　7,897点 ロ～60日　8,318点	79 1,573床	・救命救急入院料1の基準 ・広範囲熱傷特定集中治療を行うにふさわしい設備・医師	・専任の医師が常時勤務（治療室内） ・広範囲熱傷特定集中治療を担当する常勤の医師（医療機関内）	4対1	HCU用	測定評価	※「イ」は救命救急入院料1、「ロ」は広範囲熱傷特定集中治療管理料を指す
	入院料4	イ・ロ～3日　11,802点 イ・ロ～7日　10,686点 イ・ロ～14日　9,371点 ロ～60日　8,318点	82 906床	・救命救急入院料2の基準 ・広範囲熱傷特定集中治療を行うにふさわしい設備	・専任の医師が常時勤務（治療室内） ・広範囲熱傷特定集中治療を担当する常勤の医師（医療機関内）	2対1	ICU用 （I・II）	I：8・7 II：7・6 割	
特定集中治療室管理料（ICU）	管理料1	～7日　14,211点 ～14日　12,633点	159 1,658床	・専任の専門性の高い常勤看護師が治療室内に週20時間以上 ・専任の臨床工学技士が常時院内に勤務 ・バイオクリーンルームであること	・専任の医師が常時勤務（うち2人がICU経験5年以上）（治療室内）	2対1	ICU用 （I・II）	I：8割 II：7割	※「イ」は特定集中治療管理料「ロ」は広範囲熱傷特定集中治療管理料を指す
	管理料2	イ・ロ～7日　14,211点 ロ～60日　12,833点	80 927床	・特定集中治療室管理料1の基準 ・広範囲熱傷特定集中治療を行うにふさわしい設備・医師	・専任の医師が常時勤務（うち2人がICU経験5年以上）（治療室内） ・広範囲熱傷特定集中治療を担当する常勤の医師（医療機関内）				
	管理料3	～7日　9,697点 ～14日　8,118点	329 2,317床	・バイオクリーンルームであること	・専任の医師が常時勤務（治療室内）			I：7割 II：6割	
	管理料4	イ～7日　9,697点 ロ～14日　8,118点 ロ～60日　8,318点	54 497床	・特定集中治療室管理料3の基準 ・広範囲熱傷特定集中治療を行うにふさわしい設備・医師	・専任の医師が常時勤務（治療室内） ・広範囲熱傷特定集中治療を担当する常勤の医師（医療機関内）				
ハイケアユニット入院医療管理料（HCU）	管理料1	6,855点	643 6,327床	・病床数30床以下	・専任の常勤医師が常時いる（医療機関内）	4対1	HCU用	8割	
	管理料2	4,224点	37 363床			5対1	HCU用	6割	

※医療機関数及び病床数は令和5年7月5日中医協総-3-1「主な施設基準等の届出状況等」より引用

令和 5 年度第 5 回 入院・外来医療等の調査・評価分科会資料

　将来 SOFA スコアで比較すると重症者が多い順番に以下のようになると予想する。

　救命救急入院料 2・4 ＞特定集中治療室管理料 1・2 ＞特定集中治療室管理料 3・4、救命救急入院料 1・3 ＞ハイケアユニット入院医療管理料 1 ＞ハイケアユニット入院医療管理料 2

　ハイケアユニット入院医療管理料にはそれ以外の治療室と比べて状態が安定している患者が多いはずだ。この違いを点数設定に反映することが望ましく、看護師配置や治療室の広さなどの構造的な面ばかりでなく、中長期的には患者の状態に応じた点数設定ができるのが理想的だと私は考える。

　最後に病院経営において HCU をどう考えるかについて私見を述べる。

　まず、ECMO などの特殊な治療法を提供しない病院については ICU にこだわるよりも HCU が現実的な選択肢になるだろう。無理に ICU にするよりも、

HCU の方が使い勝手がよく稼働率も上げられ、有効活用につながることが予想される。院内呼称で ICU と呼べばよいだろう。

　2つ目が4床などの小さい HCU はできるだけ考え直した方がいい。もちろん箱が欲しいという思いも理解できるのだが、人員配置などの効率性を考えると避けたい。急性期充実体制加算や地域医療支援病院の承認要件で集中治療室があることが求められているが（地域医療支援病院では院内呼称の集中治療室で特定入院料の届け出がない病院も多数存在する）、自院の機能とミスマッチであるならば、器にこだわるよりも一般病棟と再編統合するなども視野に入れることが望ましい。

　もちろん、構造上の制約はあり、自院にマッチした病棟構成を検討する必要がある。あるいは小さい HCU であっても常に 100％稼働を目指すかのいずれかではないだろうか。

　最後に高度急性期病院で ICU のみで HCU を有しない場合には、他の病棟との兼ね合いを考慮しつつ、設置を前向きに検討することが望ましい。心臓血管外科以外の予定手術後の患者などが対象となる一方で、術後だけだと週末がガラガラになってしまう。他のユニットとのバランスを考慮しつつ、救急患者を受け入れるなど使い方が問われる。

　集中治療は命に直結する領域であるから医療の質が大切であり、経済性は二の次ともいえる。ただ、多くの医療資源が投入されており、限られた医療費の適正利用という意味において効率化の議論は避けられない。質と経済性の高度な両立が当該治療室に求められた課題である。

　2024 年度診療報酬改定において、ハイケアユニット用の重症度、医療・看護必要度は、心電図モニターの管理及び輸液の管理が削除され、創傷処置及び呼吸ケアは看護必要度Ⅱで対象となる診療行為を実施した場合に評価し、創傷処置から褥瘡の処置を除外した。また、点滴ライン同時3本以上の管理を注射薬剤3種類以上の管理に変更し、基準①と基準②をつくり、実施的に厳格化されることとなった（**資料2**、p.178）。

2-7

高度急性期病院らしい
外来診療機能とは

（CBnews マネジメント連載第 196 回、2023 年 5 月 22 日）

　拙著「地域医療支援病院はテクニカルに陥らず逆紹介推進を」（『コロナから日常医療へ　戦略的病院経営の道標』ロギカ書房）では地域医療支援病院の業務報告データから承認を受ける病院の実態に迫った。それらの病院は紹介率・逆紹介率などの基準を充足しているわけだが、一般病床 100 床当たりの逆紹介患者数や初診患者数に明らかな違いがあり、一定のテクニックなどを用いて基準を満たしている可能性を示唆した。ハードルを越えるためにある程度のさじ加減はあってもいいのかもしれないし、時としてそれが必要になるときもあるだろう。ただ、急性期病院に求められているのは積極的な逆紹介であり、かかりつけ医との役割分担は重要である。今月から外来機能報告を踏まえ紹介受診重点医療機関について地域の協議の場での検討も開始される。そこで、本稿では改めて急性期病院に求められる外来診療機能について高度急性期病院の代表である特定機能病院のデータを用いて検証していく。

　なお、地域医療支援病院は 2023 年 2 月末現在で 673 病院が承認を受けている（医療施設動態調査）。一般病院数が 7,096 であるので、全体に対する比率は約 9.5％と限られた病院という印象を受ける。ただ、地域医療支援病院の 9 割以上が DPC に参加する急性期病院であり、DPC 参加病院全体に占める 200 床未満の割合は 4 割を超えている。地域医療支援病院は原則として 200 床以上であることからすると、200 床以上の DPC 参加病院のおよそ 8 割はすでに地域医療支援病院の指定を受けていることになる。だとすると地域医療支援病院の全てが高度急性期機能を有しているとは考えづらいことになる。もちろん一定の紹介・逆紹介の機能は果たしている急性期病院であることは事実だが、機能

（グラフ１）

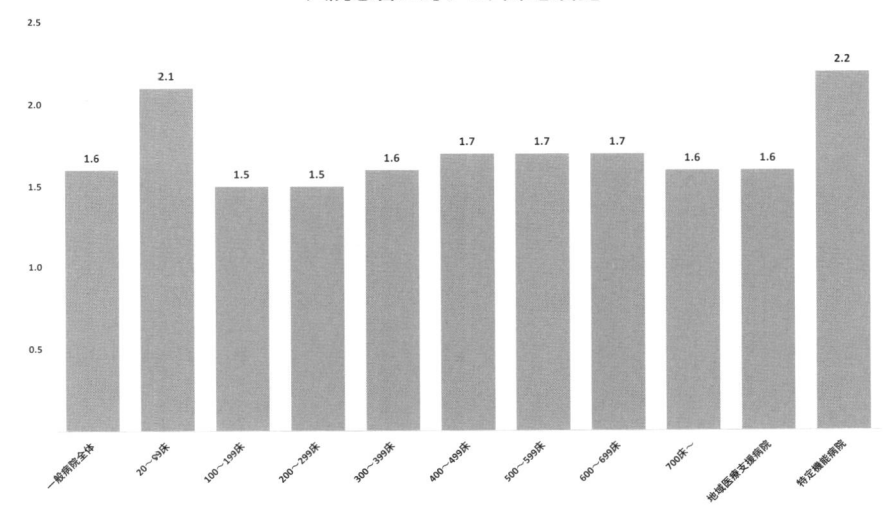

入院患者に対する外来患者比

（※）令和元年病院概況調査報告書を基に作成
　　　令和元年６月の状況

分化と連携という視点からは高度急性期病院はそれに徹することが期待される。本稿では特定機能病院の実態に迫っていく。

　グラフ１は入院患者に対する外来患者比を病床規模・機能別に見たものであり、最も高いのが特定機能病院で、次いで 100 床未満となる。2019 年 6 月のデータであるためコロナの影響は受けていない。
　さらに**グラフ２**は新来患者に対する再来患者比であり特定機能病院が突出している状況が確認できる。

（グラフ 2）

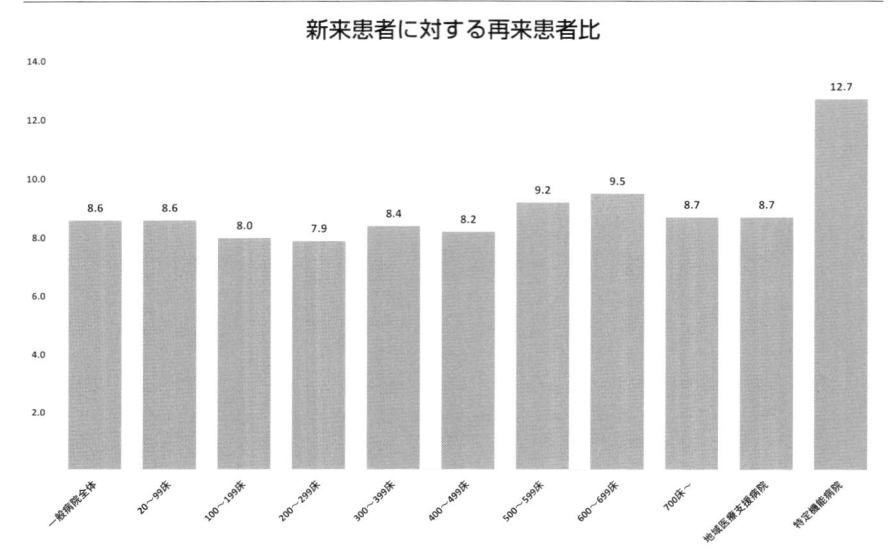

新来患者に対する再来患者比

（※）令和元年病院概況調査報告書を基に作成
　　令和元年 6 月の状況

　つまり、特定機能病院は入院患者に対して外来フォローが非常に手厚く、結果として再来患者が多いことを意味する。高度急性期に対応できる医療機関が整備されておらず逆紹介先が見つからないという面もあるし、一方で大学病院が中心となる特定機能病院であり医師が多く比較的コストパフォーマンスに優れる労働力があるから外来で稼ごうという発想なのかもしれない。患者としても、「大学病院にかかっているのだから安心」と思っているのかもしれない。

　ただ、個別病院の実態に迫ると事情は異なるようだ。**グラフ 3**は特定機能病院の紹介率・逆紹介率を見たものであり、左から逆紹介率が高い順に表示している。逆紹介率について 100％を超える施設もあれば、最も低いところでは約 50％となっている。

（グラフ３）

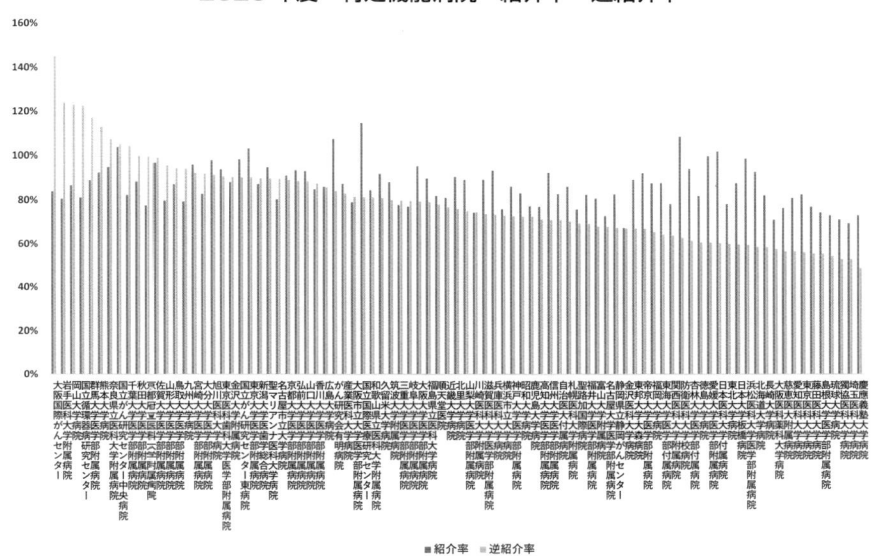

2020年度　特定機能病院　紹介率・逆紹介率

■紹介率　■逆紹介率

（※）令和３年度特定機能病院業務報告を基に作成

　さらにこれを拡大表示しトップ30だけにしたものが**グラフ４**である。

（グラフ 4）

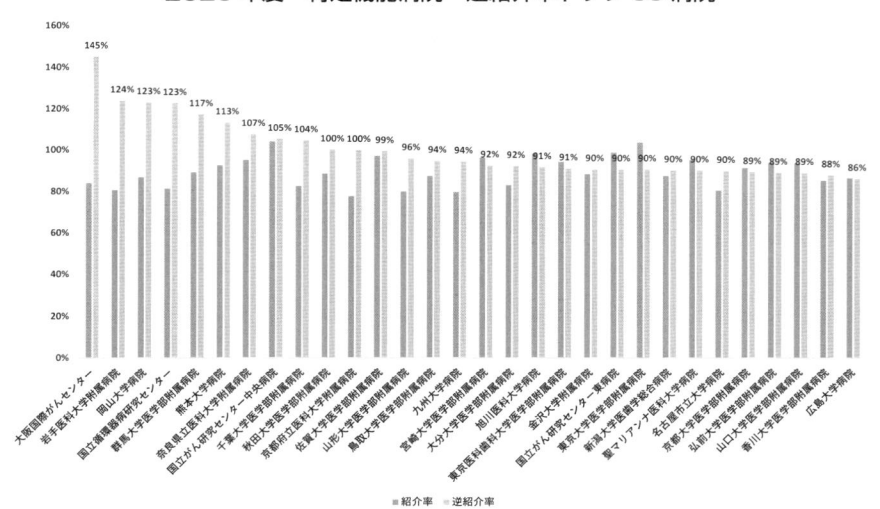

2020 年度　特定機能病院　逆紹介率トップ 30 病院

（※）令和 3 年度特定機能病院業務報告を基に作成

　なお、特定機能病院については地域医療支援病院のように一般病床 100 床当たりの紹介・逆紹介・初診患者数に大きな開きはなく（一部、業務報告に誤りがあると予想される施設も存在する）、外来分離や初診フラグを立てないなどのテクニックは使われていないと予想される（**グラフ 5**、地域医療支援病院の一般病床 100 床当たり初診患者数は最大と最小で約 22 倍の差がある（2020 年度）。

（グラフ5）

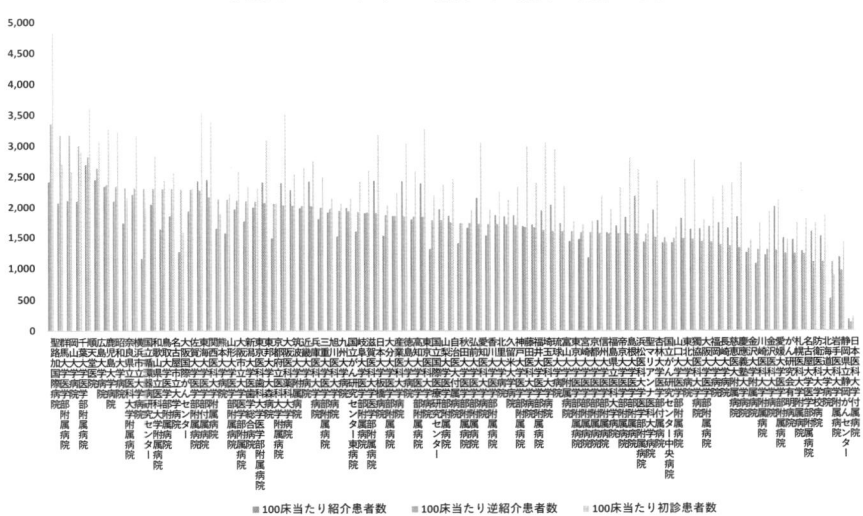

2020年度　特定機能病院
──一般病床100床当たり紹介・逆紹介・初診患者数

■100床当たり紹介患者数　　■100床当たり逆紹介患者数　　■100床当たり初診患者数

（※）令和3年度特定機能病院業務報告を基に作成

　それは地域医療支援病院とは承認要件が異なることが関係している。なお、病床規模によるが、特定機能病院では1日当たりに相当な外来患者を診ている病院もあるようだ（**グラフ6、7**）。

（グラフ 6）

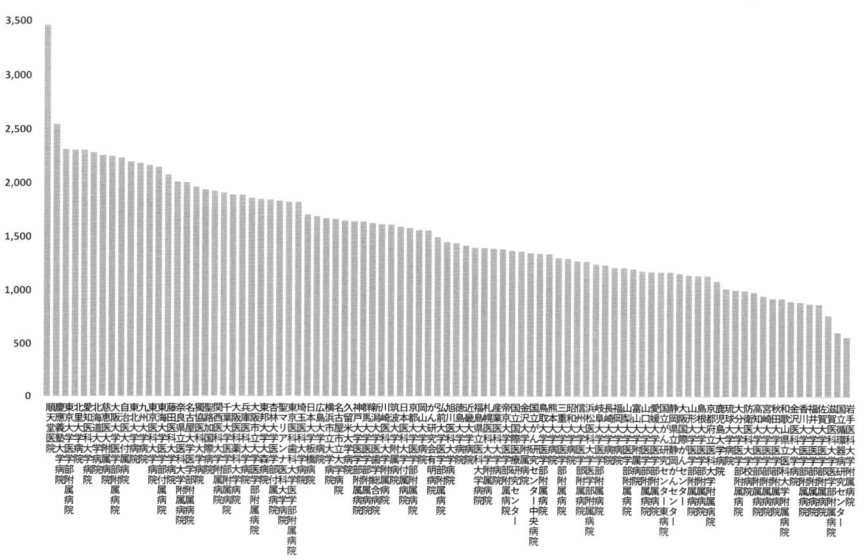

2020 年度　特定機能病院　1 日平均外来患者数（歯科等を除く）

（※）令和 3 年度特定機能病院業務報告を基に作成

（グラフ 7）

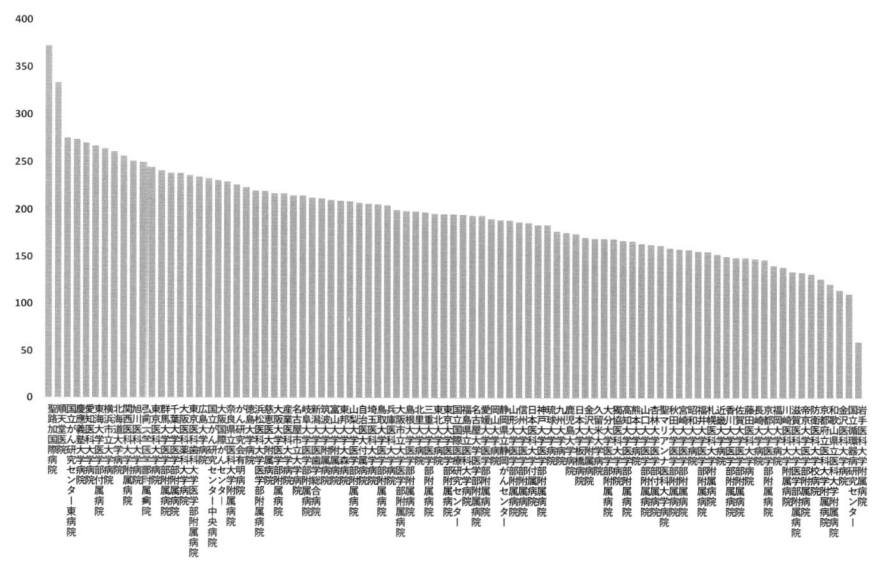

2020 年度　一般病床 100 床当たり 1 日平均外来患者数（歯科等を除く）

（※）令和 3 年度特定機能病院業務報告を基に作成

　では、この紹介率・逆紹介率の違いは何を意味するのだろうか。田舎で近隣に逆紹介先がないとは必ずしも言えず、さらに患者構成だけでなく、病院方針が関係しているのだろう。中には院内処方で逆紹介を積極的に推進せず、購買力を生かした薬価差益で稼ごうという病院もあるのかもしれない。

　もちろんそれも認められた範囲の行動であり、否定できるものではなく、病院の戦略である。ただ、医療政策の方向性には反するわけで、さらに外来は当直の次に負担が重い業務であり、働き方改革にも逆行する。外来があるから、手術が遅れ、さらに医師が病棟に行って指示を出すのが遅れれば、スタッフの時間外は増加してしまうだろう。外来医療に熱心に取り組むことについて、人によっては充実感があるかもしれないが、スタッフ皆が疲弊するようなことは避けたい。

　さらに逆紹介をしなければ、次の紹介は来ないし、外来患者が多ければ待ち時間の温床にもなる。待ち時間は外来における最大のクレームにつながり、患

（グラフ 8）

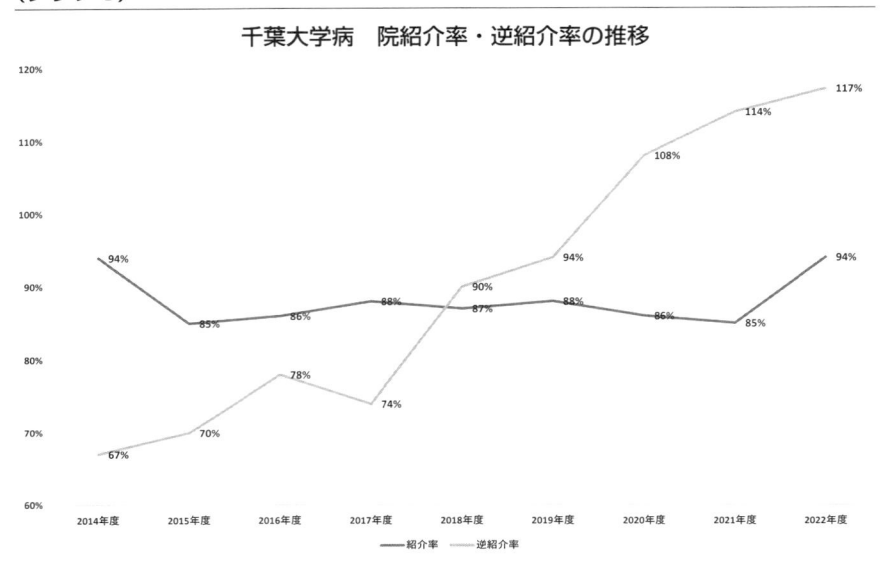

者の不満が募れば、スタッフも疲弊する。私は「余裕があれば優しくなれる」と感じており、外来を極力減らして、次の紹介患者の円滑な受け入れに備えることが大切だと考えている。

　グラフ 8 は千葉大学病院の紹介率・逆紹介率の推移である。

　私が着任した 2015 年 4 月から逆紹介率 100％を目標に掲げて取り組んできた結果だ。初診患者が 100 人来たら、地域に 100 人戻せば 100％になるわけだから、高すぎる目標設定ではない。**グラフ 2** にあったように、このような病院でも（より逆紹介率が高い岡山大学病院も含め）、圧倒的に再来患者が多い。そして千葉大学病院、岡山大学病院はいずれも外来診療単価が約 30,000 円だが、再来患者の 25％弱は 1,500 円以下、40％強が 5,000 円以下である。確かに外来診療単価は上昇し続けているが、これは化学療法による高額な医薬品費の影響である（**グラフ 9**））。

（グラフ9）

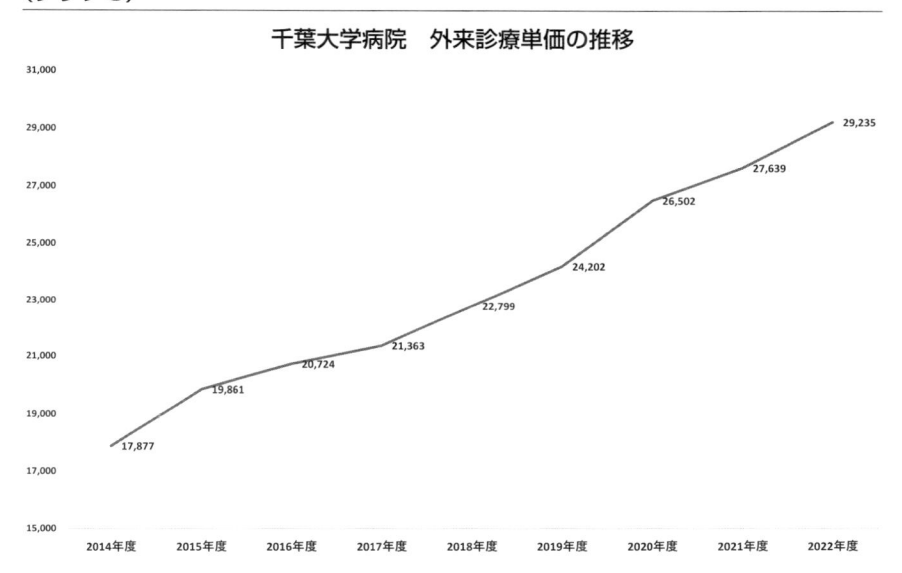

千葉大学病院　外来診療単価の推移

　患者1人1日当たりの診療収入である外来診療単価が仮に30,000円だとすれば、コロナで戻らない入院患者数を補填するために外来で稼ごうという発想を持つ病院経営者もいるだろう。ただ、それは中長期的に自らの首を絞めないだろうか。治療が終了したら地域に患者を戻すことが、次の受け入れにつながる。苦しくてもあるべき姿を追求するのが経営者の役割だと私は考えている。機能分化と連携を支柱に据えた病院経営を推進していくことが望ましい。もちろん地域特性や病院機能によっての違いはあるだろうが、高度急性期らしさとは何かを優先すべきだろう。

　最後に特定機能病院のような高度急性期病院では専門医が外来を担当することが多い。専門医は自らの専門領域では大いに力を発揮するが、全人的に診ることには必ずしも長けていないかもしれない。治療が終了したら積極的に逆紹介をすることによって、顔の見える関係はかかりつけ医に任せることが患者にとっても病院にとっても安心で安全だ。だからこそ、困ったときには紹介が来るわけで、その患者を気持ちよく受け入れ、それを支えるのが高度急性期病院の役割だと私は考える。

2-8

手術件数増加に向けて
1 部屋 4 人の看護師配置を

（CBnews マネジメント連載第 216 回、2024 年 3 月 25 日）

　急性期病院が機能を向上させるために、手術患者の獲得は極めて重要であることは言うまでもない。一般病棟用の「重症度、医療・看護必要度」の変更、急性期充実体制加算、総合入院体制加算、あるいは DPC 特定病院群など、いずれも侵襲性の高い手術等の実施が重要な鍵を握り、今後の医療政策においても方向性が変わることはないだろう。

　医療技術の発達により高齢者に対する手術も増加しており、今後もこの傾向は継続することが予想される。一方で、麻酔科医の配置については **3-6** で取り上げるように、苦戦する病院が多く、外科医はいるけれど、麻酔科医不足で手術室の稼働率が上がらないという嘆きは頻繁に耳にする。

　だとすれば、医師以外の多職種のマンパワーを手術室に投入することを検討すべきであり、時代はその方向にシフトして来ている。実際に手術室に投入されている医師以外の職種の内訳を見たものが**グラフ 1** であり、病院機能にもよるが全体の 90 ％は看護師となっている。一方で、2019 年 2 月に日本手術看護学会が実施した第 6 回日本手術看護学会会員実態調査（n=787）によると、施設または設置主体独自の看護要員算定基準について、75.6 ％の施設から人員配置についての基準がないという結果であった。

（グラフ1）

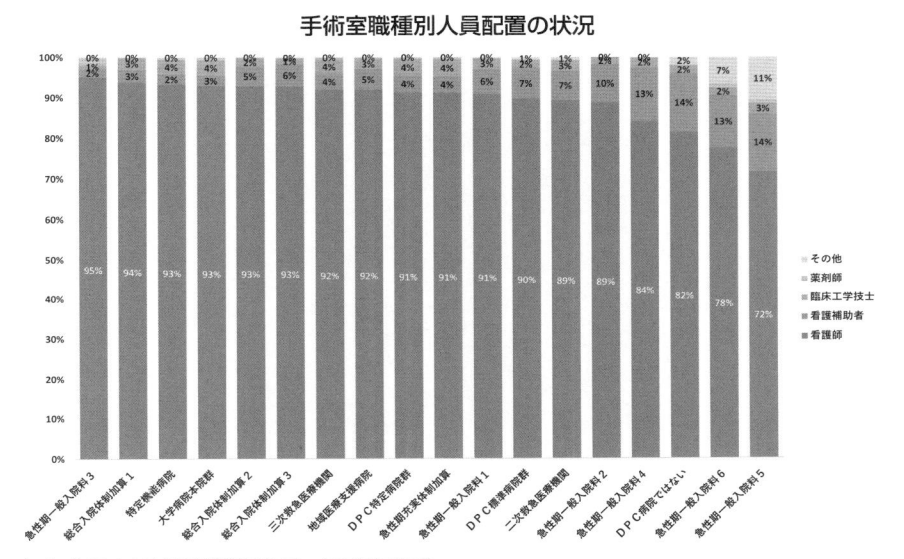

手術室職種別人員配置の状況

（※）令和4年度病床機能報告データを基に作成

　現行の診療報酬において、病棟では7対1などの患者数に対する看護師配置基準による入院料の支払いが行われており、72時間ルールなどの存在もあり、多くの急性期病院の看護管理者は病棟配置を優先せざるを得ない現実がある。入院料以外でも、チーム医療などで専従、専任の配置が求められ、目先の報酬があるそれらの加算などが優先されることもある意味やむを得ない。なお、看護師の配置については、病棟が70％、外来12％、手術室5％、その他13％であり、部署のくくり方によるが手術室は軽視されていると捉えることもできる（**グラフ2**）。病棟等の配置基準を下回れば、病院全体の大幅な減収につながるわけであり、看護師不足の病院にとっては手術室配置の優先度が低くなることも理解できる。ただ、急性期病院の評価として手術が極めて重要であり、実際に入院診療単価が高い病院は手術料で稼いでいるという現実があり、パフォーマンス向上のために手術室への配置は最も重視すべきともいえる。

（グラフ2）

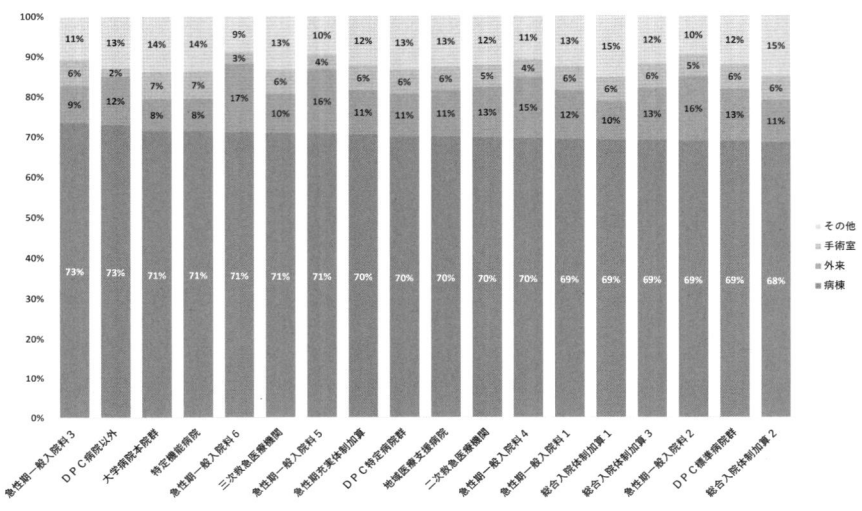

（※）令和4年度病床機能報告データを基に作成

　なお、日本手術看護学会は2013年に「手術室における手術看護要員の算定基準」を示し、手術室看護師の適正配置数は1部屋4人であるという。私はこの基準を知らなかったが、拙著『戦略的病院経営マネジメント　医療の質と経済性の両立を目指す』（2014年6月、清文社）にて、手術室の稼働率が高い病院は1部屋4名の看護師配置をしていることに言及している。これは私が関係する病院のデータと経験から導き出した法則である。日本手術看護学会は、医療の質や安全を考慮しての提案であり、私は手術室の実際の稼働率と視点は異なるが、同一の結論に至っている。

　ところが2022年度病床機能報告データを用いた手術室1部屋当たりの看護師数は特定機能病院であっても3.9であり、理想と現実には乖離があることを意味している（**グラフ3**）。なお、病床機能報告データには手術室数の記載はないが、**3-6**のデータから手術室数について一般病床100床当たり2部屋と仮定し試算をしたものである。

（グラフ3）

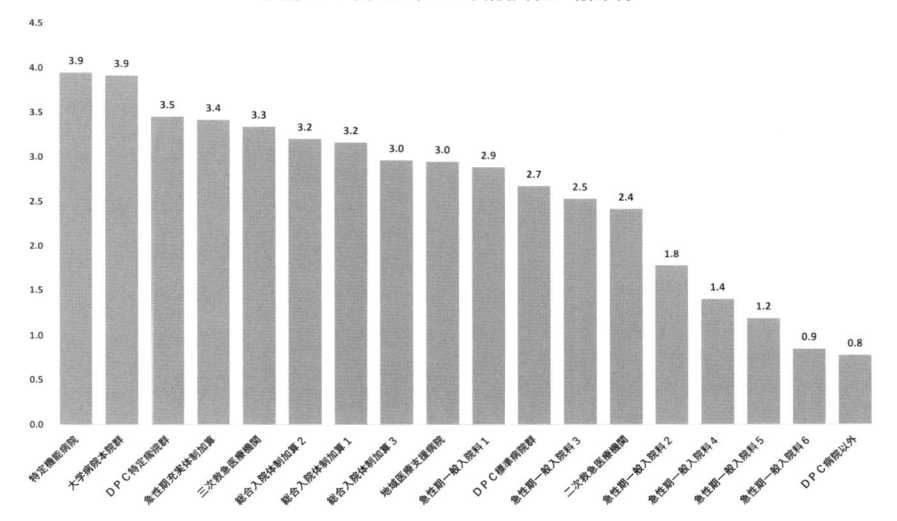

手術室1部屋当たり看護師数（推計）

（※）令和4年度病床機能報告データを基に作成

　さらに2023年の日本手術看護学会の最新の研究でも手術室1部屋当たり4名の配置が医療者側において安全性を感じられ、インシデントレポートの減少につなげることができるという（手術室看護師の人員配置と手術医療の安全性の関連、原健太朗他、日本医療マネジメント学会雑誌　Vol.24, No2,2023）。

　本研究は、総合入院体制加算の施設基準で求められる全身麻酔800件以上の247施設を対象とした多施設共同横断研究であり、手術室における安全性の認識と手術室1部屋当たりの看護師数には有意な相関がみられることを報告している。さらに、年間インシデントレポート数と手術室1部屋当たりの看護師数にも相関がみられ、手術室1部屋当たりの看護師数が多いほど、インシデントレポートは減少傾向にあることを明らかにしている。

　このような結果に対して「4人の妥当性」が議論になることもあるだろうが、私は急性期で闘うならば必要な人数だと考えている。手術室看護師の手が空いた時に病棟のヘルプを行うことはできるが、病棟から手術室への臨時の配置は難しいことが多い。手術室の経験がある看護師の層が厚くなることは人材

（資料）

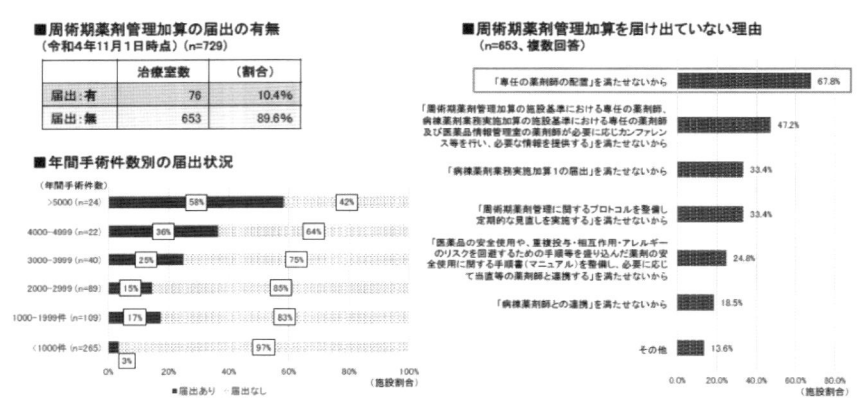

出典：令和4年度入院・外来医療等における実態調査（施設票（A票）、薬剤部責任者票）

（※）中医協資料より

育成の観点からも望ましい。ただし、看護師でなく多職種で支えるべきであり、看護補助者、臨床工学技士、薬剤師などそれぞれの専門性を生かすことが期待される。さらに、外部委託の範囲も病院によって異なり、そのような視点も重要になるだろう。なお、薬剤師の配置はそもそも多くないし、2022年度診療報酬改定において評価された周術期薬剤管理加算の算定率は決して高い状況にはない。こちらも病棟業務の報酬の方が大きくなるので、手術室にまで手が回らないということなのだろう。ただ、せっかく評価された加算なのだから適切な運用を心掛けたいものだ（**資料**）。

　コロナ後、入院患者が戻らない病院は多く、そのような病院にとって、無理に病棟を開ける必要性は乏しいと考えている。そのマンパワーを手術室に投じることによって急性期らしい経営にシフトできる病院もあるだろう。

　グラフ4から、人口10万人当たり手術室看護師数が多い地域は、全身麻酔件数も多く、やはり当該部門への看護師配置は医療の質と経済性を両立させるために重要であることを示唆している。手術室を重要視する選択が、急性期病

（グラフ4）

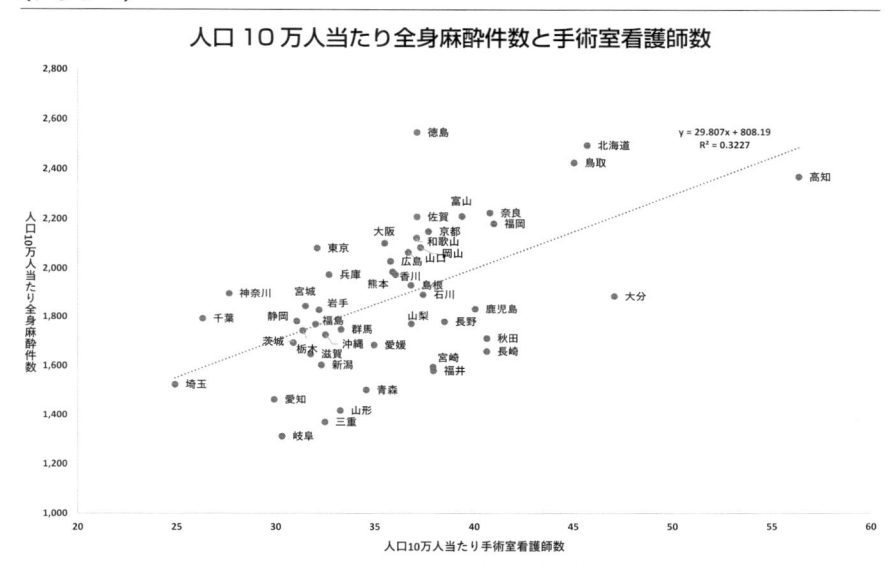

人口10万人当たり全身麻酔件数と手術室看護師数

（※）「令和3年度DPC導入の影響評価に係る調査「退院患者調査」の結果報告について」及び令和
4年度病床機能報告データを基に作成

院としての機能をさらに輝かせることにつながる。

2-9

ICU にこだわるべきか？
どうする救命救急

（CBnews マネジメント連載第 217 回、2024 年 4 月 8 日）

　2-1「働き方改革で ICU が維持できなくなる」では、働き方改革を踏まえ、今後、「常時配置」の要件などがある ICU については減少する可能性が高く、HCU への変更や重症系ユニット再編の必要性、さらに「常時配置できない場合の点数設定」と「Tele-ICU の整備や診療報酬の評価」に言及した。

　さらに、『医療白書 2023 年度版』（日本医療企画）で私は、「働き方改革に関連する診療報酬の論点」として集中治療機能を取り上げ、「宿日直許可を得ている ICU について、『当面の間は』常時配置の要件を満たしており、特定入院料を算定して問題ないとされているが、今後何らか差がつく方向で議論が進む可能性」があること、さらに「ICU でも消化器等の悪性腫瘍手術後の患者を観察目的のために入室させれば比較的状態は落ち着いていることも多い。そのような ICU と宿日直許可を受けていない状態不安定な患者を診ている治療室の点数に差がつくことは自然な流れだろう。私見だがここに SOFA スコアを用いてはどうだろうか」と提案をした。

　2024 年度診療報酬改定はほぼこれに近くなり、今後、急性期病院にとって集中治療機能をどう考えるかは非常に重要な論点となる。

　資料 1 は 2024 年度診療報酬改定後の特定集中治療室管理料の施設基準と点数だ。新設の特定集中治療室管理料 5 と 6 には、SOFA スコアの基準がない。医師配置要件は宿日直許可ではない医師を治療室に常時配置するのではなく、常時院内にいればよい、ことになったので緩い設定といえる。一方で、その医師のマンパワーを補うために、専門性の高い看護師の配置と、上位施設と連携した遠隔 ICU モニタリングによる新たな評価が行われることとなった。

（資料１）

令和６年度診療報酬改定　Ⅰ-２　各職種がそれぞれの高い専門性を十分に発揮するための勤務環境の改善、タスク・シェアリング／タスク・シフティング、チーム医療の推進-②　等

（参考）特定集中治療室管理料の施設基準概要

	ICU1	ICU2	ICU3	ICU4	ICU5	ICU6
	7日以内　14,406点 8日以上　12,828点	7日以内　14,406点 8日以上　12,828点 ※広範囲熱傷特定集中治療管理料は8～60日まで11,628点	7日以内　9,890点 8日以上　8,307点	7日以内　9,890点 8日以上　8,307点 ※広範囲熱傷特定集中治療管理料は8～60日まで8,507点	7日以内　8,890点 8日以上　7,307点	7日以内　8,890点 8日以上　7,307点 ※広範囲熱傷特定集中治療管理料は8～60日まで7,507点
医師の配置	・専任の医師が常時治療室内に勤務（特定集中治療の経験を5年以上有する医師を2名以上含む） ・当該専任の医師は、宿日直を行う医師ではない	・専任の医師が常時治療室内に勤務 ・当該専任の医師は、宿日直を行う医師ではない		・専任の医師（宿日直許可を受けた上で宿日直を行っている専任の医師を含む）が常時保険医療機関内に勤務		
		広範囲熱傷特定集中治療を担当する常勤循環医師が保険医療機関内勤務	–	広範囲熱傷特定集中治療を担当する常勤医師が保険医療機関内勤務	–	広範囲熱傷特定集中治療を担当する常勤医師が保険医療機関内勤務
看護師の配置	常時2：1					
	・集中治療を必要とする患者の看護の経験5年以上、かつ、適切な研修を修了した専任の常勤看護師を治療室内に週20時間以上配置		–		・集中治療を必要とする患者の看護の経験5年以上、かつ、適切な研修を修了した専任の常勤看護師を治療室内に週20時間以上配置	
臨床工学技士の配置	専任の臨床工学技士が常時院内勤務					
治療室の面積	1床あたり20㎡ ※新生児用は1床あたり9㎡	1床あたり20㎡	1床あたり15㎡ ※新生児用は1床あたり9㎡	1床あたり15㎡	1床あたり15㎡ ※新生児用は1床あたり9㎡	1床あたり15㎡
必要な装置・器具等	・救急蘇生装置（気管内挿管セット、人工呼吸装置等）、除細動器、ペースメーカー、心電計、ポータブルX線撮影装置、呼吸循環監視装置 （新生児用の治療室の場合：経皮的酸素分圧監視装置又は経皮的動脈血酸素飽和度測定装置、酸素濃度測定装置、光線治療器） ・自家発電装置を有している病院であって、当該病院において電解質定量検査・血液ガス分析を含む必要な検査が常時実施できること ・手術室と同程度の空気清浄度を有する個室又は陰圧個室を設置することが望ましい					
重症度、医療・看護必要度	ICU用必要度Ⅱの基準を満たす患者：8割以上		ICU用必要度Ⅱの基準を満たす患者：7割以上		ICU用必要度Ⅱの基準を満たす患者：7割以上	
重症患者の受入	入室日のSOFAスコア5以上の患者：1割以上		入室日のSOFAスコア3以上の患者：1割以上		–	

（※）厚生労働省の資料を基に作成

　医師配置が緩くなったので、ハイケアユニットから ICU に変更する病院が出てくる可能性もあるからか、施設基準「1床当たり15㎡」が改めて明記された。ハイケアユニットは4対1の看護師配置（管理料1の場合）で、ICU は2対1だから、そもそもマンパワーの投入度合いは異なるが、稼働率が低いハイケアユニットには実質2対1並みの配置であることも少なくなく、やはり常時医師配置の施設基準の縛りが大きい。

　資料2は2024年度診療報酬改定後のハイケアユニット用の「重症度、医療・看護必要度」だ。基準（1）と基準（2）に分かれ、大きな変更が加えられた。基準（2）は厳しい印象はないが、基準（1）が現状の運用だと満たせないという施設は多い。ICU と HCU の大きな違いは、「動脈圧の測定」が ICU で行われているのに対して、HCU ではなくても基準を満たせる点が大きく異なってきたわけだ。

　ところが、HCU 用の基準（1）に「動脈圧の測定」が入っておらず、術後患者を中心に入室させる HCU では運用を見直さなければならなくなるかもしれ

（資料２）

令和6年度診療報酬改定　Ⅱ-4　患者の状態及び必要と考えられる医療機能に応じた入院医療の評価-⑥

ハイケアユニット用の重症度、医療・看護必要度の見直し

> ハイケアユニット用の重症度、医療・看護必要度の項目及び該当基準について見直す。

現行

A　モニタリング及び処置等	0点	1点
1　創傷処置（①創傷の処置（褥瘡の処置を除く）、②褥瘡の処置）	なし	あり
2　蘇生術の施行	なし	あり
3　呼吸ケア（喀痰吸引のみの場合及び人工呼吸器の装着の場合を除く）	なし	あり
4　点滴ライン同時3本以上の管理	なし	あり
5　心電図モニターの装着	なし	あり
6　輸液ポンプの管理	なし	あり
7　動脈圧測定（動脈ライン）	なし	あり
8　シリンジポンプの管理	なし	あり
9　中心静脈圧測定（中心静脈ライン）	なし	あり
10　人工呼吸器の装着	なし	あり
11　輸血や血液製剤の管理	なし	あり
12　肺動脈圧測定（スワンガンツカテーテル）	なし	あり
13　特殊な治療法等（CHDF、IABP、PCPS、補助人工心臓、ICP測定、ECMO、IMPELLA）	なし	あり

改定後

- ・「心電図モニターの管理」及び「輸液ポンプの管理」の項目を削除
- ・「創傷の処置」及び「呼吸ケア」は、必要度Ⅱで対象となる診療行為を実施した場合に評価し、「創傷処置」から褥瘡の処置を除外
- ・「点滴ライン同時3本以上の管理」を「注射薬剤3種類以上の管理」に変更

A　モニタリング及び処置等	0点	1点
1　創傷の処置（褥瘡の処置を除く）	なし	あり
2　蘇生術の施行	なし	あり
3　呼吸ケア（喀痰吸引のみの場合及び人工呼吸器の装着の場合を除く）	なし	あり
4　注射薬剤3種類以上の管理（最大7日間）	なし	あり
5　動脈圧測定（動脈ライン）	なし	あり
6　シリンジポンプの管理	なし	あり
7　中心静脈圧測定（中心静脈ライン）	なし	あり
8　人工呼吸器の装着	なし	あり
9　輸血や血液製剤の管理	なし	あり
10　肺動脈圧測定（スワンガンツカテーテル）	なし	あり
11　特殊な治療法等（CHDF、IABP、PCPS、補助人工心臓、ICP測定、ECMO、IMPELLA）	なし	あり

> 該当患者割合の基準について見直すとともに、レセプト電算処理システム用コードを用いた評価を導入する。

基準	A得点3点以上かつB4得点以上

基準に該当する患者割合の基準	
ハイケアユニット入院医療管理料1	8割
ハイケアユニット入院医療管理料2	6割

基準①	2、7、8、9、10又は11のうち1項目以上に該当
基準②	1～11のうち1項目以上に該当

	基準に該当する患者割合の基準（※）
ハイケアユニット入院医療管理料1	1割5分以上が基準①に該当かつ8割以上が基準②に該当
ハイケアユニット入院医療管理料2	1割5分以上が基準①に該当かつ6割5分以上が基準②に該当

※　重症度、医療・看護必要度ⅠとⅡで共通

（※）厚生労働省の資料を基に作成

　ない。手術室でAラインを抜かずに、HCUまで留置してくるという運用では基準をクリアできなくなる。ハイケアユニット入院医療管理料については、全体の95％が管理料1で、バランスが悪い。基準（2）で差を付けることにより、管理料2に誘導することが自然かと考えたが、より高いハードルが課された印象だ。

　この改定から、特定集中治療室管理料5と6にICUとしての未来はないことが明示されたと感じる。ICUは宿日直許可がない状態で不安定な患者が入室する治療室であるから、宿日直許可のない医師が常時配置され、SOFAスコアが求められる（いずれSOFAスコアの基準も上がっていくだろう）。

　次回以降の改定の議論で、特定集中治療室管理料1-4と5・6では、SOFAスコアから見た際に入室している患者像が大きく異なるというデータが提示されることは想像に難くない。だからこそ、マンパワーの投入量が違うわけで、特定集中治療室管理料5・6のICUとハイケアユニットとの整合性が

問われるだろう。

　特定集中治療室管理料5・6の多くはハイケアユニットへ誘導され、それが患者構成からしてもマッチする病院が多いだろう。ICU にこだわる必要性は必ずしもない。固執すれば稼働率が上がらず、有効活用が図れなくなる。

　そして HCU については、ICU と一般病棟の中間的な治療室ではなく、ICU に準じる（ICU に近しい）集中治療室であることが明らかにされた。一般病棟用の「重症度、医療・看護必要度」では C 項目が手厚く評価されており、定時手術後の患者はできるだけ一般病棟で管理するようにというメッセージなのだろう。もちろん、「中心静脈圧の測定」や NPPV などの「人工呼吸器の装着」を増やすなどの対応を取る病院も出てくるかもしれない。

　これらの集中治療室については、急性期充実体制加算や地域医療支援病院の在り方にも影響を及ぼすもので、高度急性期を志向する病院にとって極めて重要な論点である。

　では、これから重症系ユニットをどう位置付け、運用していくべきだろうか。

　私は今回の改定があっても、基本的な考え方は大きく変わらないと考えている。つまり、患者像に見合った病棟構成とし、重症患者は集約し、医療の質と経済性を両立させることだ。高度急性期病院にとっては極めて重要な治療室であり、有効活用すべきだと考える。さらに、複数のユニットを有する場合には、構造的な面もあるが、できるだけ大きな単位に集約化することが望ましい。

　今回の改定では ICU よりも救命救急入院料の見直しの影響が大きいと感じている。救命救急入院料1・3の在り方については、一気に届け出が減少する可能性が高い（拙著「救急加算と救命入院料、10倍の報酬差をどう考えるか」『検証コロナ禍の病院経営』ロギカ書房）。

　救命救急入院料1・3については、4対1の看護師配置で、ハイケアユニット用の「重症度、医療・看護必要度」で評価は行うものの、基準は設けられていない。しかしながら、宿日直許可がない医師を常時配置するとなると、それを満たすことが容易ではない病院が多いようだ。

　特にユニットを複数有する場合には困難極まり、苦渋の決断を迫られるかも

しれない。救命救急センターの「旨味」でもあった、救命救急入院料 1・3 の届け出ができなくなると、ハイケアユニットに下げることも一案になる。その場合には点数差が非常に大きいことに加え、「重症度、医療・看護必要度」の基準も設けられ、今回の改定で HCU が厳格化されたことから運用も従来とは異なるものとする必要が出てくるだろう。

　救命救急入院料 1・3 の厳格化はどこかのタイミングでは考えるべき論点だったと私は考えるが、今回、一気に加速した印象で、これにより地域の救急医療に支障を来さないことを願うばかりだ。ただ、高齢者救急が増加し、重症が多くないという現実からすれば、現状の重症系ユニットは、そもそも多過ぎるわけで、適正化が求められるという価値判断が根底にはあるのかもしれない。

　高度急性期病院では重症系ユニットを有効活用する一方、一般病棟をできるだけスリム化し、早期の退院・転院を促進することが望ましいと私は考えている。ただ、そのバランスは病院によって異なるだろう。

第3章

変わる重症度、医療・看護必要度にどう対応するか

3-1

患者の年齢構成は
病院機能と直結する

（CBnews マネジメント連載第 197 回、2023 年 6 月 5 日）

　拙著「Ⅱ群を目指してよい病院」（『成功する病院経営　戦略とマネジメント』ロギカ書房）では、DPC 特定病院群（当時のⅡ群）らしさについて取り上げ、予定入院が多く、比較的若い世代から選ばれる病院、あるいはそのような診療機能であり、結果として入院期間Ⅱ以内の退院患者割合が高い傾向があることについて 2016 年の 15 病院のサンプルデータで明らかにした。診療密度が高い病院がDPC 特定病院群なのだから、濃厚な治療をする患者獲得が鍵を握り、若い世代にそのような患者が多くなる。高齢者救急は、特に入院後半は治療を要しないが、さまざまな事情で退院できないことが多く診療密度が低くなる。

　ただ、2016 年と今では DPC 特定病院群が大幅に増加しており、傾向を改めて確認することが望ましいと考えた。さらに、15 病院のサンプルデータではなく、オールジャパンの実態把握が必要である。本稿では、「令和 3 年度 DPC 導入の影響評価に係る調査「退院患者調査」の結果報告について」と 2022 年度の機能評価係数Ⅱ、各病院が web サイトで公表する 2021 年度DPC の病院指標、2021 年度病床機能報告データを用いて医療機関群ごとの診療機能の実態について検証する。なお、2021 年度の病院指標については、1,764 の DPC 参加病院のうちアクセス不能・開示無し・再編統合が 20 件あったが、全体の99％を占め、ほぼオールジャパンであり、実態を表していると考える。

　グラフ 1 は医療機関群ごとに退院患者の年齢構成を 10 歳階級で表示したものであり、大学病院本院群および DPC 特定病院群で若い世代の患者割合が高くなっている。

（グラフ1）

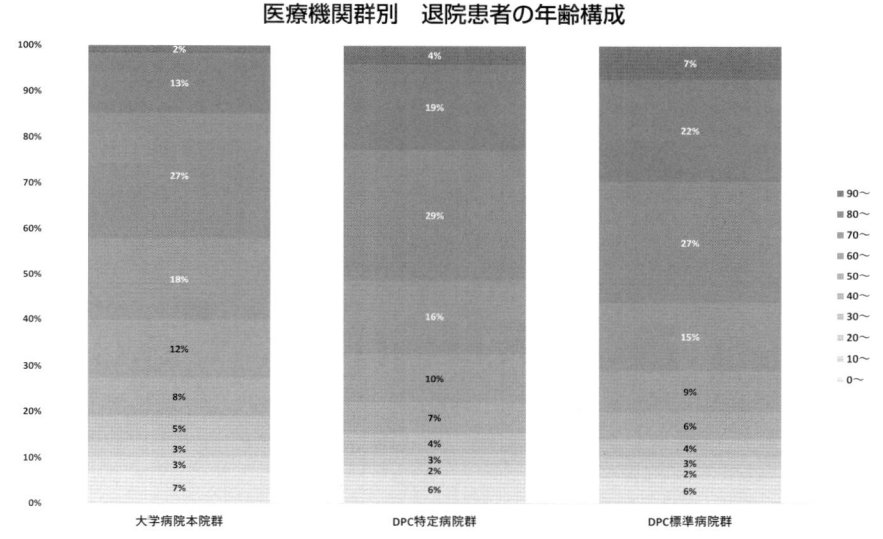

医療機関群別　退院患者の年齢構成

（※）令和3年度病院指標を基に作成

　一方、DPC 標準病院群では 80 歳以上がおよそ 3 割で、90 歳以上も一定の
比率となっている。このことは予定緊急割合と関係しており、大学病院本院群
は約 80％が予定入院であるのに対して、DPC 標準病院群では救急患者、特に
ウオークインの比率が高い（**グラフ2**）。

（グラフ2）

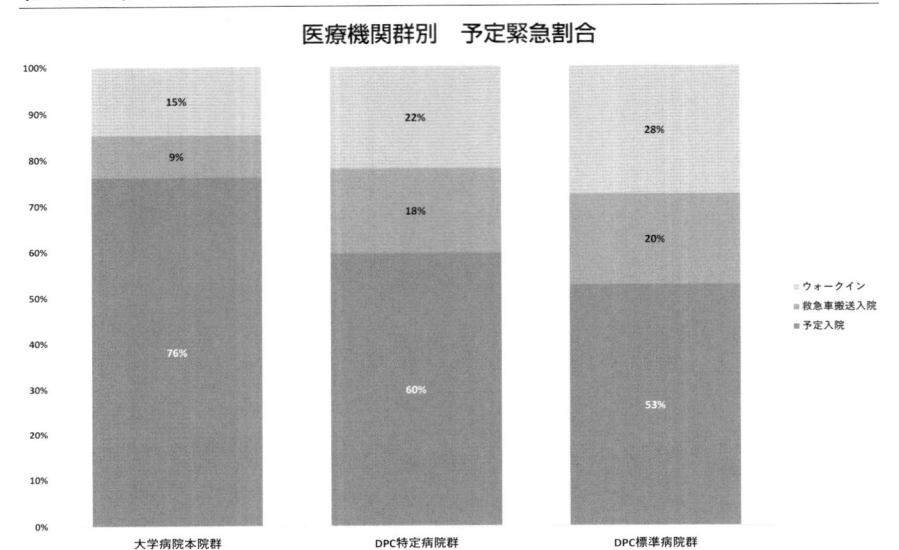

（※）「令和3年度DPC導入の影響評価に係る調査「退院患者調査」の結果報告について」を基に作成

　これは地域一般的な医療を提供していることが関係しており、今後増加する高齢者二次救急等の主たる担い手はDPC標準病院群などが中心となるのだろう。

　このような患者構成の違いが機能評価係数Ⅱの1項目であり、在院日数が評価された効率性係数に影響を及ぼしており、DPC特定病院群の数値が高くなっている（**グラフ3**）。つまり、主張したことはオールジャパンデータで検証しても正しかったということになる。

（グラフ3）

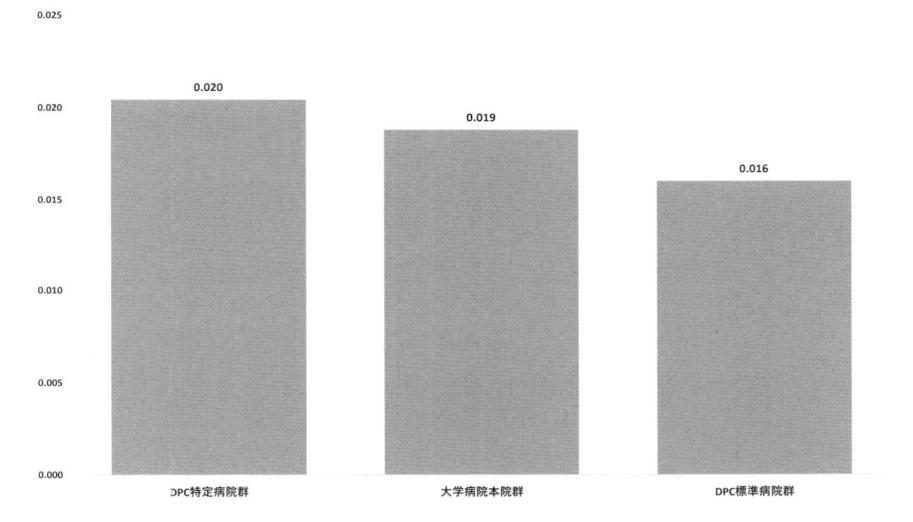

医療機関群別　効率性係数

ただ、DPC 標準病院群には多様な病院が存在することも事実であり、そもそも大学病院本院群と DPC 特定病院群とは病床規模が異なっている。**グラフ4** は、医療機関群ごとの DPC 算定病床平均と病床規模を見たものであり、DPC 特定病院群では 500 床以上が全体の 6 割を超えるのに対して、DPC 標準病院群では 4% にとどまる。

（グラフ4）

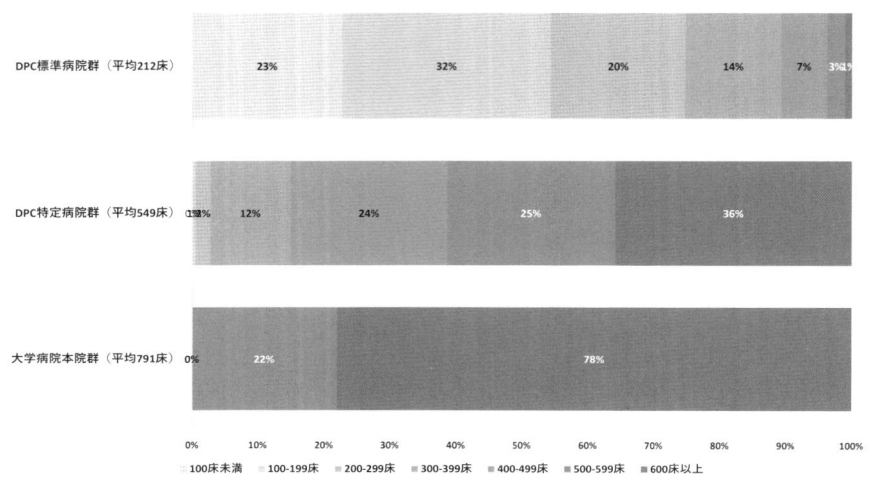

（※）「令和3年度DPC導入の影響評価に係る調査「退院患者調査」の結果報告について」を基に作成

　一方でDPC標準病院群では200床未満が45%であるし、そもそも平均病床数が全く異なる。規模と機能には一定の相関がみられるが、まさにその結果が反映されているのだろう（拙著「医療のグランドデザインで規模と機能をどう考えるか」『コロナから日常医療へ　戦略的病院経営の道標』ロギカ書房）。

　実際にDPC標準病院群では地域包括ケア病棟などを有するケアミックス病床が一定の比率を占め、他の医療機関群とは状況が異なっている（**グラフ5**）。

　なお、全てのDPC参加病院で退院患者の年齢構成を病床規模別で集計すると**グラフ6**になり、規模と年齢には一定の関係がある。さらに、病床規模別で予定緊急割合を見ると、やはり大病院は予定入院が多いことになる（**グラフ7**）。

（グラフ5）

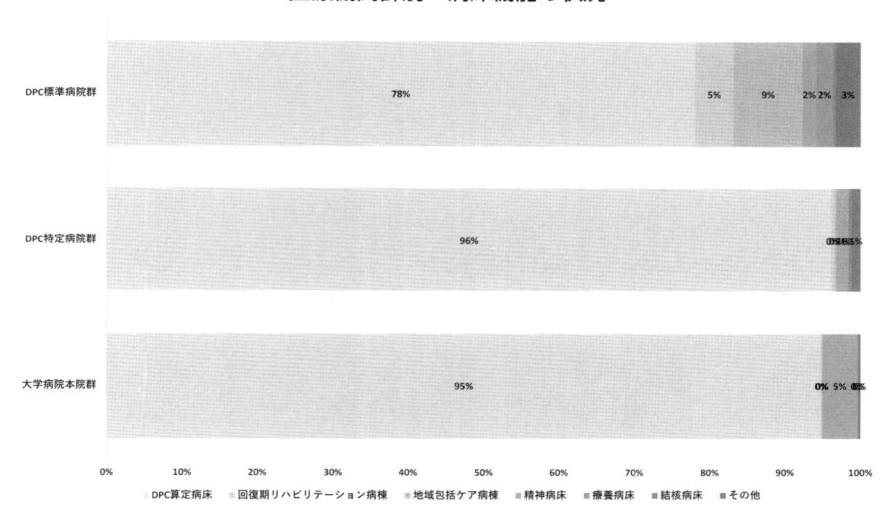

医療機関群別 病床機能の状況

（※）「令和3年度DPC導入の影響評価に係る調査「退院患者調査」の結果報告について」を基に作成

（グラフ6）

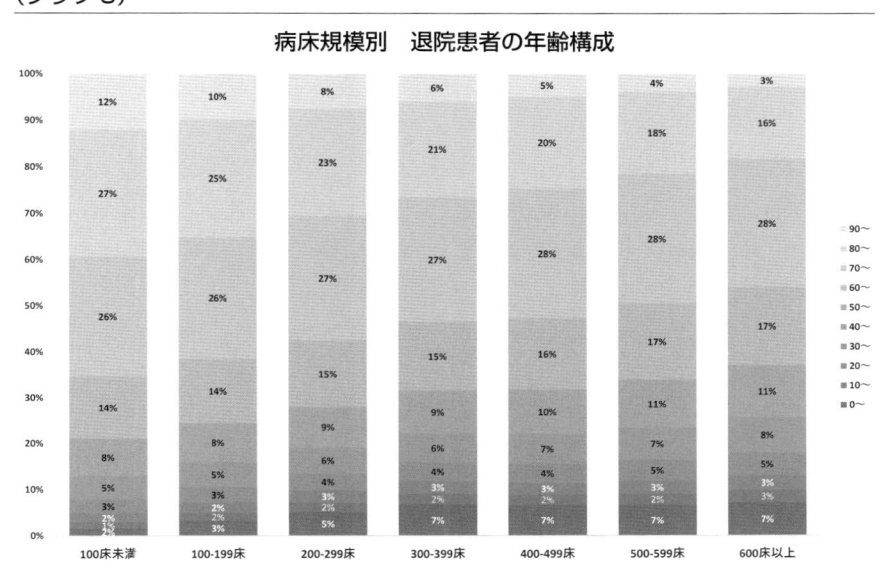

病床規模別 退院患者の年齢構成

（※）「令和3年度DPC導入の影響評価に係る調査「退院患者調査」の結果報告について」を基に作成

(グラフ7)

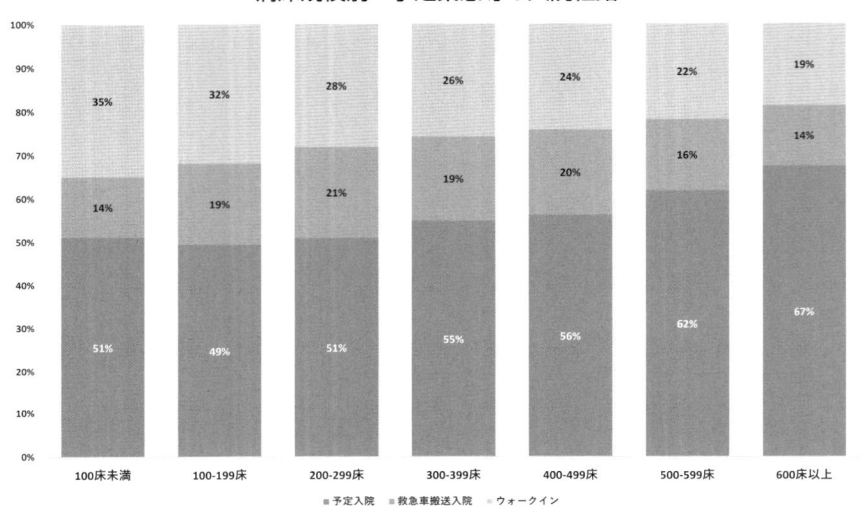

（※）「令和3年度DPC導入の影響評価に係る調査「退院患者調査」の結果報告について」を基に作成

　このような患者構成は診療実績にも影響を及ぼすわけであり、100床当たりの診療実績を見ると大学病院本院群とDPC特定病院群は紹介、手術、全身麻酔、化学療法において優れた結果となる（**グラフ8**）。

（グラフ8）

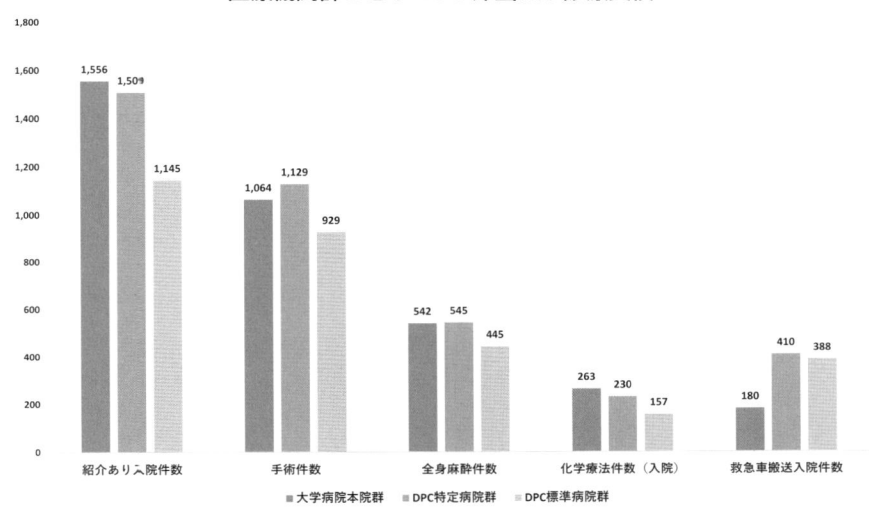

医療機関群ごとの 100 床当たり診療実績

（※）「令和 3 年度 DPC 導入の影響評価に係る調査「退院患者調査」の結果報告について」を基に作成。
　　地域包括ケア病棟を有する病院は除外して分析

　ただし、救急車搬送入院については大学病院本院群で少なく、三次救急など
に特化し、予定入院比率が高いことが関係している。救急を頑張れば頑張るほ
ど診療密度が下落し、DPC 特定病院群が遠ざかることを意味する面もある。
ただし、適切なタイミングで退院、転院あるいは急性期以外の病棟に転棟させ
ることができれば、むしろ救急は急性期病院の強力な武器となるケースもあ
る。さらに1床1月当たりの退院患者数を見ると DPC 特定病院群が最も優れ
ており、高回転の病床運営が実現できた結果なのだろう（**グラフ9**）。

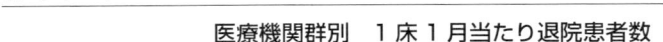

（グラフ9）

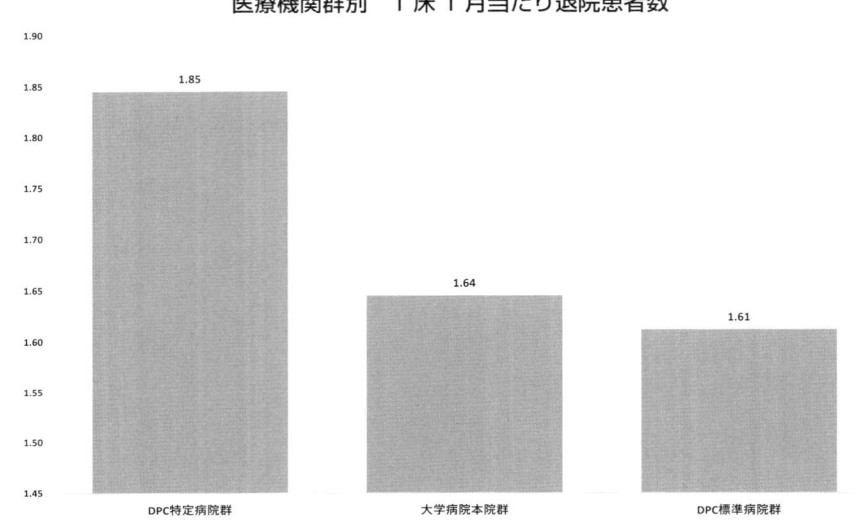

医療機関群別　1床1月当たり退院患者数

（※）「令和3年度DPC導入の影響評価に係る調査「退院患者調査」の結果報告について」を基に作成。
　　地域包括ケア病棟を有する病院は除外して分析

　救急と手術にバランスよく取り組み、その患者を早く帰すことが急性期病院に求められた診療機能であり、その結果がDPC特定病院群ということになる。大学病院本院群は、それほど1床1月当たりの退院患者数は多くなく、これは分母に当たる病床数が多過ぎることを意味するのかもしれない。なお、DPC標準病院群ではケアミックス病院も多く、院内転棟患者が当該データの退院患者数などから除外されるため、本分析は地域包括ケア病棟を有しない病院だけに限定したものであることには言及しておく。

　このようなデータを示すと大学病院本院群やDPC特定病院群は、理想の高度急性期病院であり、基礎係数でも高く評価されることから財務的にも優れるように感じられるかもしれない。**グラフ10**は100床当たりの常勤換算職員数を職種別に見たものである。

（グラフ 10）

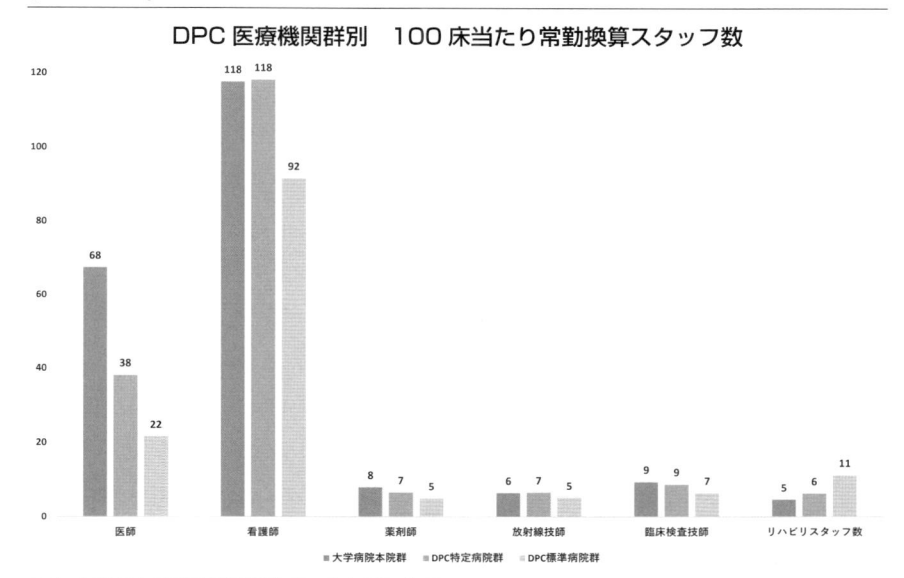

DPC 医療機関群別　100 床当たり常勤換算スタッフ数

（※）令和 3 年度病床機能報告データを基に作成

　大学病院本院群や DPC 特定病院群では医師・看護師・薬剤師などの配置が濃厚であるのに対して、DPC 標準病院群はリハビリスタッフが充実している。集中治療室の有無や化学療法件数などさまざまな要素が絡み人員配置は決まるわけだが、全国の傾向はこのスライドに表れているはずだ。つまり、診療密度が高い医療には多大なマンパワーが必要であり、必ずしも効率的とは言えない可能性もあり、それが基礎係数で補填されているともいえる。

　では、全ての病院が高診療密度を目指すべきかというとそうではない。対象となる患者がいないのに大量にスタッフを配置する意味はないし、それをやれば大赤字になる。そもそも高度急性期らしい患者がいないところに大量のスタッフが集まることはないだろう。

　患者の年齢構成は病院機能と強く影響する。自院にはどんな患者が来院しているのか、そしてこれから中長期にどうなっていくのかを熟慮の上、現実を重視し、自らの戦略を策定し、実行していくことが求められる。

3-2

診療報酬は
地域医療構想に寄り添う関係なのか

（CBnews マネジメント連載第 201 回、2023 年 8 月 7 日）

2014 年度の医療法改正で地域医療構想と病床機能報告制度が創設された。そこでは 2025 年の医療需要と病床の必要量を高度急性期・急性期・回復期・慢性期の機能区分ごとに推計するとともに、各医療機関の現在の状況と今後の方向性について病床機能報告により見える化し、各構想区域に設定された地域医療構想調整会議において、病床の機能分化と連携に向けた協議を行うこととした。なお、病床機能報告が病棟ごとの機能を報告するものであるので、病棟別に 7 対 1 や 10 対 1 の配置が求められるのではないかという噂もあったが現状でも病院全体での基準となっている。それは厚生労働省によると診療報酬は地域医療構想に寄り添うものであり、診療報酬で地域医療構想を誘導するものではないことから当然かもしれない。

ただ、時の経過とともにパラダイムシフトが起きていると私は感じており、もはや地域医療構想と診療報酬は別物であるという前提は成り立たなくなってきているのではないだろうか。

私がそう考える 5 つの理由を以下で言及する。

まず 1 つ目として、**資料 1** が 2018 年度診療報酬改定で示された入院医療の評価体系と主な機能である。真ん中の「急性期医療〜長期療養」という部分について確かに実態を表すのかもしれないが、これは地域医療構想と診療報酬の一体化というイメージを避けるためにあえて行った表現だと私は捉えていた。

（資料1）

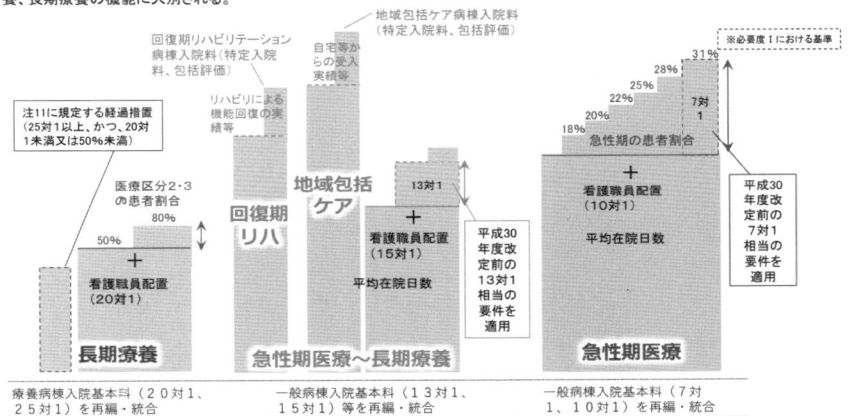

ところが、2022年度診療報酬改定ではその部分が「回復期医療」と明記されており、熟慮の結果としての表現なのだろう（**資料2**）。

（資料２）

令和４年度診療報酬改定　Ⅰ－３　医療機能や患者の状態に応じた入院医療の評価

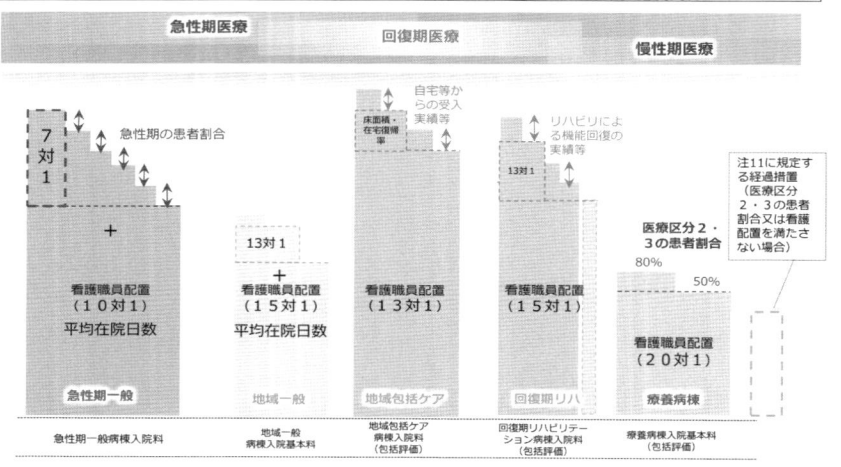

　2021年度の病床機能報告を見ると地域包括ケア病棟について急性期機能での届け出が約２割あり、もちろん当該病棟の使い方によるところはあるわけだが、今後の在り方についての議論につながっていく可能性もある。一方で、地域包括ケア病棟を７対１看護師配置の急性期一般入院料１に戻す場合に、病床機能は「回復期」のまま施設基準の変更を行うケースもあるが、この妥当性も地域医療構想と診療報酬の関係に影響されることになるだろう。

　２つ目は2024年からはじまる第４次医療費適正化計画において入院医療費については地域医療構想に基づく病床機能の分化と連携の推進で実現すると記載されていることが注目される（**資料３**）。地域医療構想ではかねてより急性期機能が過剰で回復期機能が不足するとの指摘があり、現在も状況は変わらない（**資料４**）。

（資料３）

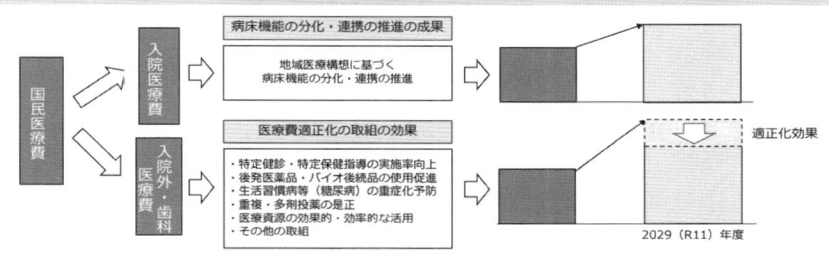

（※）第165回社会保障審議会医療保険部会資料

（資料4）

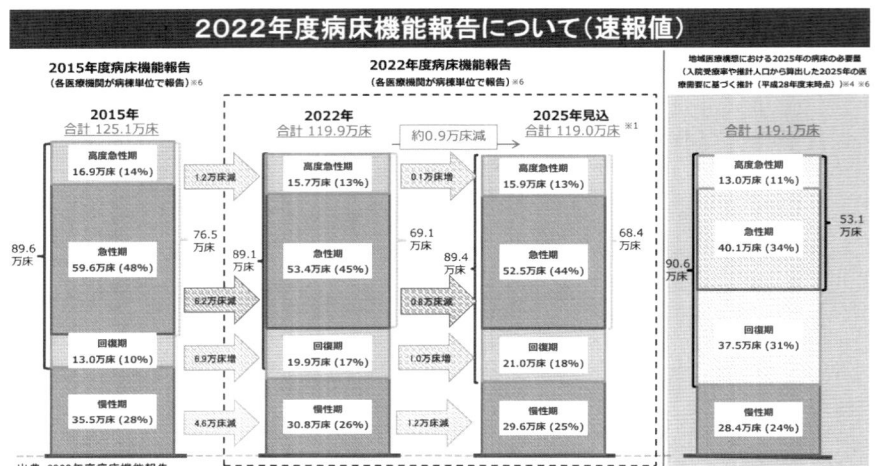

（※）中央社会保険医療協議会総会（第548回）資料

　実際に看護師配置7対1の入院料は2015年以降減少傾向にあったが、近年は横ばいである。地域医療構想と診療報酬が連動しない状況にあれば、医療費適正化計画の実現は不可能ということになり、そもそも絵に描いた餅にしかならない計画になってしまう（**資料5**）。

（資料５）

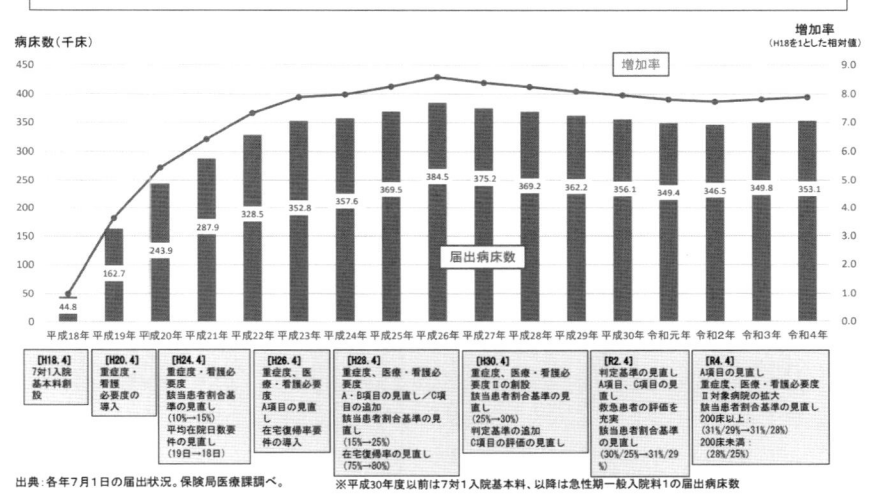

（※）中央社会保険医療協議会総会（第 548 回）資料

　３つ目が 2020 年度診療報酬改定において、総合入院体制加算の施設基準で産科・産婦人科、小児科について地域医療構想調整会議の承認を得れば標榜しないことが許容され両者が接近したことだ。

　４つ目が 2023 年度第４回入院・外来医療等の調査・評価分科会において、都道府県別の急性期一般入院料１と急性期充実体制加算・総合入院体制加算の届け出状況が示された（**資料６**）。地域による医療提供体制の違いが可視化され、今後、地域医療調整会議における議論に展開される可能性が濃厚である。

（資料6）

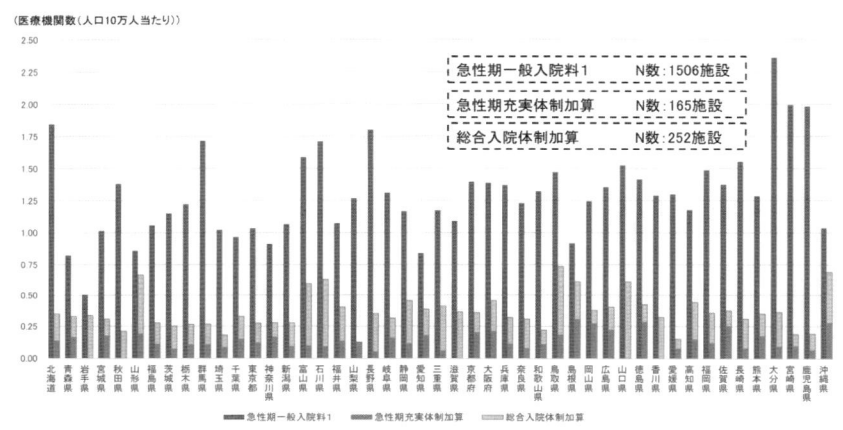

都道府県別の急性期一般入院料1等の届出状況（人口10万人当たり）について

○ 令和4年9月時点における、人口10万人当たりの急性期一般入院料1・急性期充実体制加算・総合入院体制加算の届出施設数について、都道府県ごとにばらつきが見られる。

急性期一般入院料1　　　　N数：1506施設

急性期充実体制加算　　　　N数：165施設

総合入院体制加算　　　　　N数：252施設

出典：令和4年9月DPCデータ、令和3年人口動態統計（確定数）

（※）令和5年度第4回 入院・外来医療等の調査・評価分科会資料

　最後が外来機能報告と紹介受診重点医療機関が完全にリンクしていることである。外来機能報告の結果に基づいて紹介受診重点医療機関を都道府県が指定するわけで、それにより診療報酬を得られる仕組みとなっており、もはや両者が別物とは言えない状況である。

　ただ、診療報酬は全国一律の仕組みであり、地域ごとの事情に配慮することは難しい面もあり、その関係性をどう捉えるかは我が国医療のグランドデザインに大きな影響を及ぼす。例えば、ICU などの重症系ユニットを有している場合には、地域包括ケア病棟は1病棟までとされるなど制限が加わるが、地域医療構想調整会議の承認を受けた場合には複数の届け出を可能とするなどの施設基準の弾力的運用を地域に委ねるという選択肢もあるだろう。ただし、それを拡大していくと今まで疑義解釈も含めて相当の縛りと強制力があった診療報酬の在り方そのものにも影響を及ぼす可能性がある。両者の関係性を整理するに当たっては、縦割りではない、横串を刺した本格的な議論が求められること

になる。

　なお、急性期病床を減らし、回復期機能に転換させたいのだとすれば、「急性期患者の割合」がポイントとなり、現状でいう重症度、医療・看護必要度が鍵を握ることになる。自主的に回復期機能に転換することを期待したところで、今後も議論は進まないし、強制力の発動も難しいと予想する。だとすれば、毎回マイナーチェンジされる「急性期患者の割合」をどう考えるかが地域医療構想にも影響を及ぼすことだろう。

　ただ、急性期医療の本質は制度設計によらず普遍的である。全身麻酔のような侵襲性の高い手術を多数実施し、救急車への対応もバランスよく行い、それらの患者を早く帰すことが求められている。この取り組みがどれだけできるかを自らが適切に判断し、実態に応じた病棟構成にすることが経済性の向上のためにも重要だと考える。

3-3

地ケアは
高齢者救急の担い手たり得るか

（CBnews マネジメント連載第 198 回、2023 年 6 月 19 日）

　1-5 で 2021 年度の全国あるいは都道府県別の診療実績を示し、退院患者は減少しており、特に救急医療入院以外の予定外入院が顕著に減少していることを明らかにした。

　一方で、より重症度が高いと予想される救急車搬送入院や救急医療入院はそれほど減少していなかった。ただ、全国の救急医療管理加算の算定状況を見ると増加傾向にあり、特に 75 歳以上が 60％を占めるという実態がある（**グラフ1**）。

（グラフ1）

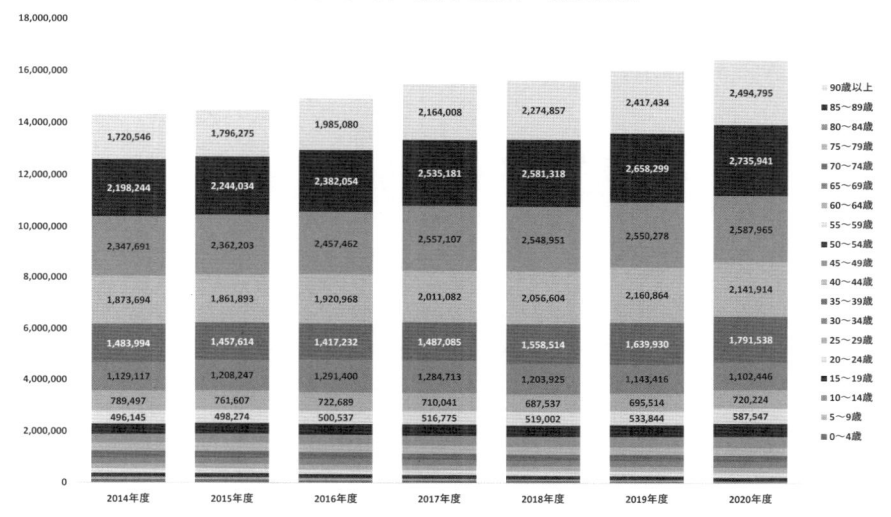

（※）NDBオープンデータを基に作成

　今後増加すると予想される高齢者救急について、増加する疾患を見ると誤嚥性肺炎は73%が、心不全では64%が80歳以上である（**グラフ2**）。

（グラフ2）

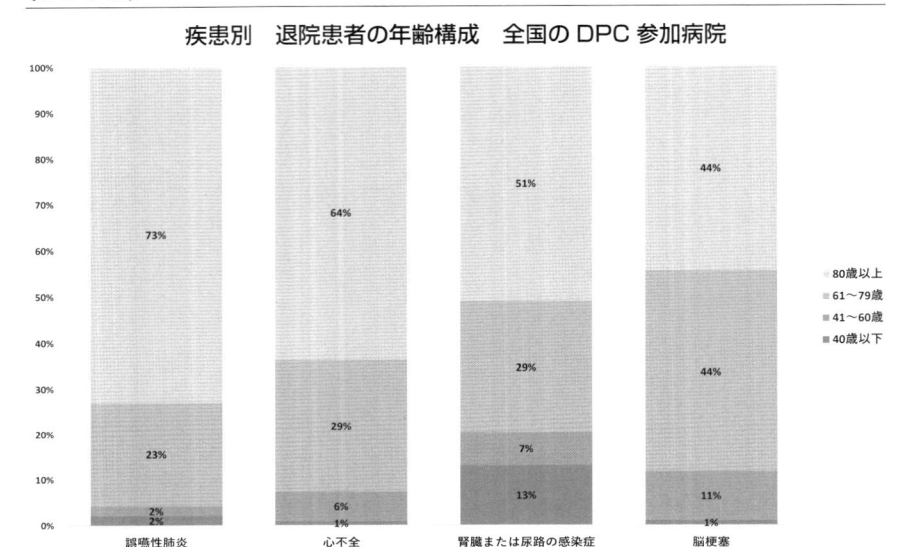

疾患別　退院患者の年齢構成　全国のDPC参加病院

（※）「令和3年度DPC導入の影響評価に係る調査「退院患者調査」の結果報告について」を基に作成

　高齢者救急は、それほど診療密度が高くなく、現在の「重症度、医療・看護必要度」でも評価されない傾向がある。一方で、認知症・せん妄といったB項目を中心に介護需要は著しく高く、在院日数も明らかに長期化する。

　本稿では、高齢者救急の担い手としてどの病棟を中心に据えるのが望ましいか、データを基に私見を交えて論じる。

　グラフ3は、幾つかの特定入院料について年代別の算定率を見たものであり、地域包括ケア病棟では75歳以上で約8割、80歳以上が約3分の2を占める状況にある。

（グラフ3）

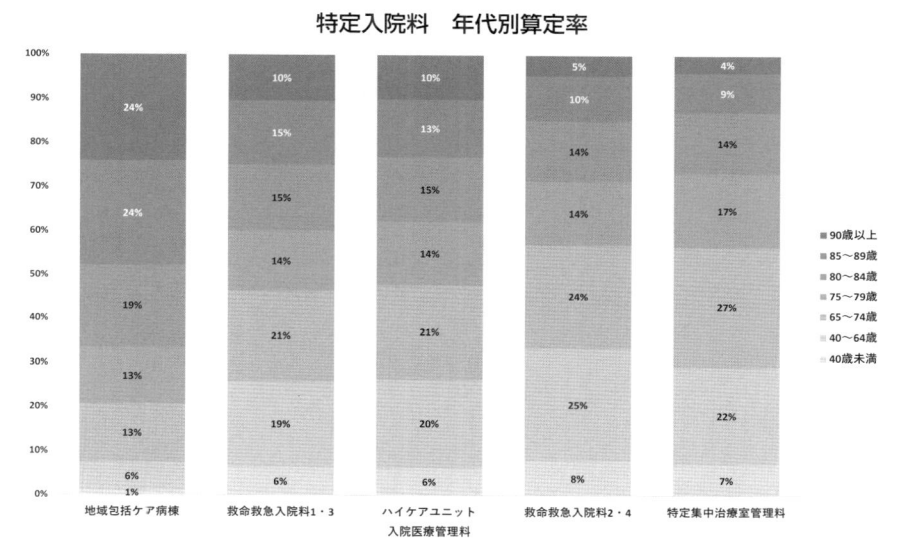

（※）第7回NDBオープンデータを基に作成

　だとすると高齢者救急の担い手は地域包括ケア病棟なのかという議論にもつながるかもしれないが、13対1の看護師配置を基本とする当該病棟で救急を診られるかというと厳しい。高度化・複雑化している今日の医療で、しかも一度7対1を経験した病院からすれば、救急患者は急性期病棟で、と考えるのが普通のことだろう。実際に地域包括ケア病棟では、救急患者の受け入れ比率は低く、ましてや重篤な緊急入院である救急医療入院についてその実績は乏しい（**グラフ4**）。

（グラフ4）

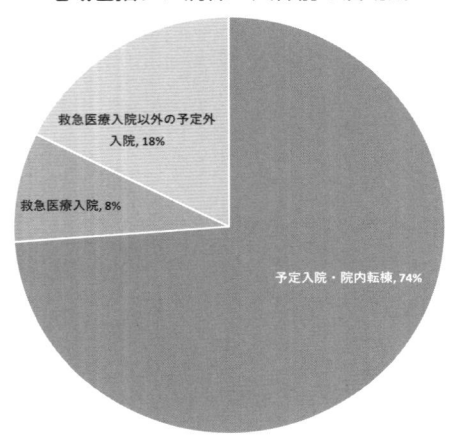

（※）令和3年度病床機能報告データを基に作成

　一方で重症系ユニットである救命救急入院料1・3でも75歳以上が半数を占めており、80歳以上もちょうど40％である。高齢者だから救命の必要がないとは言えず、救命救急センターの4対1の手厚い人員配置が必要な場面もあるだろう。救命救急センターの設置状況には地域差があり、当初人口100万人に1カ所という想定は大きく変わりつつある（**グラフ5**）。

（グラフ5）

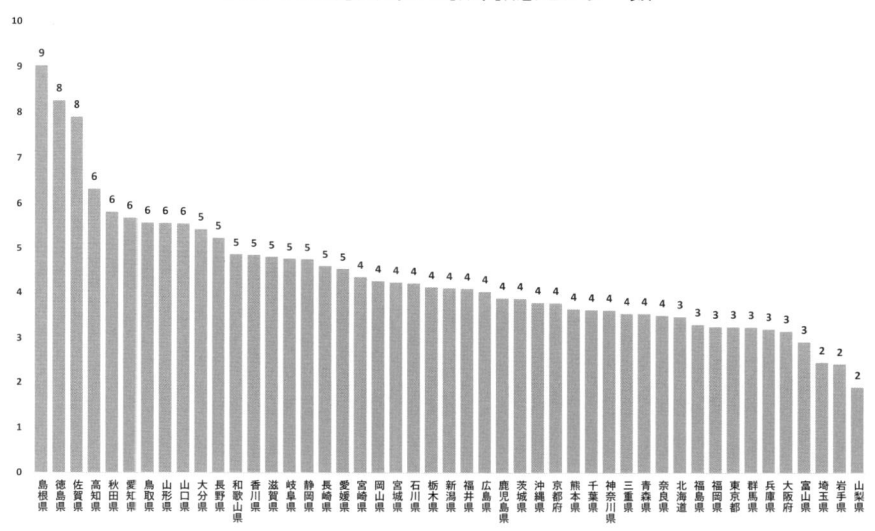

人口100万人当たり救命救急センター数

（※）令和3年度病床機能報告データを基に作成

　恐らく、三次救急だからといって、二次救急にも注力しなければ、地域の救急医療を支えられないだろうし、病院によっては新入院患者の獲得に即効性がある救急を重視している可能性もある。急性期病床が過剰で、それを埋めようとすれば、自ずと救急という選択肢が浮かび上がるわけだ。実際、三次救急医療機関の75％が二次救急医療機関を兼ねている（令和3年度病床機能報告データより）。ただ、救命救急入院料1・3は1日10万円以上の報酬であるのに対して、地ケアは看護師配置こそ異なるが、3.5万円くらいに落ち着く。

　拙著「救急加算と救命入院料、10倍の報酬差をどう考えるか」（『検証コロナ禍の病院経営』ロギカ書房）では、救命救急入院料と救急医療管理加算で10倍の報酬の差があり、高齢者の軽症患者に救命救急入院料が算定されていることを取り上げたが、地域包括ケア病棟では救急医療管理加算さえも算定することができない。地域包括ケア病棟の施設基準では、緊急入院の受け入れなどが要件として挙げられており、医療費の適正化という視点からは地域包括ケア病棟で救急患者が受けられればよいだろうが、それが現実的かというと、そうでは

ないだろう。

　当該病棟で受けられる救急患者はかなり限定されるものと予想する。緊急入院を直接、受け入れられれば院内転棟の制限にかかることはなくなるだろう。一方で、在宅復帰率も要件とされており、家に帰れる患者を中心に受け入れざるを得ないという現実がある。せめて、入院初期の加算を大幅にアップするとか、救急医療管理加算に準ずるような報酬が必要ではないだろうか（2024年度診療報酬改定では、救急搬送患者の緊急入院の受け入れを評価すべく在宅患者支援病床初期加算が引き上げられた。）

　また、2022年度診療報酬改定で200床以上の病院について院内転棟の制限を設けたが、救急車あるいは救急医療入院患者を除外してはどうだろうか。本来は高次救急医療機関から転院させることが望ましいが、実際には転院ができず、だからこそ地域包括ケア病棟を設置した病院も多数存在する。入院初期はDPC/PDPSの点数が高く、必ずしも適正ではない院内転棟を繰り返した病院があるのも事実だ。ただ、救急患者は単価が低く、「重症度、医療・看護必要度」でも評価されづらい。だとしたら、せめて二次救急医療機関の救急車あるいは救急医療入院について院内転棟を認めるという選択肢もこれから増加する高齢者救急を円滑に受け入れる体制整備の一環として妥当ではないだろうか（2024年度診療報酬改定で新設された地域包括医療病棟において院内転棟の制限が5%未満に設定され、この点は完全に否定されている）。

　実際に、全国の二次救急医療機関の33%が地域包括ケア病棟を有しており（三次救急医療機関は12%、令和3年度病床機能報告データより）、適切な運用が行われれば、医療費適正化にもつながるのではないだろうか。救急の短期の転院の受け入れは急性期病床を持つ病院でなければ難しい。その場合に、転院受け入れ側がDPC病院であれば、点数の多寡や人員配置からどうしても急性期病棟で受け入れざるを得ないことも多い。それよりも、院内転棟のコストが安いし、患者と家族の負担も軽い。地域包括ケア病棟はこれからの医療を考える際に重要な病棟だと思う。だからこそ、適切な制度設計と各病院の心ある運用が当該病棟の未来をより明るいものとするだろう。

3-4

7対1を減らす特効薬
白内障をどう考えるか

（CBnews マネジメント連載第 206 回、2023 年 10 月 30 日）

2024 年度診療報酬改定に向けては、高齢者救急が議論の争点の 1 つとなっており、7 対 1 看護師配置のような手厚い病棟よりも地域包括ケア病棟が適するのではないかという意見も提示されている。一方で病院団体からは物価高騰などを受けて入院基本料などの引き上げが要望されており、ある意味当然で合理的な主張だともいえる。ただ、財源の制約がある中では、どこかを減らさなければ、適切な配分が行えない可能性もある。「適切な入院医療」の評価は患者の状態に加え、医師の判断も影響するわけで一律の線引きは難しい。ただ、外来化の流れは着実に進んでおり、私は一部の手術について外来化を積極的に進めることが望ましいと考えている（拙著「白内障手術の外来化を進め、急性期らしい病床活用を」『病院経営財務マネジメント』ロギカ書房）。

本稿では、DPC 参加病院で上位の症例数を占める短期滞在手術の実態をデータに基づき整理した上で、今後の在り方について私見を交えて論じる。

表 1・2 は、全国の DPC 参加病院の退院患者のトップ 30 の診断群分類を見たものであり、上位の疾患に 2018 年度と 2021 年度で大きな順位の変動は見られない。診断群分類が変更になっているため、単純な比較はできないが、減少しているものもあれば、カテーテルアブレーションのように増改傾向にあるものも存在する。ただ、トップワンツーは変わっておらず、短期滞在手術が占めているものの、症例数は白内障が約 7.9 万件、ポリペクが約 2.6 万件減少し、順位も入れ替わっている。

（表 1）

2018 年度　DPC 参加病院　診断群分類トップ 30

診断群分類番号	診断群分類名称	件数	平均在院日数
020110xx97xxx0	白内障、水晶体の疾患　手術あり　片眼	271,656	2.8
060100xx01xx0x	小腸大腸の良性疾患（良性腫瘍を含む。）　　内視鏡的大腸ポリープ・粘膜切除術　定義副傷病 なし	245,843	2.7
050050xx99100x	狭心症、慢性虚血性心疾患　手術なし　手術・処置等 1 1 あり　手術・処置等 2 なし　定義副傷病 なし	171,718	3.0
050050xx02000x	狭心症、慢性虚血性心疾患　経皮的冠動脈形成術等　手術・処置等 1 なし、1,2 あり　手術・処置等 2 なし　定義副傷病 なし	142,242	4.5
040081xx99x00x	誤嚥性肺炎　手術なし　手術・処置等 2 なし　定義副傷病 なし	119,680	20.9
110310xx99x0x	腎臓または尿路の感染症　手術なし　定義副傷病 なし	111,490	12.6
050130xx99000x	心不全　手術なし　手術・処置等 1 なし　手術・処置等 2 なし　定義副傷病 なし	109,757	17.7
060340xx03x00x	胆管（肝内外）結石、胆管炎　限局性腹腔膿瘍手術等　手術・処置等 2 なし　定義副傷病 なし	101,803	10.1
160800xx01xxxx	股関節・大腿近位の骨折　人工骨頭挿入術　肩、股等	94,143	26.3
060160x001xxxx	鼠径ヘルニア（15 歳以上）　　ヘルニア手術　鼠径ヘルニア等	92,130	5.0
110080xx991x0x	前立腺の悪性腫瘍　手術なし　手術・処置等 1 あり　定義副傷病 なし	90,149	2.5
050070xx01x0xx	頻脈性不整脈　経皮的カテーテル心筋焼灼術　手術・処置等 2 なし	83,759	5.2
060380xxxxx0x	ウイルス性腸炎　手術・処置等 2 なし	82,019	5.4
040090xxxxxx0x	急性気管支炎、急性細気管支炎、下気道感染症（その他）　定義副傷病 なし	79,066	6.2
040040xx9910xx	肺の悪性腫瘍　手術なし　手術・処置等 1 あり　手術・処置等 2 なし	68,710	3.4
140010x199x00x	妊娠期間短縮、低出産体重に関連する障害（出生時体重2500g以上）　手術なし　手術・処置等 2 なし　定義副傷病 なし	67,315	6.2
060210xx99000x	ヘルニアの記載のない腸閉塞　手術なし　手術・処置等 1 なし　手術・処置等 2 なし　定義副傷病 なし	60,892	8.9
040100xxxxx00x	喘息　手術・処置等 2 なし　定義副傷病 なし	56,436	6.6
110070xx0200xx	膀胱腫瘍　膀胱悪性腫瘍手術　経尿道的手術　手術・処置等 1 なし　手術・処置等 2 なし	56,244	7.2
040040xx97x0xx	肺の悪性腫瘍　手術あり　手術・処置等 2 なし	54,894	11.9
050050xx99200x	狭心症、慢性虚血性心疾患　手術なし　手術・処置等 1 2 あり　手術・処置等 2 なし　定義副傷病 なし	53,600	3.1
080010xxxx0xxx	膿皮症　手術・処置等 1 なし	53,318	12.5
060102xx99xxxx	穿孔または膿瘍を伴わない憩室性疾患　手術なし	52,085	7.7
030250xx991xxx	睡眠時無呼吸　手術なし　手術・処置等 1 あり	51,436	2.0
030400xx99xxxx	前庭機能障害　手術なし	51,419	5.1
010230xx99x00x	てんかん　手術なし　手術・処置等 2 なし　定義副傷病 なし	51,007	7.3
090010xx01x0xx	乳房の悪性腫瘍　乳腺悪性腫瘍手術　乳房部分切除術（腋窩部郭清を伴うもの（内視鏡下によるものを含む。））等　手術・処置等 2 なし	49,463	10.6
060020xx04x0xx	胃の悪性腫瘍　内視鏡的胃、十二指腸ポリープ・粘膜切除術　手術・処置等 2 なし	49,243	8.5
040070xxxxx0xx	インフルエンザ、ウイルス性肺炎　手術・処置等 2 なし	48,785	6.1
040040xx99040x	肺の悪性腫瘍　手術なし　手術・処置等 1 なし　手術・処置等 2 4 あり　定義副傷病 なし	48,755	10.0

（※）「平成 30 年度 DPC 導入の影響評価に係る調査「退院患者調査」の結果報告について」を基に作成

（表2）

2021年度　DPC参加病院　診断群分類トップ30

診断群分類	診断群分類名	件数	在院日数
060100xx01xxxx	小腸大腸の良性疾患（良性腫瘍を含む。）　内視鏡的大腸ポリープ・粘膜切除術	219,892	2.7
020110xx97xxx0	白内障、水晶体の疾患　手術あり　片眼	192,962	2.7
050050xx0200xx	狭心症、慢性虚血性心疾患　経皮的冠動脈形成術等　手術・処置等1なし、1,2あり　手術・処置等2なし	126,816	4.4
110310xx99xxxx	腎臓又は尿路の感染症　手術なし	116,732	13.1
060340xx03x00x	胆管（肝内外）結石、胆管炎　限局性腹腔膿瘍手術等　手術・処置等2なし　定義副傷病なし	109,818	9.2
040081xx99x0xx	誤嚥性肺炎　手術なし　手術・処置等2なし	109,654	20.6
050130xx9900xx	心不全　手術なし　手術・処置等1なし　手術・処置等2なし	108,744	17.3
050050xx9910xx	狭心症、慢性虚血性心疾患　手術なし　手術・処置等11あり　手術・処置等2なし	108,039	3.1
110080xx991xxx	前立腺の悪性腫瘍　手術なし　手術・処置等1あり	98,562	2.5
160800xx01xxxx	股関節・大腿近位の骨折　人工骨頭挿入術　肩、股等	97,740	25.3
050070xx01x0xx	頻脈性不整脈　経皮的カテーテル心筋焼灼術　手術・処置等2なし	92,635	4.8
060160x001xxxx	鼠径ヘルニア（15歳以上）　ヘルニア手術　鼠径ヘルニア等	83,699	4.7
140010x199x0xx	妊娠期間短縮、低出産体重に関連する障害（出生時体重2500g以上）　手術なし　手術・処置等2なし	61,885	6.1
040040xx9910xx	肺の悪性腫瘍　手術なし　手術・処置等1あり　手術・処置等2なし	61,361	3.3
110070x03x0xx	膀胱腫瘍　膀胱悪性腫瘍手術　経尿道的手術　手術・処置等2なし	55,632	7.0
040040xx97x00x	肺の悪性腫瘍　手術あり　手術・処置等2なし　定義副傷病なし	54,260	10.5
060210xx99000x	ヘルニアの記載のない腸閉塞　手術なし　手術・処置等1なし　手術・処置等2なし　定義副傷病なし	53,295	9.0
090010xx010xxx	乳房の悪性腫瘍　乳腺悪性腫瘍手術　乳房部分切除術（腋窩部郭清を伴うもの（内視鏡下によるものを含む。））等　手術・処置等1なし	52,606	10.1
050210xx97000x	徐脈性不整脈　手術あり　手術・処置等1なし、1,3あり　手術・処置等2なし　定義副傷病なし	51,200	10.2
110280xx9900xx	慢性腎炎症候群・慢性間質性腎炎・慢性腎不全　手術なし　手術・処置等1なし　手術・処置等2なし	49,977	10.4
050050xx9920xx	狭心症、慢性虚血性心疾患　手術なし　手術・処置等12あり　手術・処置等2なし	49,604	3.3
060335xx02000x	胆嚢炎等　腹腔鏡下胆嚢摘出術等　手術・処置等1なし　手術・処置等2なし　定義副傷病なし	49,319	7.1
040110xxxxx0xx	間質性肺炎　手術・処置等2なし	48,685	18.4
060102xx99xxxx	穿孔又は膿瘍を伴わない憩室性疾患　手術なし	48,324	7.7
040090xxxxxx0x	急性気管支炎、急性細気管支炎、下気道感染症（その他）　定義副傷病なし	47,807	5.8
060020xx04xxxx	胃の悪性腫瘍　内視鏡的胃、十二指腸ポリープ・粘膜切除術	47,660	8.0
10007xxxxxx1xx	2型糖尿病（糖尿病性ケトアシドーシスを除く。）　手術・処置等21あり	45,664	14.4
060035xx010x0x	結腸（虫垂を含む）の悪性腫瘍　結腸切除術　全切除、亜全切除又は悪性腫瘍手術等　手術・処置等1なし　定義副傷病なし	45,283	15.8
010230xx99x00x	てんかん　手術なし　手術・処置等2なし　定義副傷病なし	44,031	7.2
060380xxxxx00x	ウイルス性腸炎　手術・処置等2なし　定義副傷病なし	43,238	5.5

（※）「令和3年度DPC導入の影響評価に係る調査「退院患者調査」の結果報告について」を基に作成

　2021年度はコロナ禍でもあり、全国の手術件数は2019年度と比較して6％減少したことを 1-5 で取り上げた。ただ、増減率にすると白内障が29％、ポリペクが11％と全体よりも減少が大きい。これは入院を制限せざるを得ない状況にあったため、外来化を図ったという施設もあり、あるべき方向に舵取り

（グラフ 1）

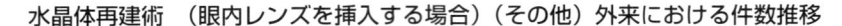

水晶体再建術 （眼内レンズを挿入する場合）（その他）外来における件数推移

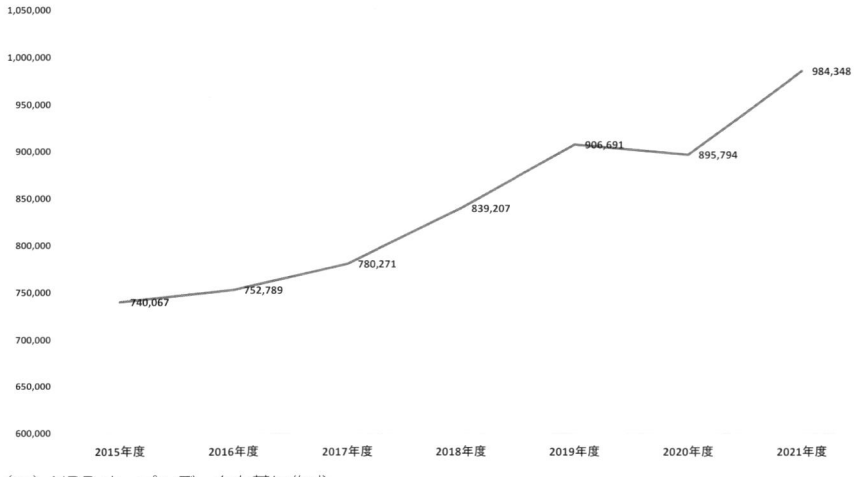

（※）NDB オープンデータを基に作成

が進んだことを意味するのかもしれない。

　グラフ 1 は、NDB オープンデータから水晶体再建術について外来での実施件数の推移を見たものであり、2020 年度はコロナの影響で特に 4 月・5 月に予定手術を全国で半分まで制限した影響で減少しているが、その後、順調に推移している。

　全国の外来比率も 65％まで上昇し、このことが DPC 参加病院の症例数に影響していると捉えることもできる（**グラフ 2**）。

（グラフ2）

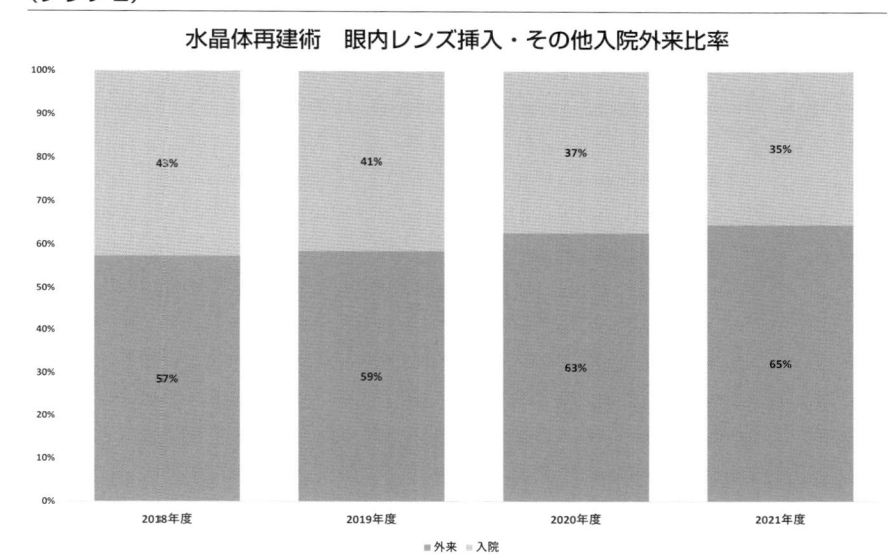

水晶体再建術　眼内レンズ挿入・その他入院外来比率

■外来　■入院

（※）NDBオープンデータを基に作成

　ただ、実際にはそれだけではなく、地域包括ケア病棟への直入が増加しており、入院・外来医療等の調査・評価分科会でも指摘されている通りだ（**資料1**）。2022年度診療報酬改定で200床以上の病院について、院内転棟の制限が加わり、さらに在宅復帰率も基準値が見直された。

（資料1）

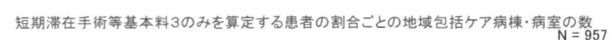

地域包括ケア病棟と短期滞在手術、ＤＰＣデータ解析①
地域包括ケア病棟の入棟患者のうち短期滞在手術等基本料3を算定する患者の割合

○　地域包括ケア病棟の入棟患者のうち短期滞在手術等基本料3のみを算定する患者の割合は、多くの病棟、病室で0％であったが、158施設（9.5％）は10%以上であった。

短期滞在手術等基本料3のみを算定する患者の割合ごとの地域包括ケア病棟・病室の数

N = 957

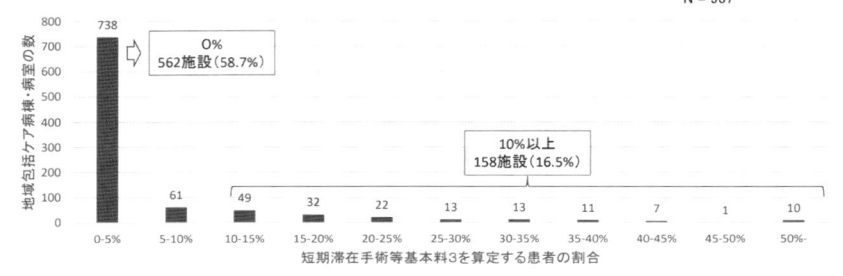

短期滞在手術等基本料3を算定する患者の割合

（地域包括ケア病棟で短期滞在手術等基本料3のみを算定する患者の割合）＝（地域包括ケア病棟で短期滞在手術等基本料3のみを算定する患者数）／（地域包括ケア病棟で地域包括ケア病棟入院料又は短期滞在手術等基本料3を算定する患者数）
※　短期滞在3が算定されないDPC対象病院の地域包括ケア病棟は除いて集計

出典：DPCデータ（令和4年4月～12月）

（※）厚生労働省の資料より作成

　　そこで、DPC病院を中心に白内障などの短期滞在手術を地域包括ケア病棟に入れる動きが加速することとなった。ただ、その改定の影響を受ける前から、地域包括ケア病棟での手術患者については眼科手術の患者が60％占め、次いで腹部が23％という現実があるわけだ（**グラフ3**）。

（グラフ3）

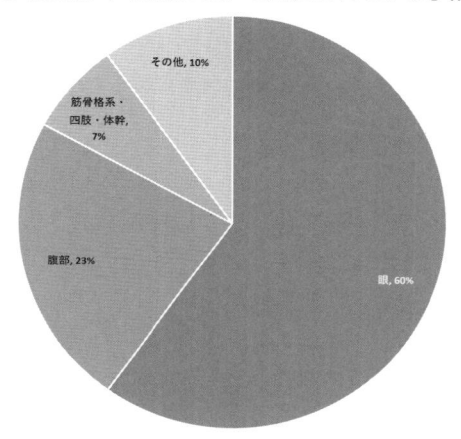

地域包括ケア病棟において実施されている手術

その他, 10%

筋骨格系・
四肢・体幹,
7%

腹部, 23%

眼, 60%

（※）令和元年度病床機能報告データを基に作成

　このことについて、地域包括ケア病棟の本来の使い方ではないという意見がある一方で、13対1の看護師配置を基本とする地域包括ケア病棟で白内障などを診られるのであれば、7対1よりも効率的ではないかという考え方もあるだろう。実際、DPC参加病院については圧倒的に7対1が多く、全体の78%を占めるという現実がある。そこでの、トップワンツー症例が白内障などの短期滞在手術という現実にどう目を向けるかだ。

　なお、入院・外来医療等の調査・評価分科会においてDPC参加病院でほぼ全ての症例を入院で対応する病院もあれば、外来化を徹底する病院もあることが示されている（**資料2**）。

（資料2）

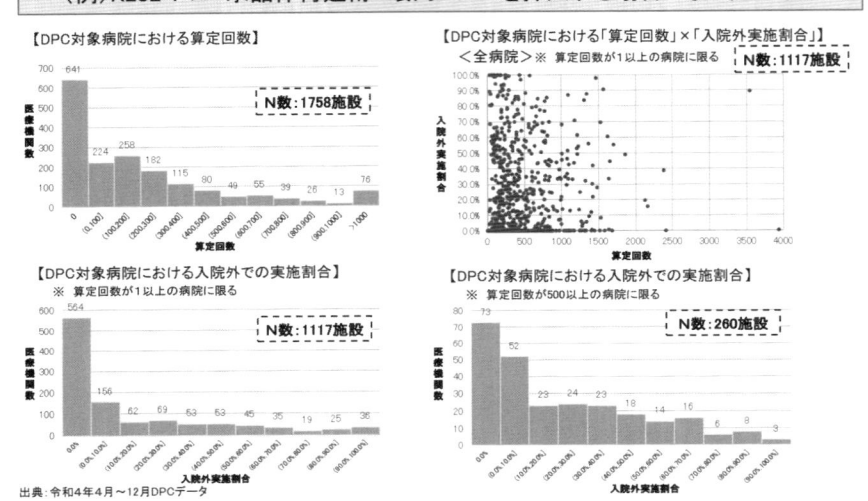

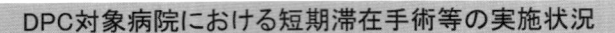

出典：令和4年4月～12月DPCデータ

（※）令和5年度第6回 入院・外来医療等の調査・評価分科会資料

　私の有する高度急性期病院のデータでも、同様の傾向があり、これは患者の状態というよりも、医療提供側の都合が優先されているのが現実だ。病床稼働率を下げたくない、あるいは短期入院なので室料差額が徴収しやすいなどといった経済的意味合いが影響しているのではないだろうか。もちろん、診療所では診られない合併症を持った重症な患者が病院には来ているわけだし、そのことを否定するつもりは全くない。ただ、最初は抵抗があっても、外来化は思い切ってやろうと思えばできるものであるし、化学療法と同じく外来で実施がルーティンとなれば、これほど楽なこともない。諸外国では、ほぼ全てが外来であるという現実に目を背けることもできない（**資料3**）。仮にこれらの短期滞在手術等で入院が必要であると主張するならば、それに応じたデータが提示される必要があるだろう。

（資料３）

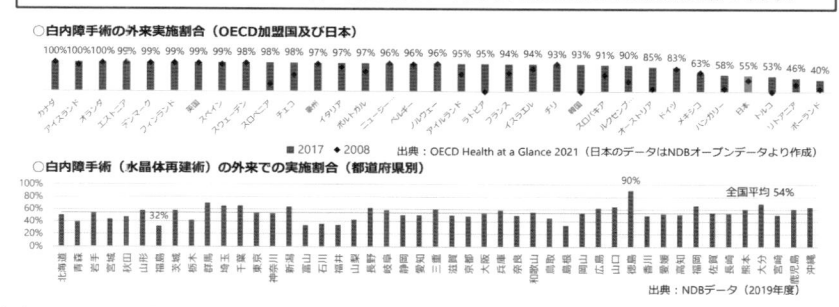

２－②．医療資源の効果的・効率的な活用：
医療資源の投入量に地域差がある医療　⑴白内障手術

- 医療資源の投入量は地域ごとに様々であり、他地域と比較して多くの資源が投入されている医療サービスについて、地域ごとに都道府県、医療関係者、保険者などが把握・検討を行い、これを踏まえて必要な適正化に向けた取組を進めることは重要。他方、医療サービスの提供は、患者の状態を踏まえた医師の判断及び患者の合意によりなされるものであり、一概に減少させればよいわけではない点には留意が必要。
- 白内障の手術については、OECDにより、多くの国で90％以上が外来で実施されている一方で、一部の国では外来での実施割合が低いことが指摘されている。外来での実施は、医療資源の節約だけでなく、在院期間の短縮によるCOVID-19に曝露されるリスクの減少など患者安全にも寄与するとされている。
- 日本での白内障手術については、外来の実施割合は54％であり、都道府県ごとに実施状況は様々である。

○白内障手術の外来実施割合（OECD加盟国及び日本）

■ 2017　◆ 2008　　　出典：OECD Health at a Glance 2021（日本のデータはNDBオープンデータより作成）

○白内障手術（水晶体再建術）の外来での実施割合（都道府県別）

全国平均54％

出典：NDBデータ（2019年度）

（※）厚生労働省「医療費適正化計画の見直しについて」令和４年10月13日

　病床が埋まっていることで安心するという方もいるかもしれないが、白内障のDPC/PDPSの点数設定は極めて低い（**表３**）。２日目に該当する入院期間Ⅱでは地域包括ケア病棟の方が高いだろうし、在院日数にもよるが、７対１（急性期一般入院料１）の急性期病棟よりも地域包括ケア病棟の報酬が多くなり、だからこそ、地域包括ケア病棟での入院が増加している。

（表3）

2022年度　DPC/PDPSの点数設定

診断群分類名	日数			点数		
	入院期間 I	入院期間 II	入院期間 III	入院期間 I	入院期間 II	入院期間 III
白内障　手術あり片眼	1	2	30	2,357	1,832	1,656
小腸大腸の良性疾患 内視鏡的大腸ポリープ・粘膜切除術	1	2	30	3,707	1,832	1,854
食物アレルギー　手術なし	1	1	30	2,054	-	1,512

　私は短期滞在手術については可能な限り外来化を図り、病床の効率的な利用を促進すべきだと考えている。ただ、外来で実施した場合には短期滞在手術等基本料1の届け出が望ましく、ぜひ実現したいものだ。

　現状、急性期一般入院料1等の7対1病棟に白内障などの短期滞在手術患者が多く入院できるのは、「重症度、医療・看護必要度」（看護必要度）の対象から外れているからだ。これは全てが「1入院包括払い」であった短期滞在手術等基本料3を評価した2014年度改定では、7対1入院基本料の施設基準を満たすために、短期滞在手術で平均在院日数を短く見せようという病院を排除するためだったのだろう。ただ、平均在院日数は着実に減少傾向にあり、現在、DPC参加病院及び急性期一般入院料1は11日台である。2014年度改定での短期滞在手術等基本料3について2から21種類への大幅拡大は、DRGへの移行が暗に示されたかのようでセンセーショナルだったし、そこで平均在院日数の計算からも除外し、看護必要度を当てはめることは難しかっただろう。ただ、時は熟した。

　白内障などの短期滞在手術患者について7対1病棟か、地域包括ケア病棟か、あるいは外来か、いずれの選択肢もあるだろうが、私は外来を優先すべきだと考える。そして、7対1病棟よりも、2024年度改定で場合によっては減算となりそうな地域包括ケア病棟に入れた方が医療資源の有効活用になる可能性はあると考える。もちろん、それが地域包括ケア病棟の本来の使い方ではないことは重々承知している。ただ、7対1のような手厚い看護師配置が本当に必要かは議論の余地がある。もちろん、短期入院なので、回転が早く忙しいと病棟スタッフは主張するだろう。だとしたら、外来で実施すれば、さまざまな手続きから解放され、皆にとってよい方向に進むことだろう。

　小児周産期を除く、複雑性係数がゼロなどの病院にとって今回の議論は極めてセンシティブなはずだ。入院患者がいなくなることを意味する可能性があるからだ。ただ、本当に入院が必要な患者に医療資源を投入すべきであることは医療人であれば誰しも理解し得るところだろう。高齢者救急のたらい回しを避けるためにも、短期滞在手術等を外来化し、その受け皿とするなどの対応が財源的にも病床コントロールの面でも必要ではないだろうか。高齢者救急を支えるためにも、短期滞在手術のあり方を考える必要があると私は感じている。

　2024年度診療報酬改定において白内障は一般病棟用の重症度、医療・看護必要度において評価対象に加えられ、地域包括ケア病棟において自院の一般病棟から転棟した患者割合、自宅等から入棟した患者割合、在宅復帰率の計算対象から除外されることとなった。さらに、短期滞在手術等基本料1において主として入院で実施する手術以外という位置付けが明確化された。

3-5

看護必要度 B 項目
今すぐに廃止すべきか

(CBnews マネジメント連載第 207 回、2023 年 11 月 13 日)

■ B 項目をどう考えるか

　2024 年度診療報酬改定で一般病棟用の「重症度、医療・看護必要度」（看護必要度）の B 項目を急性期全般から廃止すべきであるという議論があり、非常に注目される論点である。看護必要度は、当初 A 項目と B 項目で構成されていたところに、2016 年度改定で C 項目が登場し、現在は C 項目の評価が非常に手厚くなっている。看護必要度というよりも、重症度であり、医療必要度という性格を強く帯びている。そのことについて、看護部では残念だという意見もあるだろう。

　なお、拙著で私は、「人手不足の時代、看護必要度 B 項目を廃止しては」（『病院経営戦略　収益確保はこうして実践する』ロギカ書房）という提言をしており、2019 年当時では突飛な見解だと捉えられた方も多いと思う。ただ、現実はその方向に近づいてきたことになる。

　私が B 項目を廃止した方がよいと主張した理由は、B 項目は急性期らしい評価ではないことが一番の理由である。**資料 1** は日本慢性期医療協会のデータであるが、B14 の「診療・療養上の指示が通じない」などは 20 対 1 の療養病棟の方が、7 対 1 の急性期病棟よりも圧倒的に高くなっている。

（資料 1）

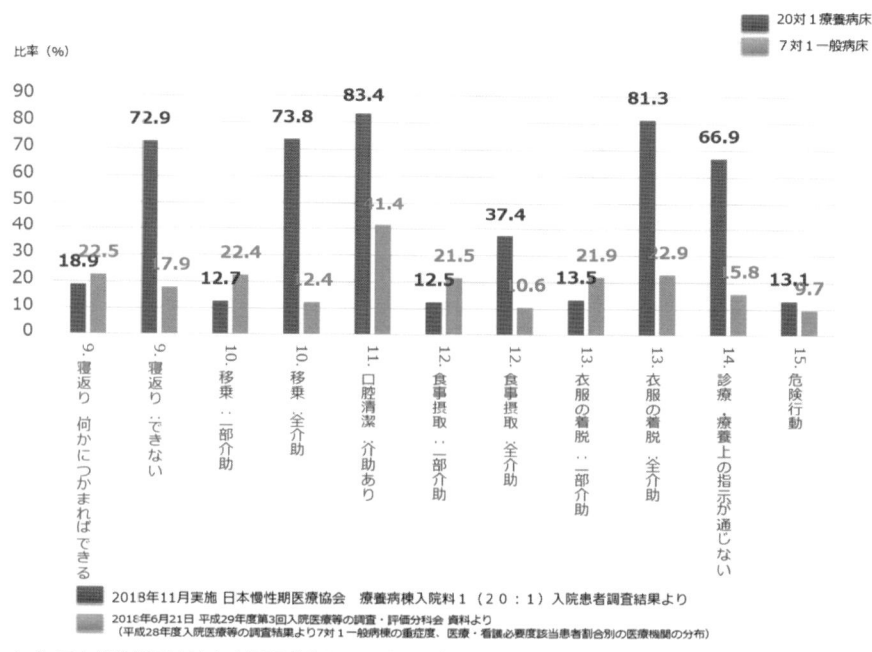

「重症度、医療・看護必要度」の項目に該当する患者数
B 項目　患者の状態等

（※）日本慢性期医療協会定例記者会見、平成 31 年 1 月 10 日資料より

　さらに、**資料 2** は A 項目であり「心電図モニターの管理」は 7 対 1 の急性期病院で実施率が高く、これは、当時、B14・15 に該当し、A 項目 1 点以上かつ B 項目 3 点以上という基準があったが、心電図モニターの管理が A 項目 1 点に該当することから、看護必要度を上げるために心電図モニターを付けている施設も存在するからだ。

（資料２）

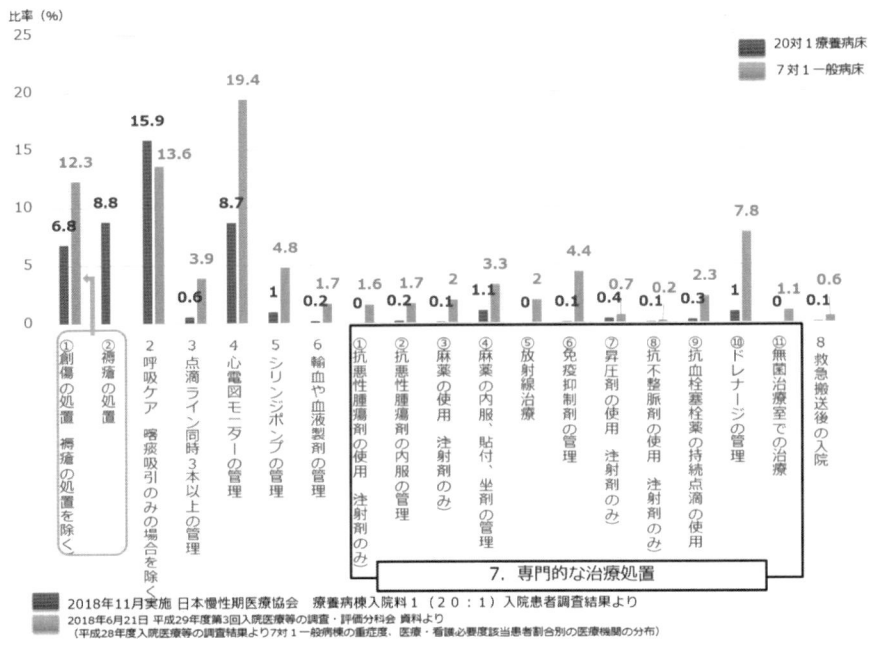

「重症度、医療・看護必要度」の項目に該当する患者数
Ａ項目　モニタリング及び処置等

2018年11月実施　日本慢性期医療協会　療養病棟入院料１（20：１）入院患者調査結果より
2018年6月21日　平成29年度第３回入院医療等の調査・評価分科会　資料より
（平成28年度入院医療等の調査結果より７対１一般病棟の重症度、医療・看護必要度該当患者割合別の医療機関の分布）

（※）日本慢性期医療協会定例記者会見、平成 31 年１月 10 日資料より

　また、人手不足の時代であり看護補助者が集まらず、看護師が看護補助者の業務を行うなどの矛盾が急性期病院では状態化している。だとしたら、Ｂ項目の評価を無くせばより患者に寄り添うことができるなどの理由からであった。

　その後、2022 年度診療報酬改定では、ICU の評価票でＢ項目が削除された。これについては、早期離床リハビリテーション加算などの趣旨から、Ｂ項目の評価は矛盾するし、妥当だろう。なお、基準には盛り込まれていないが、測定は継続することとなった。

　ただ、高齢患者が増加している今日、急性期一般入院料から単純にＢ項目を削除するだけでは、医療提供体制に支障を来す恐れもある。特に高齢者救急においてその影響が顕著に出てくるだろう。本稿では、看護必要度の最近の改

定の経緯を振り返り、データを基にその実態に迫り、今後の在り方について私見を述べる。

■看護必要度の経緯と実態

2006 年度診療報酬改定で 7 対 1 入院基本料が創設され、次の 2008 年度改定で看護必要度が加算という形で導入され、その後、届け出要件とされた。当初はそれほど厳しい基準ではなかったが、徐々に厳格化される方向に推移してきた。看護必要度は、救急、特に救急車搬送を受け入れること、手術、特に全身麻酔に注力すること、この 2 つにバランスよく取り組み、その患者を早く帰すことで評価が高まることになり、これは急性期病院に求められる普遍の原理である。

なお、2018 年度改定では看護必要度 II が創設され、該当患者割合が 25％から 30％に引き上げられたものの、B14・15 に該当する患者で A 項目 1 点以上かつ B 項目 3 点以上とされる当時の基準②が評価された。認知症・せん妄の患者で心電図モニターを装着する患者は看護必要度を満たすこととなり、高齢者ほど看護必要度が高くなることとなった。

2020 年度改定では、A 項目 1 点以上の患者は心電図モニターの管理が多くを占め、かつその患者の医療資源投入量が少ないことを理由に基準②が削除された（**資料 3**）。

（資料3）

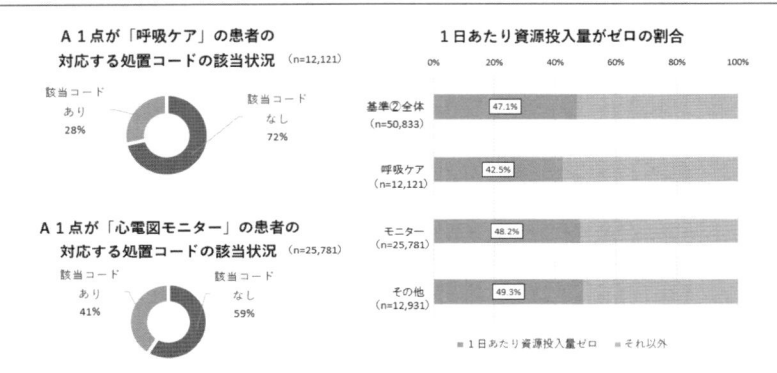

基準②のみに該当する患者の状態（必要度Ⅰ）

（診調組　入－1　元．9.19）

○ 必要度Ⅰで基準②のみに該当する患者のうち、A1点が「呼吸ケア」又は「心電図モニター」の患者について、必要度Ⅱで対応するレセプト電算処理システム用コードの該当の有無をみたところ、「該当コードなし」の患者が約6～7割であった。
○ 必要度Ⅰで基準②のみに該当する患者について、1日あたり資源投入量をみたところ、資源投入量がゼロである患者が約4～5割であった。

A1点が「呼吸ケア」の患者の対応する処置コードの該当状況（n=12,121）
- 該当コードあり 28%
- 該当コードなし 72%

A1点が「心電図モニター」の患者の対応する処置コードの該当状況（n=25,781）
- 該当コードあり 41%
- 該当コードなし 59%

1日あたり資源投入量がゼロの割合
- 基準②全体（n=50,833）　47.1%
- 呼吸ケア（n=12,121）　42.5%
- モニター（n=25,781）　48.2%
- その他（n=12,931）　49.3%

■1日あたり資源投入量ゼロ　■それ以外

出典：平成30年度入院医療等の調査　※1日あたり資源投入量はEF統合ファイル上の各診療行為の点数の合計　※nは患者数（人・日）

（※）厚生労働省の資料を基に作成

　一方で、C項目の評価を非常に手厚くし、手術などの侵襲的な治療を評価する方向性に変わった。特に骨の手術については、5日間から11日まで評価日数を延長することとなるなど、景色が一変した。加えて、救急患者の評価を入院から5日目まで行うこととした。

　さらに、2022年度改定では、一般病棟用及びICU用から心電図モニターの管理を削除することとなり、恣意的なA項目でのポイント獲得が厳格化されることになった。

　看護必要度は改定ごとにマイナーチェンジされ、それ次第で結果は変わってくることになる。**グラフ1**は、2018年度改定後の全国の病院から集めた看護必要度であるが、**グラフ2**と比べると手術患者の評価はそれほどでもないし、救急患者の5日目までの評価もフラットな状況である。

（グラフ 1）

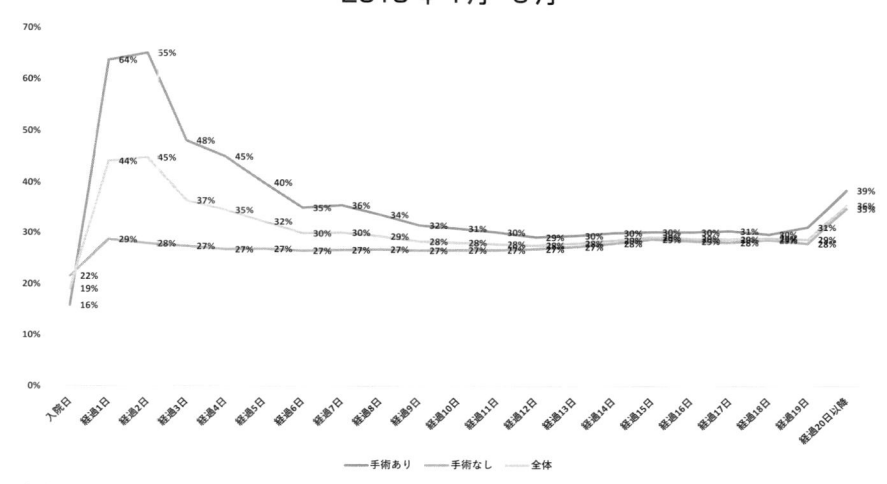

入院経過日別　手術有無別　重症度、医療・看護必要度
2019 年 4 月〜6 月

（※）重症度、医療・看護必要度Ⅱによる評価。一般病棟を対象にしている。　n=53,946
（※）筆者作成

（グラフ 2）

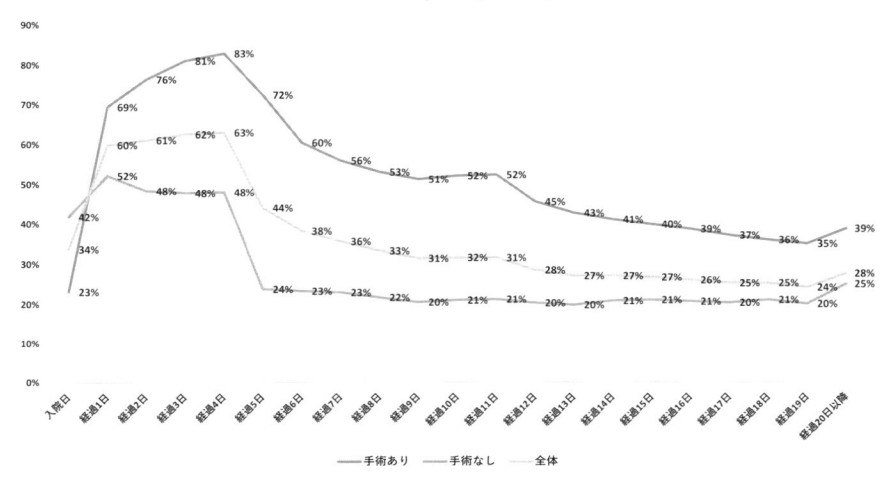

（※）重症度、医療・看護必要度Ⅱによる評価。一般病棟を対象にしている。n=53,946
（※）筆者作成

　2020 年度改定で C 項目を手厚く評価したことは顕著に表れているのが**グラフ 3** であり、今後もこの方向性は継続するだろう。急性期充実体制加算などで求められている方向性とも整合する。

（グラフ 3）

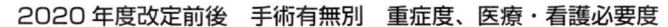

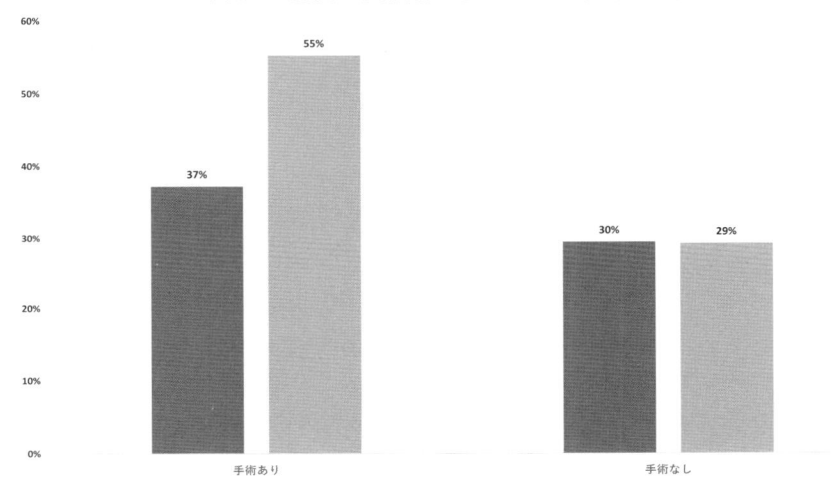

2020 年度改定前後　手術有無別　重症度、医療・看護必要度

（※）重症度、医療・看護必要度 II による評価。一般病棟を対象にしている。n=53,946
（※）筆者作成

　2022 年度改定後の現状の評価が**グラフ 4** であり、手術なし患者の 6 日目以降の評価が極めて厳しい。これは、心電図モニターの管理が削除された影響である。

（グラフ 4）

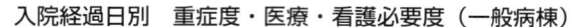

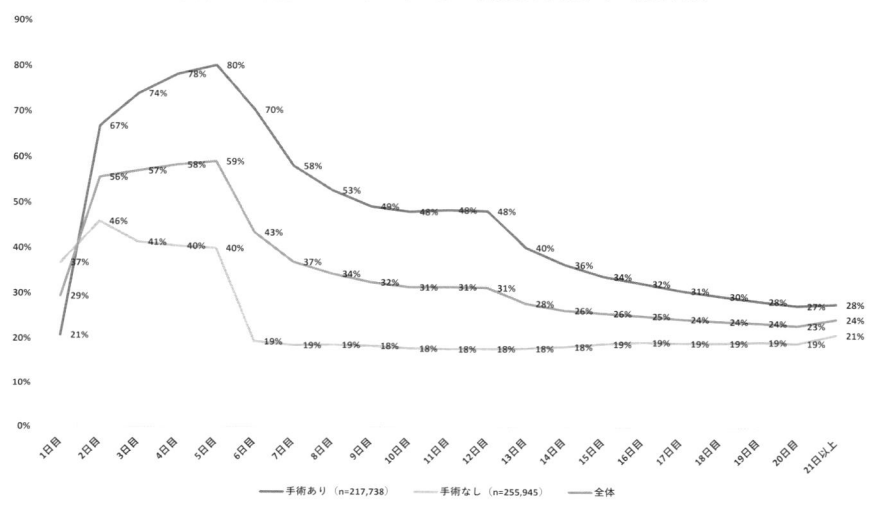

入院経過日別　重症度・医療・看護必要度（一般病棟）

――手術あり（n=217,738）　――手術なし（n=255,945）　――全体

（※）筆者作成

■今後のあり方についての私見

　私は B 項目を廃止することについて、基本的には今でもその方向でよいと思っている。ただ、これで支障を来す恐れがあるのは高齢者救急であり、2024年度改定の最大の論点である、「高齢者救急をどうするか」に行きつく。B 項目を廃止するなど高齢者救急に対する評価を厳格化すれば、たらい回しなどの不幸な事案が出てくるかもしれない。

　今回改定では、A 項目 2 点以上かつ B 項目 3 点以上の扱いが重要な論点となるだろうし、B 項目のウエイトを下げることは急性期医療の評価だとすれば、やむを得ないだろう。ただ、B 項目を廃止するのだとすれば、救急患者の 5 日間の評価が妥当であるのか、救命救急センターなどの中核病院からの下り搬送の在り方、そして地域包括ケア病棟での救急受入れなど慎重にデータを基に議論を重ねた方がいいだろう。さらに、身体介助など直接業務を担う経験豊富な看護補助者の評価を別途考慮する必要もあるかもしれない。

　将来の方向性を見据えつつ、あるべき医療提供体制の構築に向けて、拙速に結論を導き出す時ではないのかもしれない。働き方改革元年であることも踏ま

ればなおさらそう言えるだろう。

　なお、2024 年度診療報酬改定では、急性期一般入院料 1 における一般病棟用の重症度、医療・看護必要度から B 項目が除外され、救急搬送後の入院及び緊急に入院を必要とする状態は 2 日間の評価となった。一方で地域包括医療病棟が新設され、高齢者救急の受け皿として、こちらでは B 項目が手厚く評価されている。さらに、下り搬送の評価である救急患者連携搬送料が新設され、看護補助体制充実加算では主として直接患者に対し療養生活上の世話を行う看護補助者の数として、常時、当該病棟の入院患者の数が 100 またはその端数を増すごとに 1 以上であることが評価されることになった。

3-6

手術件数を増やすために求められること

（CBnews マネジメント連載第 214 回、2024 年 2 月 26 日）

　2024 年度診療報酬改定で一般病棟用の「重症度、医療・看護必要度」（看護必要度）の項目及び基準値の変更があり、高齢者救急が多く、結果として手術実施率が低くなる急性期病院には大打撃となることが予想される。

　グラフ 1 に示すように、患者 1 人 1 日当たりの診療収入である入院診療単価が高い病院は手術料のウエイトが高く、手術実施率と高難度手術の多寡が病院収入を大きく左右する。

（グラフ１）

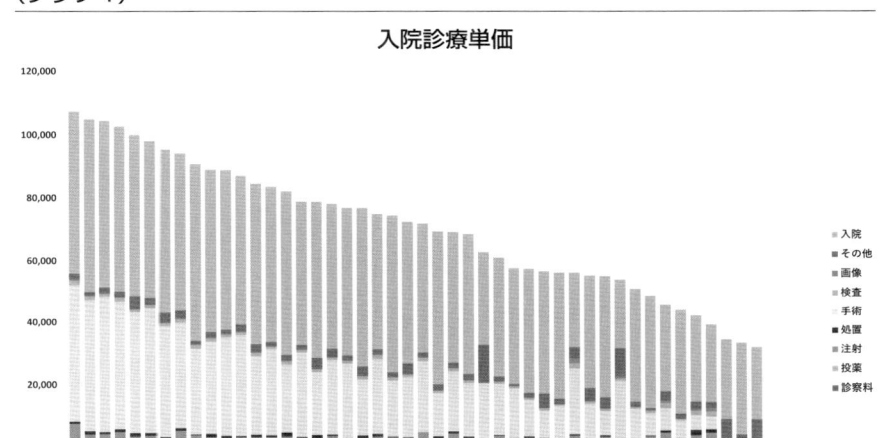

入院診療単価

（※）令和５年度ちば医経塾資料より

　これを予定入院だけにしたものが**グラフ２**であり、さらに高単価の病院が多くなるのに対して、**グラフ３**の緊急入院では手術部分が減少する。予定緊急別に入院診療単価を病院別に見ると高単価の病院では予定入院の単価が明らかに高い傾向があり、このことは看護必要度でも同様の傾向になるはずだ（**グラフ４**）。

（グラフ 2）

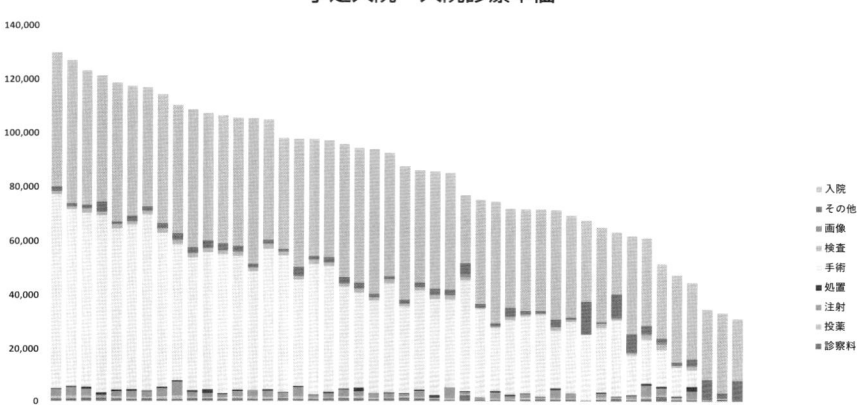

（※）令和 5 年度ちば医経塾資料より

（グラフ 3）

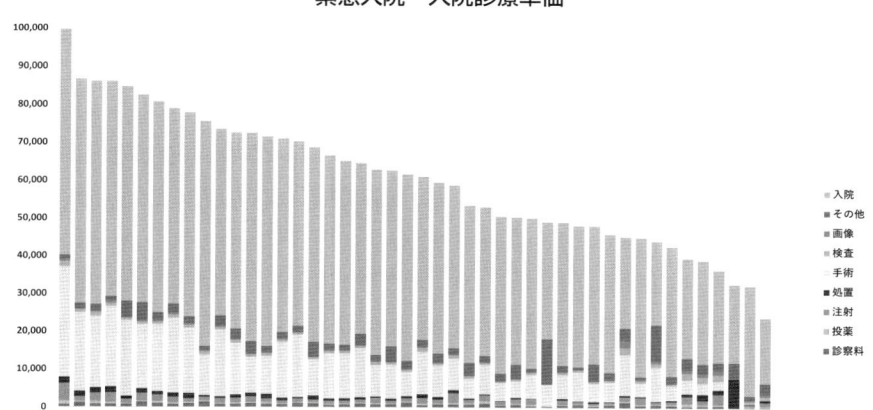

（※）令和 5 年度ちば医経塾資料より

（グラフ4）

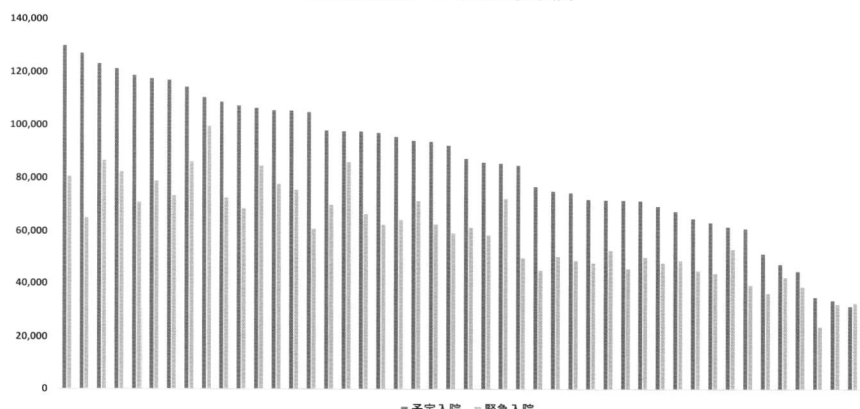

（※）令和5年度ちば医経塾資料より

　今回の改定で2区分となった急性期充実体制加算や基準値が改められた総合入院体制加算1及び2においても全身麻酔は重要であり、全身麻酔件数は急性期らしさのバロメーターである。では、手術件数を増加させるために何が求められるだろうか。

　1つはハードとしての手術室を増加させることが必要となる。物理的なスペースがなければ、手術を実施することはできない。**グラフ5**は、急性期病院における急性期病床100床当たりの手術室数を示したものであり、1.5部屋では少なく、整形外科や消化器などの専門病院を除く中央値は2部屋程度ということになる。

（グラフ5）

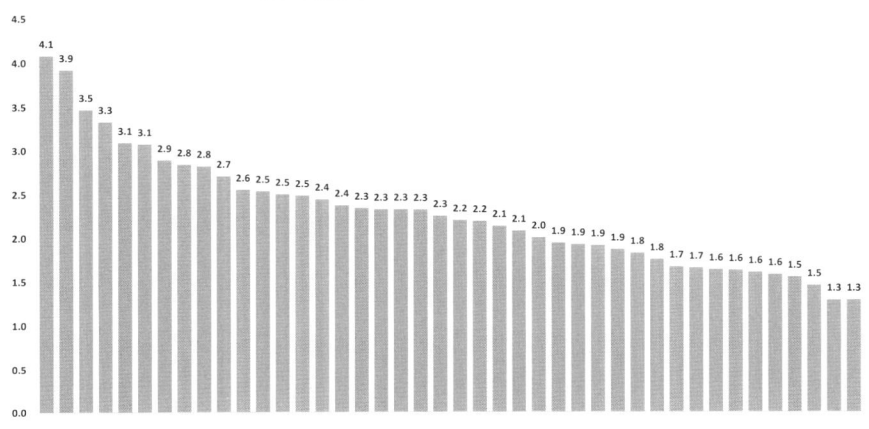

急性期病床100床当たり手術室数

（※）令和5年度ちば医経塾資料より

　病院機能にもよるが、老朽化・狭隘化した病院で1.5部屋程度であることが多く、新築する際には2部屋以上を整備することが多い。ただ、手術室は高額な投資となるため、過剰に整備すれば赤字の温床となるリスクもある。なお、ひと言に手術室数といっても、さまざまな定義があり、比較可能性を担保することは難しい面もある。一般的には中央診療部門としての手術室をイメージするが、眼科、形成外科、歯科用の外来手術室や、救命救急センターや産婦人科病棟に手術室が整備されるケースもある。**グラフ5**は、「全身麻酔が実施可能な手術室」という定義だが、その全てが全身麻酔に用いられるわけではないことはもちろん、手術室以外でも全身麻酔が施工可能な場所も存在し、実際に全身麻酔が行われることもある。

　手術室を増やしたいという高度急性期病院経営者の声を耳にすることは少なくない。しかし、既存の手術室と離れた場所に整備することとなれば、業務効率が低下することは避けられない。かといって、地続きの場所が確保できるかというと難しいことがほとんどだ。では、手術件数を増加させるために何をすべきなのか。

　私は重点的なマンパワーの投入が功を奏すると考え、常日頃から実行してい

（グラフ6）

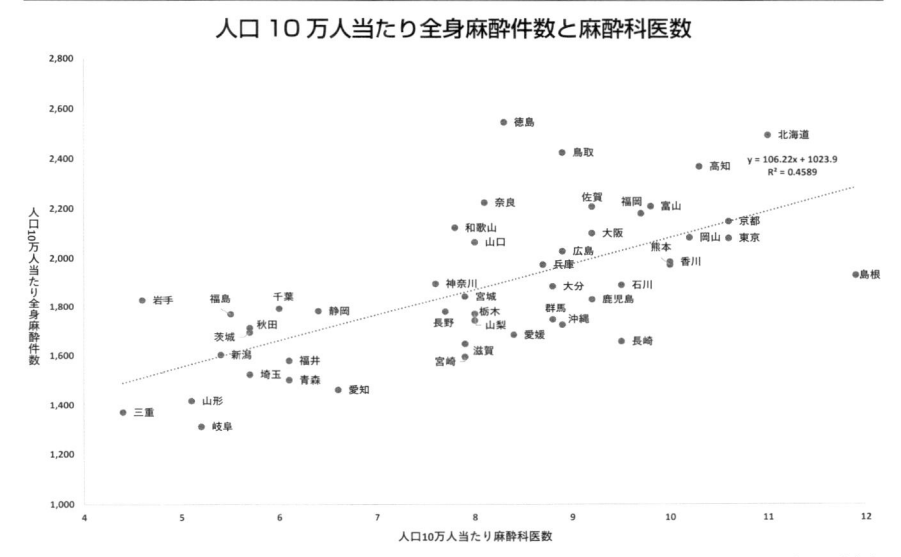

人口10万人当たり全身麻酔件数と麻酔科医数

（※）「令和3年度DPC導入の影響評価に係る調査「退院患者調査」の結果報告について」及び令和2年　医師・歯科医師・薬剤師統計を基に作成

る。

　グラフ6は、都道府県別の人口10万人当たり麻酔科医数と全身麻酔件数を見たものであり、両者には有意な正の相関がある。当たり前だが、全身麻酔を増やしたければ、麻酔科医の確保が重要である。なお、縦軸の全身麻酔件数は施設所在地を基に集計しているが、愛知・三重・岐阜県など一体として機能するエリアで麻酔科のマンパワーが乏しい場合に全身麻酔件数が少なくなるなどの傾向が見られる。外科医が多い地域に麻酔科医が配置されているわけではないという現実も受け止める必要がある（**グラフ7**）。

（グラフ7）

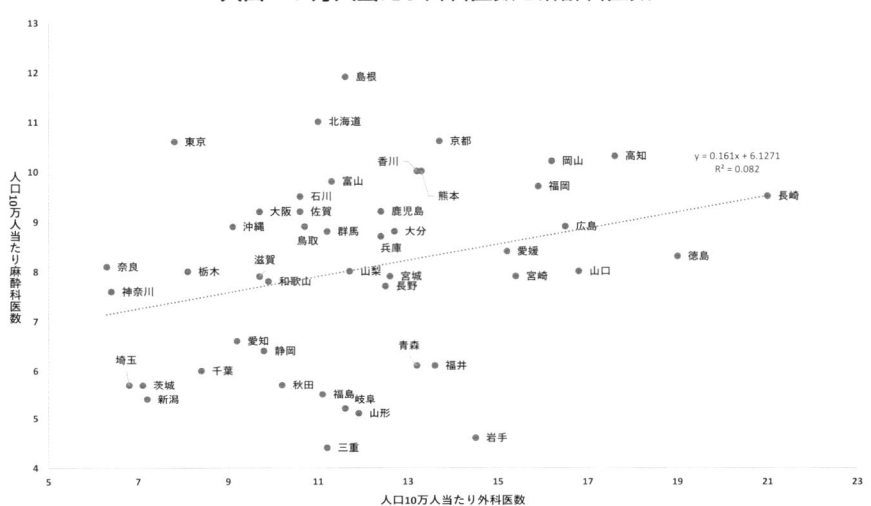

（※）令和2年医師・歯科医師・薬剤師統計を基に作成

　でき得るのならば、1部屋当たり常勤換算で1名の麻酔科医を確保できることが望ましいが、現実は厳しい（**グラフ8**）。もちろん、麻酔科医は手術麻酔だけを担うわけではなく、救急、集中治療、緩和そしてペインなどその活躍の範囲は多岐に渡るのも事実である。だとすると、麻酔科医が不足する病院は絶望的なのだろうか。

（グラフ8）

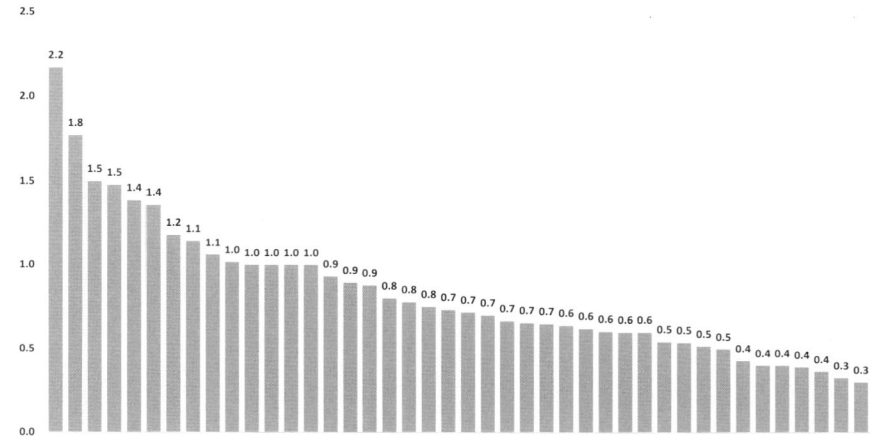

手術室1部屋当たり常勤換算麻酔科医数

（※）令和5年度ちば医経塾資料より

この点について麻酔科医や手術件数とのバランスを保つことは不可欠であるが、私は看護師や多職種の投入が必要だと考えている。**グラフ9**は、手術室1部屋当たりの手術勤務の看護師数であり、高度急性期病院であるならば4名以上の配置を考えたい。もちろん、必要最低数という意味では、4名でなくとも現場を回すことはできるだろう。しかし、術前外来や術後疼痛管理、そしてスタッフの教育などを考えるとこの人数であることが望ましい。なお、手術室看護師が集まらないならば、看護補助者を重点的に配置するという選択もある。ただ、看護補助者は確保が困難であるし、加算が付く病棟に配置したいという病院も多いだろう。だとしたら、臨床工学技士などの多職種を配置することや委託業者の力を借りることも視野に入れるべきだろう。

（グラフ9）

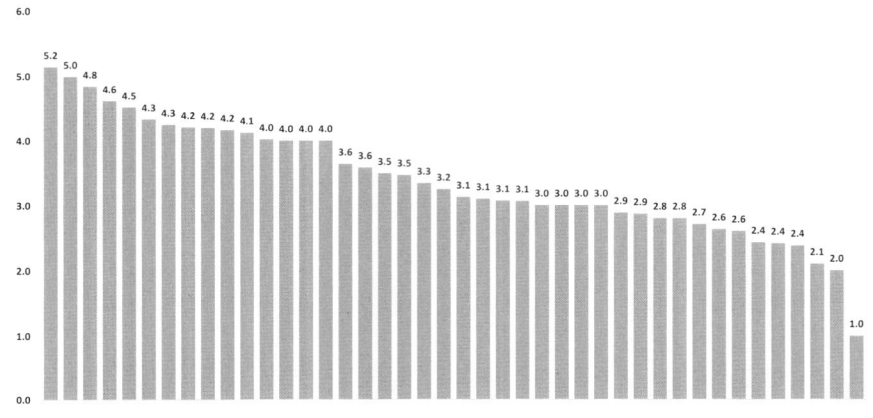

手術室1部屋当たり常勤換算看護師数

（※）令和5年度ちば医経塾資料より

　繰り返しになるが、手術室運営は病院経営の根幹であり、前述した入院診療単価や看護必要度だけでなく、そもそも急性期としての入院患者確保に極めて重要な影響を及ぼす。高度急性期病院の経営者が最も大切にすべき部署の1つであるが、最も見えにくく、閉ざされたエリアであるという現実もある。その解決策として、医療資源の投入量を増加させるとともに、見えにくい現実を打破するために視野を広げるための手立てを考えることが望ましい。

　手術室に限った話ではないが、理想と現実を踏まえた意思決定が不可欠である。地域医療の提供体制を踏まえた、自院の現状と今後の展望を考慮し、注力領域への重点的な資源投下が必要であり、それを実行できる組織が生き残ることになるだろう。

3-7

救急医療管理加算の今、
そしてこれからを考える

（CBnews マネジメント連載第 188 回、2023 年 1 月 23 日）

　1-1 では 2024 年度診療報酬改定について入院料などの医療提供体制に関わるであろうと予想される大枠の論点を提示した。ただ、これらに影響を与えうる重要な個別論点も存在するわけであり、その中核の 1 つとして挙げられる救急医療管理加算について本稿では今一度、その実態に迫っていく。

　グラフ 1 は救急医療管理加算について年代別の推移を見たものであり、緩やかに増加していく傾向にあり、今後も続くだろう。75 歳以上が一定割合を占めており、特に 85 歳以上の算定が増加している。高齢化が進むことにより、心不全や誤嚥性肺炎などの患者が増加し、その患者に救急医療管理加算を算定している病院が多いことを意味する。

（グラフ1）

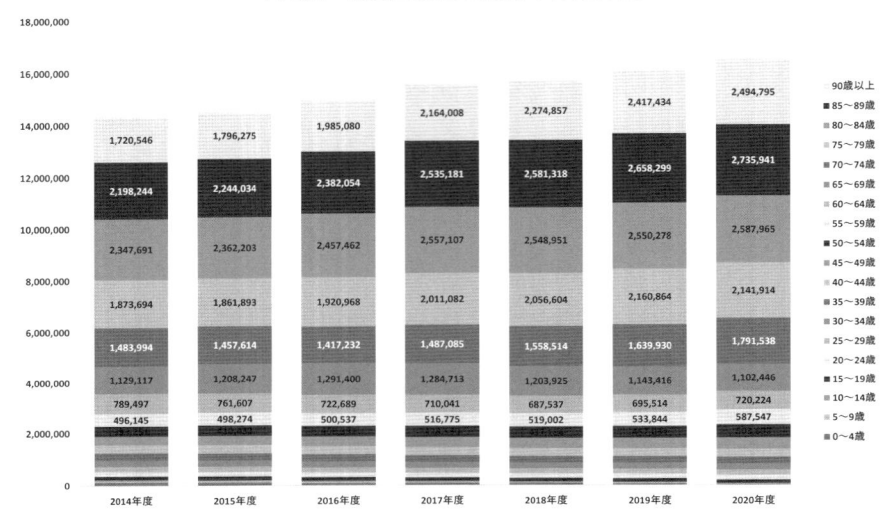

年代別　救急医療管理加算の算定件数

（※）NDBオープンデータを基に作成

　そのことを反映してなのか、救急医療管理加算1については算定件数が減少し、加算2に置き換わる傾向がある（**グラフ2**）。なお、2020年度の「臨時的取扱」はコロナに関連する特例の報酬であり、それを除くと算定件数が減少しているのはコロナ禍の影響である。

（グラフ2）

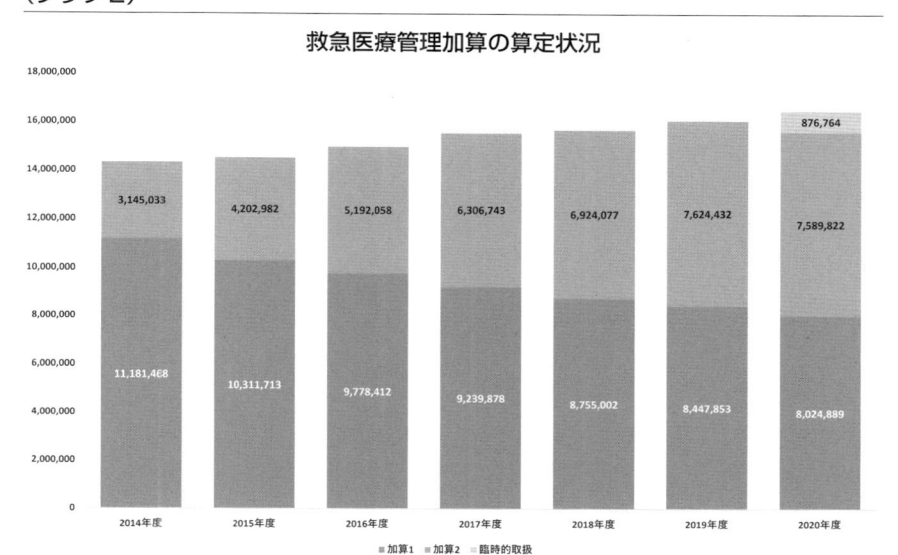

救急医療管理加算の算定状況

（※）NDB オープンデータを基に作成

　なお、全国の DPC 参加病院で緊急入院患者に占める救急医療入院の割合を見ると上昇しており、救急医療管理加算の算定率は上がっている（**グラフ3**）。ただ、やはり加算2がその半数を占めるまでになっており、これは高齢者救急が増加し、診療密度がそれほど高くない患者割合が高まっていることに加え、診療報酬改定の動向や保険者の財政事情などによる保険審査の事情が影響しているのだろう（**グラフ4**）。つまり、加算1は厳格化にあるが、加算2だったら通してもよいという方向感にもあることが予想される。

（グラフ 3）

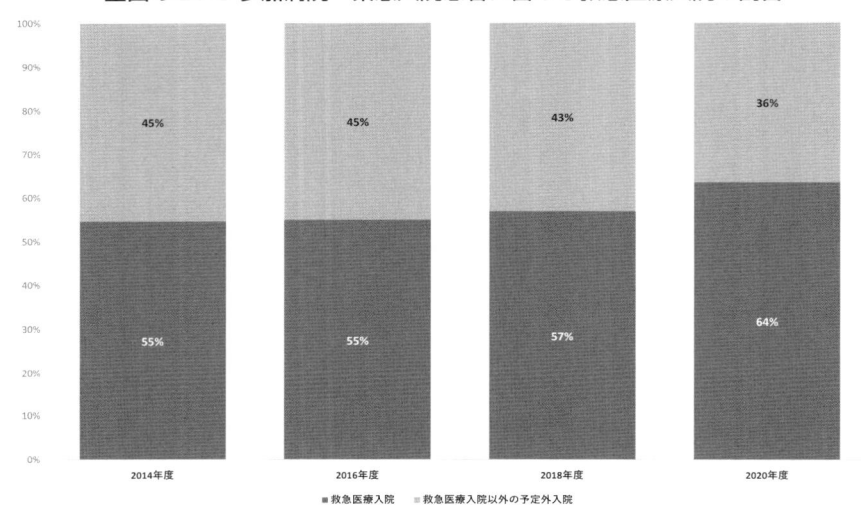

全国の DPC 参加病院　緊急入院患者に占める救急医療入院の割合

（※）DPC 評価分科会資料を基に作成

（グラフ4）

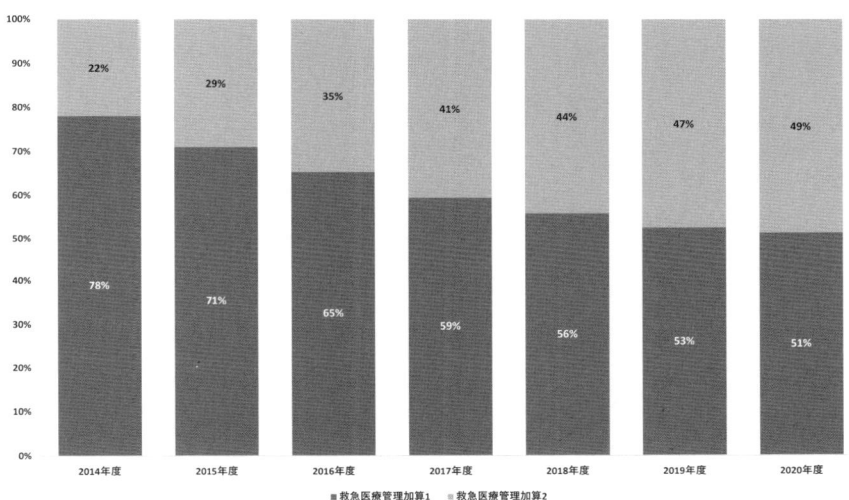

救急医療管理加算 1・2 の算定割合

（※）NDB オープンデータを基に作成

　救急医療管理加算の地域差が存在することは繰り返し取り上げてきた。救急医療係数についてコロナ前の評価期間である 2020 年度のデータを用いると**グラフ5**のようになる。**グラフ5**の縦軸は DPC/PDPS における機能評価係数Ⅱの 6 項目のうちの 1 つである救急医療係数を都道府県別に集計したものであり、横軸は緊急入院患者に占める救急医療入院の割合を見たものである。全ての DPC 参加病院のデータが含まれているが、機能評価計数Ⅱは年度ではなく、10 月から 9 月が評価期間であるなどもあり、完全に整合性がとれているわけではないものの正の相関をしている。つまり、救急医療管理加算の算定率が高い地域は、救急医療係数も高くなる傾向があることになる。なお、これは個別病院でも当てはまることであり、救急医療管理加算の算定が増えると救急医療係数も上昇する。ただし、両者にはタイムラグがあることには留意されたい。

（グラフ5）

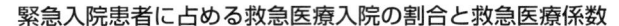

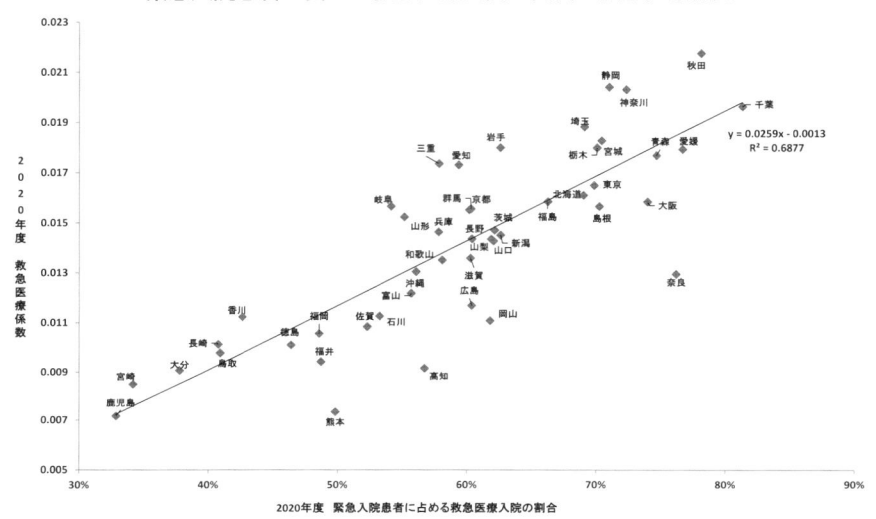

緊急入院患者に占める救急医療入院の割合と救急医療係数

　では、この散布図で右上にあり緊急入院患者に占める救急医療入院の割合が高い地域で差があるのはなぜだろうか。医事課などの現場担当者は、救急医療係数は「救急医療入院患者について入院から2日目までの包括範囲出来高点数と診断群分類点数表の差」が評価されているので、資源投入量が影響すると主張することだろう。確かにその影響もあるのだが、実際は加算をどのように算定しているかの影響が大きい。

　例えば、横軸の緊急入院患者に占める救急医療入院の割合が高い、秋田県、千葉県、奈良県をみてみると、秋田県は加算1の算定率が約80％、千葉県は約50％、奈良県は約30％である（**グラフ6**）。患者の状態も関係するだろうが、保険審査の事情が大きく影響を及ぼすものと考えられる。

（グラフ6）

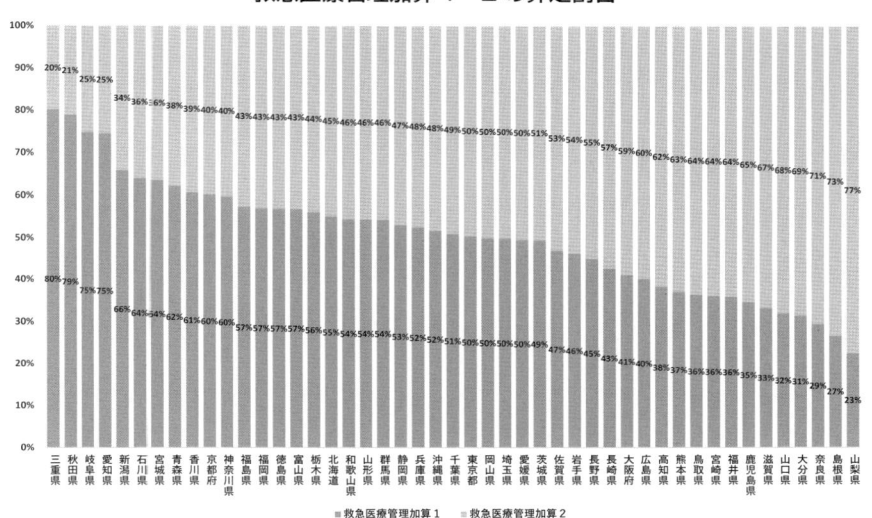

救急医療管理加算1・2の算定割合

（※）第6回NDBオープンデータを基に集計

　ただ、地域の事情によりフォーカスし、その潮目を判断することも重要である。**グラフ7**は、診療報酬改定時ごとの緊急入院患者に占める救急医療入院の割合の推移を見たものであり、地域により状況は大きく異なっている。とはいえ、2020年度の算定率が高いことは注目される。これは、コロナ禍で各病院が入院を大幅に制限したため、軽症者が入院できる病床がなかったことが関係しており、拙著「コロナ直撃の20年度診療実態に迫る」（『コロナから日常医療へ　戦略的病院経営の道標』ロギカ書房）のデータと整合している。

（グラフ7）

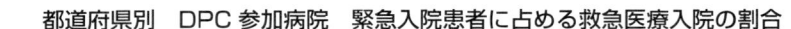

都道府県別　DPC参加病院　緊急入院患者に占める救急医療入院の割合

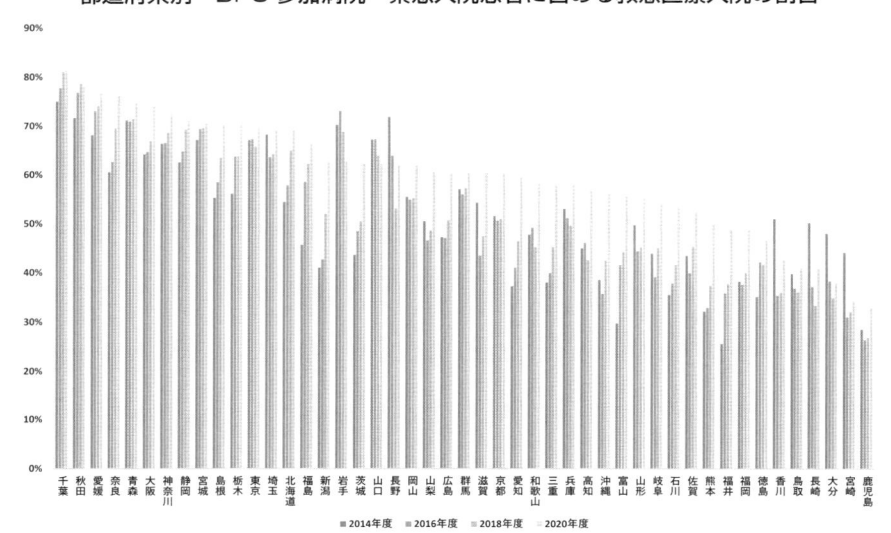

（※）DPC評価分科会資料を基に作成

　とはいえ、救急医療管理加算1の算定率は地域によって厳しくなっており、現実的には加算2での算定とならざるを得ないのかもしれない（**グラフ8**）。なお、救急医療管理加算1・2の算定件数を年代別にみたものが**グラフ9**であり、85歳以上について2014年度は加算1での算定率が高かったが、2020年度の状況は異なっていることがわかる。

（グラフ 8）

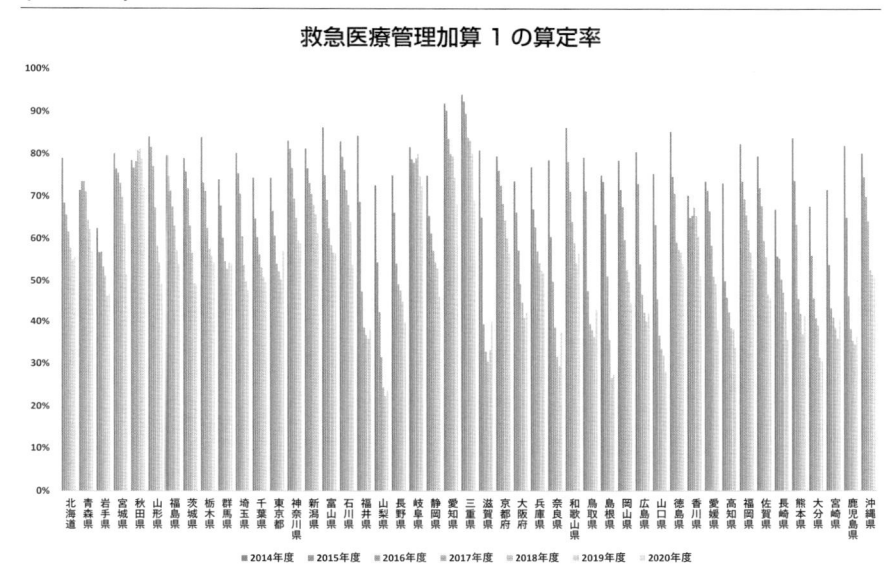

救急医療管理加算 1 の算定率

（※）NDB オープンデータを基に作成

（グラフ9）

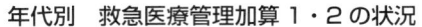

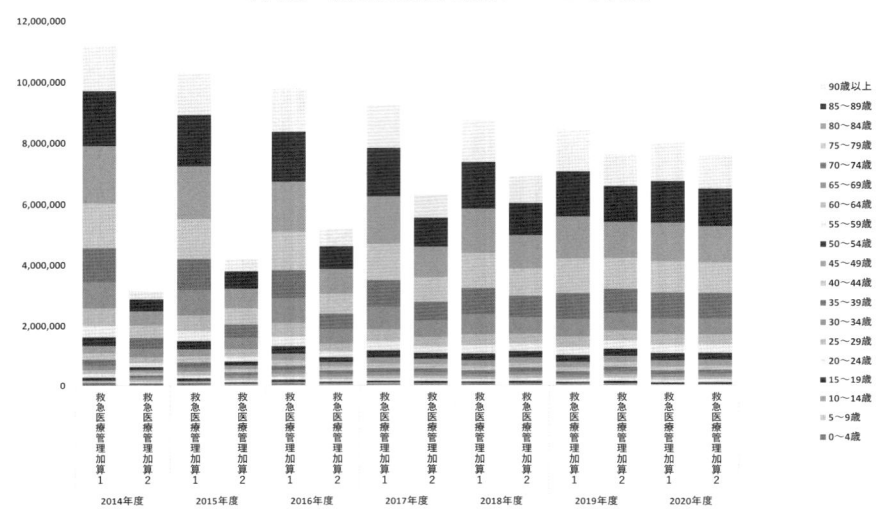

年代別　救急医療管理加算1・2の状況

（※）NDB オープンデータを基に作成

　ただし、この議論は拙著「救急加算と救命入院料、10倍の報酬差をどう考えるか」（『検証コロナ禍の病院経営』ロギカ書房）でも取り上げたが、救急医療管理加算だけの問題ではなく、救命救急入院料との整合性をどう図るかが重要になる。特に救命救急入院料1・3については1日10万円以上の報酬で救急医療管理加算の約10倍であるのに、重症度、医療・看護必要度の制約がないからである（現在、HCU用でのデータ提出は課されている）。脳梗塞で入院時JCS0などの比較的軽症な患者に救急医療管理加算1でなく、救命救急入院料1・3の約10倍の報酬を得ていることをすでにデータで指摘した。

　グラフ10は、救命救急入院料1・3の年代別算定率であり、やはり75歳以上が多くを占める。救命救急入院料1・3の算定は、救命救急センターだけの特権であり、看護師配置が4対1であり、1日当たり約10万円の報酬となっている。さらに、**グラフ11**は、救命救急入院料2・4の看護師2対1配置のICUであり、こちらも1日当たり10万円を超える報酬だが重症度、医療・看護必要度基準も存在することから75歳以上の患者の比率はその他と比べれば

（グラフ10）

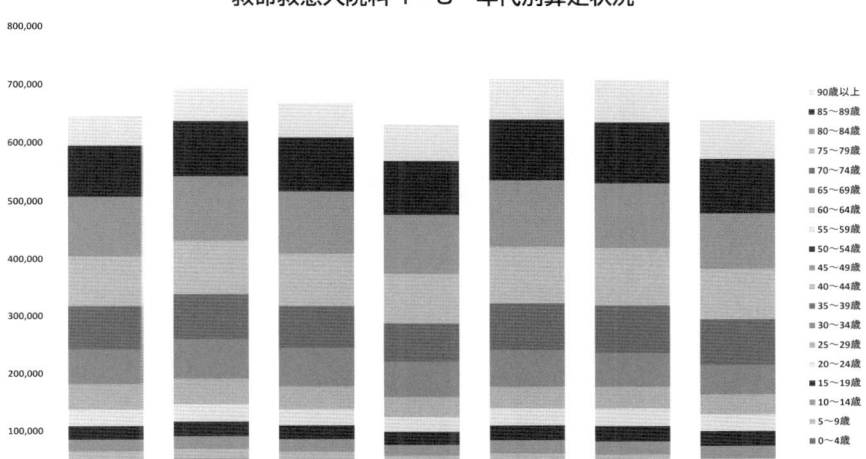

救命救急入院料1・3　年代別算定状況

（※）NDBオープンデータを基に作成。4対1看護の治療室

高くはない。

　医療人は、報酬が高いから救急医療に注力するわけではない。救える命に真摯に向き合い、最善を尽くしたいと考えている。ただ、それが経済的に必ずしも報われない現実もあり、続けることにより再投資などが難しくなる状況に直面するかもしれない。だとすれば、相応の報酬を期待したいところだ。とはいえ、救命救急センターの承認を受けることは容易ではない。多くの救命救急センターは、救命救急入院料以外に多額の補助金を受け取っているのも事実である。ただ、救命救急センターを分散させることには社会的な意義が乏しく、集約化の方向だろう。だとすると、二次救急医療機関などが中心に算定する救急医療管理加算について一定の配慮が必要である。とはいえ、地域差が厳然と存在し、国保などの財政事情が異なることからも、全国一律の基準を設けることは容易ではない。ある程度、ファジーでありながら、救急に取り組む病院が損をしない制度設計が期待される。

　これから間違いなく増加するのは、高齢者救急である。その患者をどこが引き受けるかは、地域の医療提供体制に大きな影響を及ぼす。命を必死で支えよ

（グラフ11）

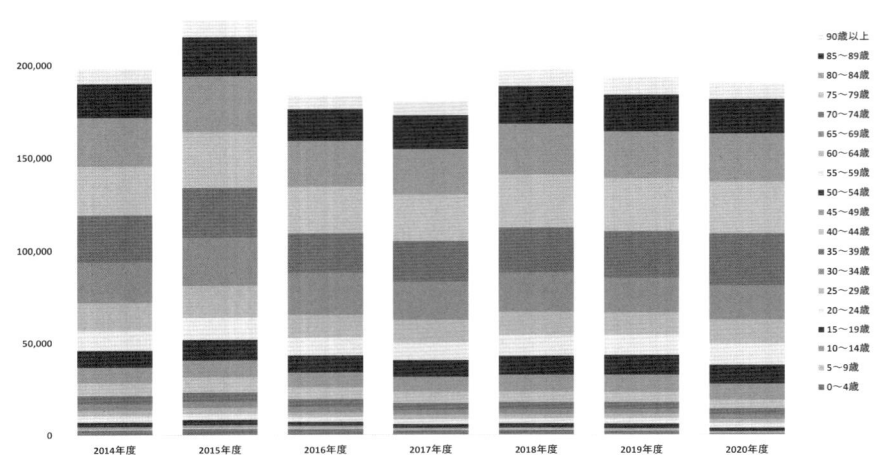

救命救急入院料2・4　年代別算定状況

（※）NDBオープンデータを基に作成。2対1看護の治療室

うとする現場の熱量を反映する適切な制度設計を期待したいものだ。なお、現状の救急医療管理加算の算定率は地域の医療費や人口当たり医師数を反映している面があり、ある程度合理的だと考える。拙速な厳格は救急医療の崩壊を招く危険性があり、まずは救命救急入院料1・3との整合性から議論することが望ましい。

　なお、2024年度診療報酬改定において、救急医療管理加算2を算定する場合のうち「その他の重症な状態」の割合が5割を超える保険医療機関についての評価が見直された。さらに救急医療係数は、救急補正係数と名称変更が行われ、医療機関別係数における位置付けが変更となった。

第4章

ケアミックス病院
としての強みを
発揮するために

4-1

地ケア
やめますか？　有効活用しますか？

（CBnews マネジメント連載第 186 回、2022 年 12 月 26 日）

　これが 2022 年最後の連載原稿となる。新型コロナウイルス感染症に 2 年半以上悩まされる日々が続き、医療機関は社会を守るために必死に闘ってきた。コロナも変異してきているようで、当初と状況は変わりつつある。しかし、いまだ都道府県からの病床確保の要請が続く病院も多く、看護師確保が困難になりつつあると感じる昨今、コロナ病床を維持することにより、さまざまな支障がある医療機関も存在することだろう。

　外来患者数はだいぶ元の水準に戻ったようだが、肝心の入院患者がコロナ前の水準に至らない病院が多い。とはいえ、最悪の 2020 年度と比べれば、かなりましなわけだが、昨今は、材料費や光熱費の高騰が著しく、病院の財務状況は悪化の一途をたどっている。ただ、今はコロナ補助金があるので、帳尻が合っている病院が多いが、仮に今後、空床確保等に関連する補助金が大幅に減額されるようなことがあれば、存続が危ぶまれる病院も存在するだろう。

　2022 年夏の第 7 波は熱中症患者なども交じり、救急車の著しい不応需が特に都市部で生じてしまった。短期的に新入院患者を確保するために、救急は重要なルートになるわけだが、現場が大混乱する中で、そのような事態になれば入院を制限せざるを得ないことを改めて痛感した。年初めには、コロナ診療と一般診療の両立を目標に掲げた病院も多いが、できることとできないことがあり、そのバランスが極めて難しい中で、病院経営の舵取りをしなければならないことを再確認させられた。

　そんな中で、2022 年度診療報酬改定が行われ、急性期充実体制加算のような高度急性期機能に対する手厚い評価が行われた一方で、地域包括ケア病棟の

院内転棟に制限が加えられたことには衝撃が走った。2020 年度改定で 400 床以上を対象に自院からの院内転棟 60％以上の場合に 10% の減算を 200 床以上に拡大し、15％の減算とされた。400 床以上の地域包括ケア病棟は極めて数が少なく、ある意味見せしめ的な意味合いが強かったと感じるが、200 床以上とされたことにより本丸に突っ込んできた印象だ。

　拙著「DPC 病院に地ケアは必要か、その在り方を考察する」（『コロナから日常医療へ　戦略的病院経営の道標』ロギカ書房）では、コロナ前の 2019 年度のデータを用いて都道府県別の一般病床の平均在院日数と 75 歳以上人口 10 万人当たりの地域包括ケア病床数には強い正の相関があり、さらに地域包括ケア病床数と一人当たり実績医療費についても一定の相関があることを指摘した（**グラフ 1・2**）。

（グラフ1）

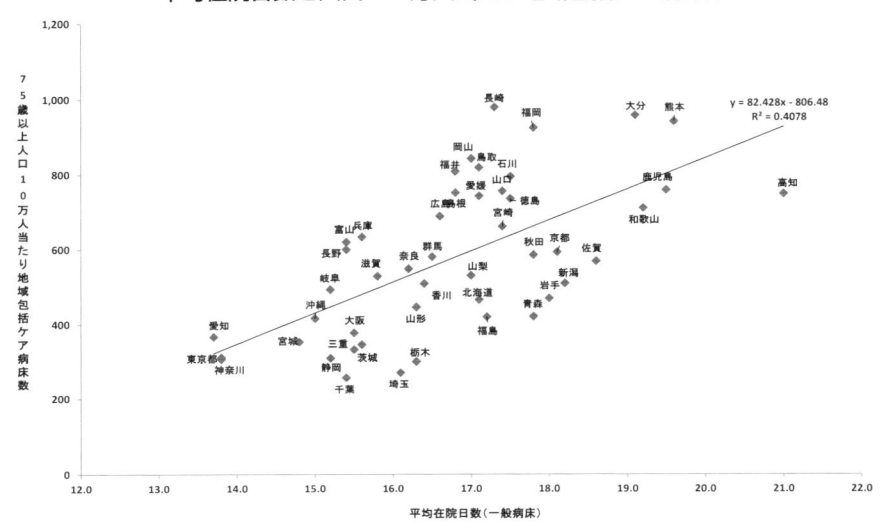

平均在院日数と人口10万人当たり地域包括ケア病床数

（※）厚生労働省、令和元年度病院報告及び「令和元年度 DPC 導入の影響評価に係る調査「退院患者調査」の結果報告について」を基に作成

（グラフ２）

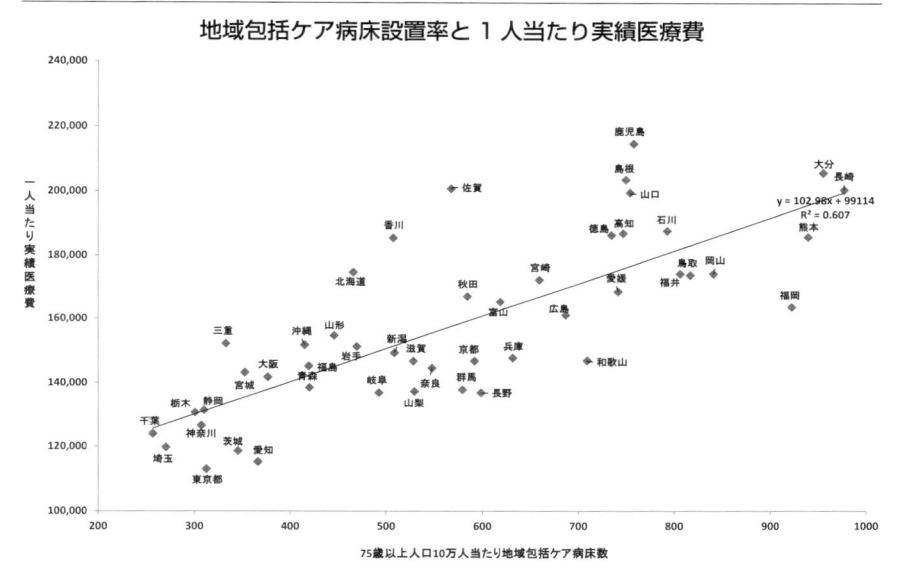

地域包括ケア病床設置率と１人当たり実績医療費

（※）令和元年度病床機能報告及び医療費の地域差分析、令和元年度電算処理分を基に作成

　地域包括ケア病棟を設置すると「経営が安定する」という「入院医療等の調査・評価分科会」の調査結果とある意味整合する結果でもある。

　一方で、地域包括ケア病棟の使い方が大切なわけで、DPC 参加病院、そして 200 床以上の病院などで院内転棟が多く、都道府県別で見ても DPC 参加病院が地域包括ケア病棟を有する病院の割合と院内転棟割合には一定の正の相関が見られた（**表１・２、グラフ３**）。

（表1）

地域包括ケア病棟　DPC参加の有無別　病床稼働率等の実績

病床規模 （一般病床）	病床稼働率	平均在棟日数	院内転棟割合	家庭からの入院割合	病床割合
100床未満	78%	27.6	26%	43%	25%
100〜199床	79%	23.1	52%	37%	35%
200〜299床	79%	20.8	65%	30%	21%
300〜399床	77%	18.6	67%	29%	13%
400床以上	75%	18.3	79%	23%	6%

（※）令和元年度病床機能報告を基に作成

（表2）

地域包括ケア病棟　病床規模別　病床稼働率等

DPC参加の有無	病床稼働率	平均在棟日数	院内転棟割合	家庭からの入院割合
DPC対象病院	77%	19.5	63%	32%
DPC対象病院以外	80%	27.5	36%	40%

（※）令和元年度病床機能報告を基に作成

（グラフ3）

地域包括ケア病棟　DPC病院の保有割合と院内転棟割合

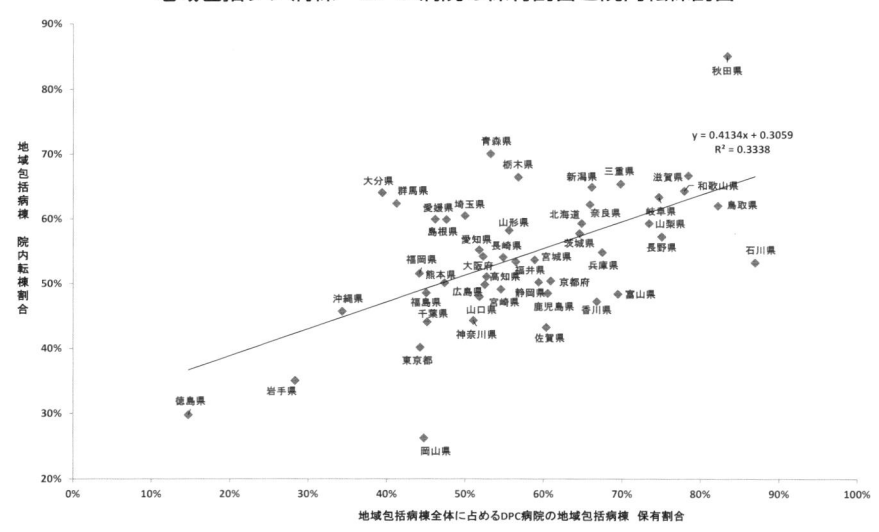

（※）令和元年度　病床機能報告を基に作成

　結局、DPC/PDPS で入院医療の支払いを受ける病院は地域包括ケア病棟を うまく使えていない印象があり、それは今も全く変わっていない。DPC/ PDPS の方が入院初期の点数が地域包括ケア病棟よりも高いわけであり、より 手厚い看護師配置である急性期病棟が入院初期は適合するというのは自然な解 釈だし、そのような行動も一定程度許容されるだろう。なお、2020 年度改定 で地域包括ケア病棟入院料と地域包括ケア入院医療管理料について自院の DPC 病棟・病室からの転棟・転室後の点数設定が異なることが議論の対象と なり、地域包括ケア病棟においても「入院期間 II までは DPC/PDPS の点数」 とされるなどの変更が加えられたことは記憶に新しい。ただ、この問題も全て クリアになったわけではなく、2024 年度改定以降に再度議論されることだろ う（2024 年度診療報酬改定では実際には論点として取り上げられなかった）。診療 報酬における論点は病院マネジメントでも重要であることは言うまでもなく、 常にコインの表と裏の関係にあり、私たちはその動向を冷静に捉える必要があ る。

　なお、2022 年度診療報酬改定を受けて院内転棟で減算されている施設は決 して多くなく、皆が制度変更に合わせて使い方を変えている。ただ、DPC 参 加病院で抜本的に使い方を変えられているかというとそうではなく、白内障や ポリペクなどの短期症例を地域包括ケア病棟に直接入院させることにより、院 内転棟の制限を回避しているケースが多い。これにより基準が厳格化された在 宅復帰率も満たすことになる。ただ、これが当該病棟の趣旨に合致しているか は疑問もあり、これも今後の診療報酬改定の論点である（2024 年度診療報酬改 定では短期滞在手術がこれらの基準から除外されることとなった）。

　確かに地域包括ケア病棟は増加し続けてきた（**表 3**）。

（表 3）

地域包括ケア病棟入院料・地域包括ケア入院医療管理料の届出状況

		2014年	2015年	2016年	2017年	2018年	2019年	2020年	2021年
入院料・入院医療管理料1	病院数					611	998	1,203	1,313
	病床数					18,829	31,449	38,981	43,362
入院料・入院医療管理料2	病院数	282	1,159	1,486	1,848	1,587	1,372	1,315	1,267
	病床数	8,231	21,326	42,829	56,332	50,827	45,367	43,803	41,526
入院料・入院医療管理料3	病院数					24	51	49	50
	病床数					572	1,398	1,329	1,308
入院料・入院医療管理料4	病院数	23	85	108	126	97	97	83	79
	病床数	684	1,305	2,712	3,093	2,140	2,291	1,792	1,824
全体	病院数	305	1,244	1,594	1,974	2,319	2,518	2,650	2,709
	病床数	8,915	22,631	45,541	59,425	72,368	80,505	85,905	88,020

（※）中医協、「主な施設基準の届出状況等」を基に作成。各年 10 月 1 日の状況

　ただ、前年比での増加率は低落傾向にあり、このままでいくとマイナスに転ずるだろう（**グラフ 4**）。仮に、これから大幅に増加するとすれば、それは「何か」がないとあり得ないことだ。その「何か」とは、地域包括ケア病棟を設置するインセンティブを高めることがまずは挙げられるが、今後その方向は期待できそうにない。だとすると、急性期一般入院料の「重症度、医療・看護必要度」等の基準をさらに厳格化するという選択肢もあり、その筋書きはすでに用意されているのかもしれない。

　なお、**表 3**をより細かく見ていくと入院料 2 については 2017 年が病院数・病床数ともにピークであり、その後、減少を続けている。入院料 2 には 200 床以上の DPC 参加病院などが多くを占めると予想され、それらの病院が 199 床に減床して入院料 1 に届出を変更したパターンもあるだろう。ただ、現実的には、その反対で地域包括ケア病棟を急性期一般入院料に戻したケースもある。

　地域包括ケア病棟をコロナ病棟に転用した急性期病院は多い。元々使い勝手があまりよくなかったので、これを機会にコロナ病床に供出しようと考えたのかもしれない。この 2 年、そのような使い方をしても、それらの病院はある程度機能したのではないだろうか。

　今後、急性期患者の評価指標である「重症度、医療・看護必要度」等がマイナーチェンジされ、さらなる厳格化もあり得るだろう。その際に、基準を満たせるかどうかのバッファーとして地域包括ケア病棟を用いるという選択をせざるを得ない病院もある。一方でダウンサイズをし、地域と連携することにより基準値をクリアするという選択も病院によっては取り得るだろう。

（グラフ４）

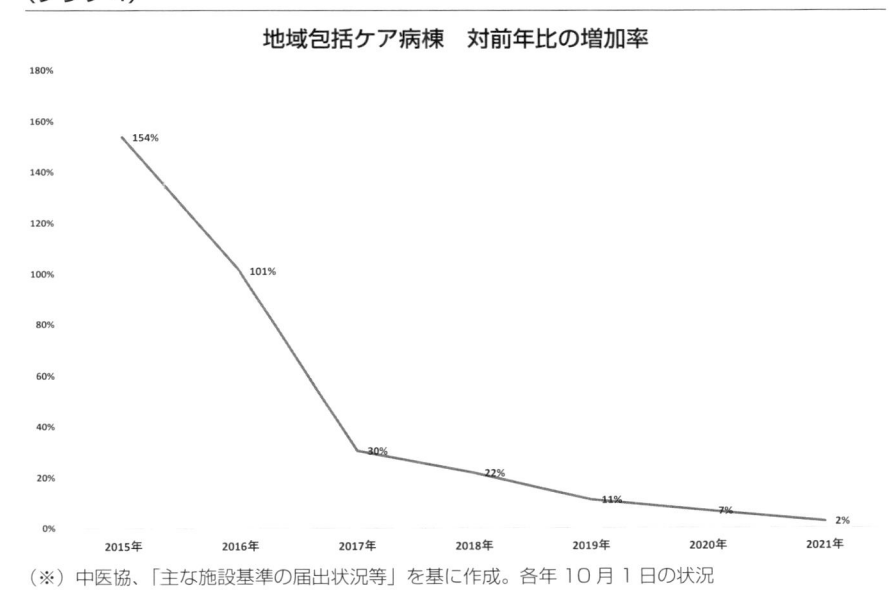

地域包括ケア病棟　対前年比の増加率

（※）中医協、「主な施設基準の届出状況等」を基に作成。各年 10 月 1 日の状況

　拙著「ICU 等の稼働率は何に左右されるのか？」（『コロナから日常医療へ　戦略的病院経営の道標』ロギカ書房）で言及したように ICU 等の集中治療室でも同様だが、その治療室について責任を持って管理してくれる医師が不可欠であり、その役割について地域包括ケア病棟では総合診療的な素養を持った医師が担うことが望ましいと私は考えている。整形外科の後方病棟では、院内転棟の制限に抵触するし、そもそも稼働率が上がらないことはすでに指摘した。ただ、現実に目を向けると、そのような医師を臓器別に専門分化した急性期病院で見つけることは困難であることも多い。一方で慢性期中心の病院にとっては、回復期機能への一方を踏み出すという意味で単価の上昇、在宅復帰率の向上という意味でも前向きな選択であり、非 DPC 病院を中心に地ケアは展開されることが望ましいと考えている。また、中途半端に急性期一般入院料を有する病院や地域一般入院料を届け出る病院が地域包括ケア病棟への届け出をすることは歓迎されることである。

　自院が急性期を中心に生きていくという覚悟があるのであれば、無理に地域

包括ケア病棟にこだわることなく、いま一度、立ち止まって冷静に自らの在り方を考えるべきではないだろうか。コロナ禍でもあり、先が見えない中での決断は容易ではないが、地域の医療提供体制について客観的なデータを基に中長期の視点から皆でじっくりと考え、議論していくことが必要だ。そうすることによって、おのずと答えは明らかになるだろうし、そう願いたいものだ。

　2023 年が医療界そして皆さまにとって、素晴らしい 1 年になることを祈念して本稿を終えたいと思います。この 1 年間、真摯に患者と向き合った全ての医療従事者に心から感謝いたします。

4-2

"スーパー地ケア"を
高齢者救急の担い手に

（CBnews マネジメント連載第 211 回、2024 年 1 月 15 日）

　2024 年度診療報酬改定における最大の論点の 1 つが増加する高齢者救急の担い手であり、誰が診るべきかが制度設計に反映されることだろう。これまでの議論を踏まえると 7 対 1 のような手厚い人員配置の急性期病院ではなく、13 対 1 の地域包括ケア病棟で診療密度が高くない高齢者救急の対応を行うべきだという考えが根底にあるようだ。一方で現状、救急車搬送入院の多くが 7 対 1 病院で受けられているという現実を踏まえ、高度化・複雑化した今日の医療において地域包括ケア病棟では適切な診断と初期対応が難しいのではないかという意見もある（**グラフ 1**）。

（グラフ1）

看護師配置（入院料）別　救急車搬送入院患者の受け入れ状況

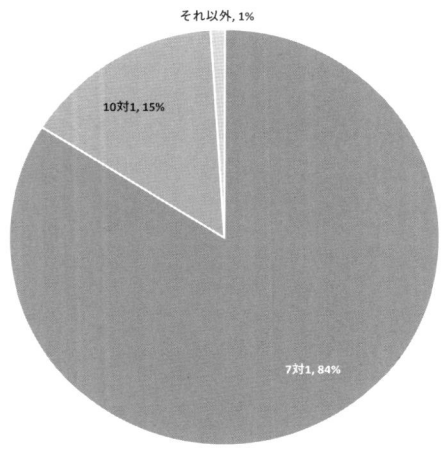

（※）「令和3年度DPC導入の影響評価に係る調査「退院患者調査」の結果報告について」を基に作成

　　資料1は、2010年と2020年の救急車搬送の状況を示したものであり、高齢者救急が増加しているものの、軽症や中等症が増えていることが分かる。ただ、症状・兆候・診断名不明確が増加しており、合併症を有する高齢者への対応は慎重に行うべきだともいえる（**資料2**）。

（資料１）

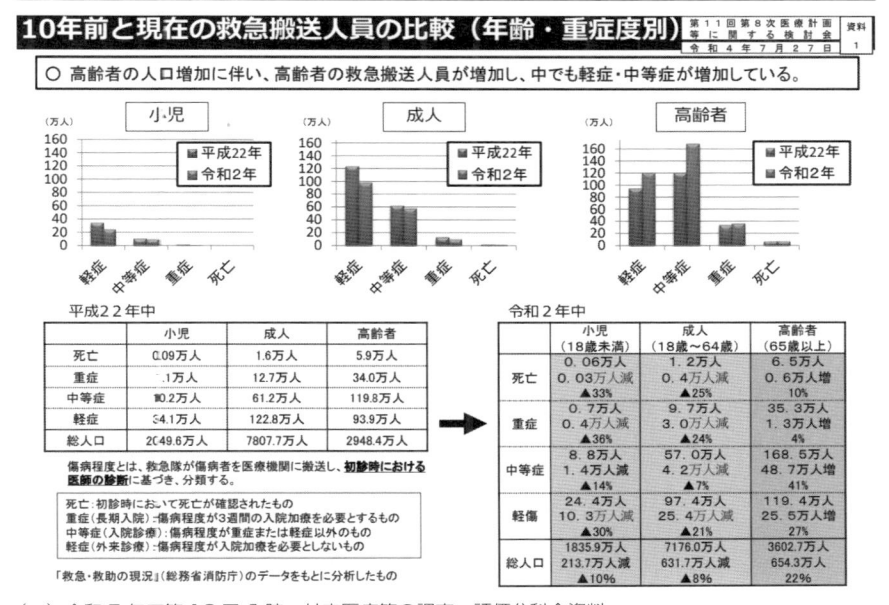

10年前と現在の救急搬送人員の比較（年齢・重症度別） 第11回第8次医療計画 等に関する検討会 令和4年7月27日 資料1

○ 高齢者の人口増加に伴い、高齢者の救急搬送人員が増加し、中でも軽症・中等症が増加している。

平成22年中

	小児	成人	高齢者
死亡	0.09万人	1.6万人	5.9万人
重症	1万人	12.7万人	34.0万人
中等症	10.2万人	61.2万人	119.8万人
軽症	34.1万人	122.8万人	93.9万人
総人口	2049.6万人	7807.7万人	2948.4万人

傷病程度とは、救急隊が傷病者を医療機関に搬送し、**初診時における医師の診断**に基づき、分類する。

死亡：初診時において死亡が確認されたもの
重症（長期入院）：傷病程度が3週間の入院加療を必要とするもの
中等症（入院診療）：傷病程度が重症または軽症以外のもの
軽症（外来診療）：傷病程度が入院加療を必要としないもの

「救急・救助の現況」（総務省消防庁）のデータをもとに分析したもの

令和2年中

	小児 （18歳未満）	成人 （18歳～64歳）	高齢者 （65歳以上）
死亡	0.06万人 0.03万人減 ▲33%	1.2万人 0.4万人減 ▲25%	6.5万人 0.6万人増 10%
重症	0.7万人 0.4万人減 ▲36%	9.7万人 3.0万人減 ▲24%	35.3万人 1.3万人増 4%
中等症	8.8万人 1.4万人減 ▲14%	57.0万人 4.2万人減 ▲7%	168.5万人 48.7万人増 41%
軽症	24.4万人 10.3万人減 ▲30%	97.4万人 25.4万人減 ▲21%	119.4万人 25.5万人増 27%
総人口	1835.9万人 213.7万人減 ▲10%	7176.0万人 631.7万人減 ▲8%	3602.7万人 654.3万人 22%

（※）令和5年度第10回 入院・外来医療等の調査・評価分科会資料

（資料2）

10年前と現在の救急自動車による急病の疾病分類別搬送人員の比較　第11回第8次医療計画等に関する検討会　令和4年7月27日　資料1

○　急病のうち、高齢者の「脳卒中」「精神系」を除いた疾患と、成人の「症状・徴候・診断名不明確」が増加している。

10年前と現在の高齢者における急病の疾病分類別搬送人員の比較（万人）

（万人）　■平成22年　■令和2年

	脳疾患	心疾患等	消化器系	呼吸器系	精神系	感覚系	泌尿器系	新生物	その他	症状・兆候診断名不明確
平成22年	21.9	20.9	15.6	18.9	2.1	5.8	4.5	3.8	31.4	46.8
令和2年	20.4	23.8	18.7	22.8	2.1	7.7	7.3	4.8	39.1	75.6

平成22年中

	小児	成人	高齢者
脳疾患	0.6万人	8.2万人	21.9万人
心疾患等	0.1万人	7.0万人	20.9万人
消化器系	1.6万人	15.2万人	15.6万人
呼吸器系	2.5万人	6.3万人	18.9万人
精神系	0.5万人	9.9万人	2.1万人
感覚系	1.8万人	6.2万人	5.8万人
泌尿器系	0.1万人	5.7万人	4.5万人
新生物	0.01万人	1.4万人	3.8万人
その他	5.0万人	23.1万人	31.4万人
症状・徴候診断名不明確	9.9万人	30.8万人	46.8万人
総人口	2049.6万人	7807.7万人	2948.4万人

令和2年中

	小児	成人	高齢者
脳疾患	0.3万人（0.3万人減）	5.7万人（2.5万人減）	20.4万人（1.5万人減）
心疾患等	0.1万人	5.9万人（1.1万人減）	23.8万人（2.9万人増）
消化器系	1.0万人（0.6万人減）	11.3万人（3.9万人減）	18.7万人（3.1万人増）
呼吸器系	1.5万人（1.0万人減）	5.5万人（0.8万人減）	22.8万人（3.9万人増）
精神系	0.4万人（0.1万人減）	7.2万人（2.7万人減）	2.1万人
感覚系	1.3万人（0.5万人減）	6.0万人（0.2万人減）	7.7万人（1.9万人増）
泌尿器系	0.1万人	5.8万人（0.1万人減）	7.3万人（2.8万人増）
新生物	0.01万人	1.2万人（0.2万人減）	4.8万人（1.0万人増）
その他	3.7万人（1.3万人減）	19.5万人（3.6万人減）	39.2万人（7.8万人増）
症状・徴候診断名不明確	8.7万人（1.2万人減）	37.8万人（7.0万人減）	75.6万人（28.8万人増）
総人口	1835.9万人（213.7万人減）	7176.0万人（631.7万人減）	3602.7万人（654.3万人増）

（出典）救急・救助の現況（総務省消防庁）のデータをもとに分析したもの

（※）令和5年度第10回 入院・外来医療等の調査・評価分科会資料

　さらに**資料3**は、7対1看護師配置である急性期一般入院料1と13対1あるいは15対1の看護師配置である地域一般入院料の疾患別の医療資源投入量の差を見たものであり、全体としては2.4倍の差があるが、誤嚥性肺炎や尿路感染のような高齢者救急では1.2倍あるいは1.4倍程度の差に収まり、必ずしも7対1病棟で重症患者を診ているわけではないことが示唆されている。**資料4**は横軸に急性期一般入院料1における1日当たりの資源投入量を縦軸に重症度、医療・看護必要度をとり、疾患別の状況を見たものである。ここから、高齢者救急は医療資源投入量が多くないが、重症度、医療・看護必要度は一定程度高くなっていることが示されている。この2枚のスライドは、2024年度診療報酬改定を象徴する重要なメッセージを発していると私は考えている。

（資料３）

高齢者に多い疾患における入院料間の医療資源投入量の比較①

○ 75歳以上の患者に多い疾患のうち一部は、急性期一般入院料1を算定する場合と地域一般入院料を算定する場合とで、医療資源投入量について大きな差がみられなかった。（全体の平均が2.4倍であるところ、例えば「食物及び吐物による肺臓炎」は1.2倍、「尿路感染症，部位不明」は1.4倍にとどまる。）

75歳以上の患者に多い疾患[※1]における75歳以上の患者が急性期一般入院料1を算定する場合の医療資源投入量[※2]及び地域一般入院料1－2を算定する場合の医療資源投入量の比

傷病名	料1における1日平均（点）	1日当たり医療資源投入量			75歳以上で多い疾患順位	75歳以上症例に占める割合
		急1/地1-2の比	急2-6/地1-2の比	急1/急2-6の比		
（全傷病・全年齢）	3,448	2.41	1.43	1.69	-	-
全傷病・75歳以上	3,752	2.31	1.34	1.73	-	100.0%
コロナウイルス感染症２０１９，ウイルスが同定されたもの	2,334	1.12	0.90	1.25	1	3.9%
食物及び吐物による肺臓炎	1,026	1.24	1.02	1.21	2	3.3%
脳動脈の血栓症による脳梗塞	1,208	1.33	1.06	1.26	14	1.2%
肺の消耗及び膿瘍，他に分類されないもの　部位不明	674	1.34	1.08	1.24	35	0.6%
肺炎，詳細不明	1,160	1.36	1.08	1.26	10	1.5%
体液量減少（症）	868	1.38	1.09	1.26	15	1.1%
細菌性肺炎，詳細不明	1,177	1.40	1.13	1.24	23	0.8%
尿路感染症，部位不明	957	1.40	1.12	1.26	8	1.5%
大腸＜結腸＞のポリープ	3,223	1.42	1.05	1.35	5	1.8%
慢性腎臓病，ステージ5	2,320	1.45	1.13	1.28	11	1.0%
急性尿細管間質性腎炎	1,023	1.48	1.14	1.30	19	0.9%
その他の尿管結腸結石	5,327	1.52	1.31	1.16	22	0.8%
前立腺の悪性新生物＜腫瘍＞	2,886	1.66	1.30	1.27	7	1.6%
大腿骨頸部骨折　閉鎖性	3,850	1.68	1.33	1.26	6	1.6%
穿孔又は破傷を伴わない大腸の憩室性疾患	1,695	1.70	1.18	1.44	26	0.8%
その他の脳梗塞	1,091	1.75	1.41	1.24	36	0.5%
脊柱管狭窄（症）　腰部	3,529	1.83	1.36	1.34	38	0.5%
心不全，詳細不明	4,845	1.86	1.37	1.36	18	1.0%
うっ血性心不全	1,447	1.87	1.19	1.57	3	3.1%
脳動脈の塞栓症による脳梗塞	1,420	1.95	1.17	1.67	27	0.7%
前立腺の悪性新生物＜腫瘍＞	1,486	2.12	1.57	1.35	21	0.9%
外傷性硬膜下出血　頭蓋内に達する開放創を伴わないもの	3,379	2.17	1.25	1.74	12	1.3%
直腸の悪性新生物＜腫瘍＞	1,987	2.22	1.55	1.44	30	0.6%
胃腺炎	3,508	2.42	1.89	1.28	29	0.6%
環椎骨折　閉鎖性	2,175	2.60	1.61	1.61	34	0.6%
結腸の悪性新生物＜腫瘍＞，上行結腸	1,754	2.63	1.59	1.66	11	1.3%
胆管炎を伴う胆管結石	3,631	2.67	2.00	1.33	24	0.5%
一般的又は部分不明のそけい＜鼠径＞ヘルニア，閉塞及びくびれ＜嵌＞血を伴わないもの	3,140	2.73	1.90	1.44	28	0.7%
胆管炎及び胆のう＜嚢＞炎を伴わない胆管結石	5,888	2.81	2.08	1.36	24	0.8%
胸椎骨折　閉鎖性	3,832	2.88	1.95	1.47	33	0.6%
気管支及び肺の悪性新生物＜腫瘍＞，下葉，気管支又は肺	2,037	3.02	1.62	1.86	31	0.6%
気管支及び肺の悪性新生物＜腫瘍＞，上葉，気管支又は肺	3,145	3.33	2.18	1.53	20	0.9%
肺の悪性新生物＜腫瘍＞，原発部	3,317	3.67	2.46	1.49	16	1.1%
肝及び肝内胆管の悪性新生物＜腫瘍＞，肝細胞癌	2,624	3.83	2.34	1.62	39	0.5%
	3,577	5.26	2.93	1.80	25	0.8%

※1　入院初日にDPC算定病床又は地域包括ケア病棟に入院する75歳以上の患者の傷病のうち0.5%以上を占める39傷病のうち、地域一般入院料1－2を算定している症例が50例未満である疾患（老人性初発白内障、老人性白内障、その他の眼の疾患の狭心症、胃の悪性新生物＜腫瘍＞，胃体部）を除いたもの。
※2　一日平均出来高薬剤点数から、A（入院料）及びH（リハビリテーション）を除いたもの。
出典：DPCデータ（令和4年4月～12月）

（※）令和５年度第６回 入院・外来医療等の調査・評価分科会資料

（資料4）

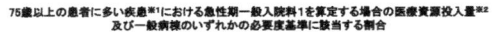

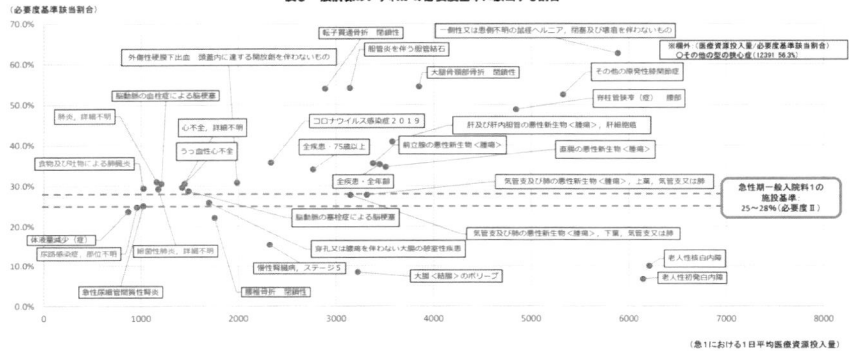

※1　入院初日にDPC算定病床又は地域包括ケア病棟に入院する75歳以上の患者で多い上位30傷病。
※2　一日平均出来高換算点数から、A（入院料）及びH（リハビリテーション）を除いたもの。

出典：DPCデータ（令和4年4月～12月）

（※）令和5年度第6回 入院・外来医療等の調査・評価分科会資料

　これに対して、重症度、医療・看護必要度ではB項目を基準から除外してはどうかという議論があり、現在実施されているシミュレーションでもB項目は削除されている（**資料5**）。さらに、A項目で救急車搬送あるいは救急医療管理加算等が5日間2点と評価される現状の評価から、1日、あるいは2日に短縮する案も出ている（**資料6**）。

(資料5)

7対1病棟における重症度、医療・看護必要度の基準の見直しについて（案）

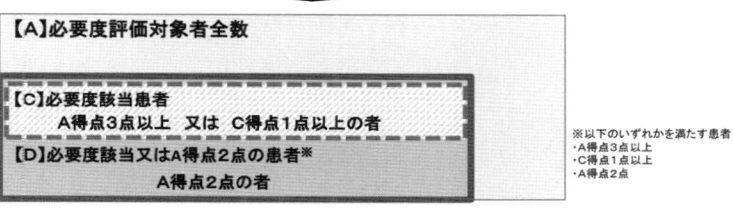

現行

【A】必要度評価対象者全数

【B】必要度該当患者
　　　以下のいずれかを満たす場合に該当
　　　・A得点2点以上かつB3点以上
　　　・A3点以上
　　　・C1点以上

必要度該当患者割合＝【B】／【A】

見直し案

【A】必要度評価対象者全数

【C】必要度該当患者
　　　A得点3点以上　又は　C得点1点以上の者

【D】必要度該当又はA得点2点の患者※
　　　A得点2点の者

※以下のいずれかを満たす患者
・A得点3点以上
・C得点1点以上
・A得点2点

割合①：必要度該当患者割合　　　割合②：必要度該当又はA2点以上の患者割合
　　　＝【C】／【A】　　　　　　　　　　　＝【D】／【A】

⇒ 割合①が一定以上であり、かつ割合②が一定以上であることを施設基準とする。

（※）中央社会保険医療協議会・総会資料

(資料6)

一般病棟用の重症度、医療・看護必要度の該当患者割合への影響等のシミュレーションについて（案）

○ シミュレーションにおける変更内容の組み合わせは、以下のパターンで実施することとしてはどうか。

変更する項目	変更内容	共通	見直し案1	見直し案2	見直し案3	見直し案4
1－1 A-7:救急搬送後の入院/緊急に入院を必要とする状態	評価日数を1日とする。		○		○	
1－2	評価日数を2日とする。			○		○
2－1 A-1:創傷処置	必要度Ⅱにおける評価対象となる診療行為が実施されている場合に評価対象とするとともに、「重度褥瘡処置」のみ実施の場合は評価対象とする。	○				
3－1 A-2:呼吸ケア	必要度Ⅱにおける評価対象となる診療行為が実施されている場合に評価対象とする。	○				
4－1 A-3:注射薬剤3種類以上の管理	入院期間中に初めて該当した日から7日目までのみを評価対象の候補日とする。	○				
4－2	4－1の上で、対象薬剤から「アミノ酸・糖・電解質・ビタミン」等の静脈栄養に関する薬剤を除外する。	○				
5－1 A-6①:抗悪性腫瘍剤の使用(注射剤のみ)	入院での使用率が60%未満のものは対象薬剤から除外する。	○				
5－2	5－1の上で、得点を3点とする。				○	○
6－1 A-6②:抗悪性腫瘍剤の内服の管理	入院での使用率が70%未満のものは対象薬剤から除外する。	○				
7－1 A-6:専門的な治療・処置	「専門的な治療・処置」のうち「麻薬の使用(注射剤のみ)」、「昇圧剤の使用(注射剤のみ)」、「抗不整脈薬の使用(注射剤のみ)」、「抗血栓塞栓薬の使用」及び「無菌治療室での治療」の得点を3点とする。	○				
8－1 B項目及び該当基準	7対1病棟において、該当基準のうち基準①（A2点以上かつB3点以上）を廃止する。	○				
9－1 C項目	令和3年度及び4年度の実績に基づき、対象手術を変更する。	○				
9－2	手術実施日からの退院日までの日数の実態を踏まえ、評価日数を変更する。	○				
10－1 評価対象患者	短期滞在手術等基本料の手術等を実施した患者についても、評価対象とする。	○				

（※）中央社会保険医療協議会・総会資料

　救急患者の手術実施率は低く、手術なし患者の重症度、医療・看護必要度は高くない（**グラフ2**）。救急の評価期間を短くし、B項目を削除することは高齢者救急の担い手として、急性期病院が必ずしも適したものではないことを示唆しているのだろう。最終的な基準値次第ではあるが、現在議論されている方向で見直しが行われれば、高齢者救急を急性期病棟で受けづらくなる。

（グラフ2）

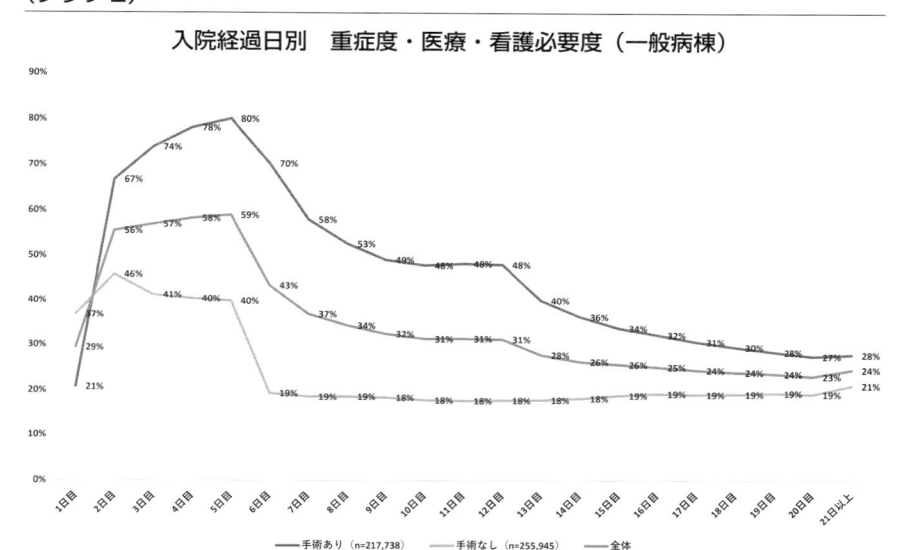

入院経過日別　重症度・医療・看護必要度（一般病棟）

これに対して、2023年12月15日の中医協総会では、高齢者救急の入院医療の評価として新たな方向性が提示された。救急患者を受け入れるに当たり必要な人員配置を行い、リハビリテーション、栄養管理、入退院支援、在宅復帰支援等の機能を包括的に担うことに対する評価を行うというものである。具体的には**資料7**の急性期一般入院料4と地域包括ケア病棟入院料1の間にある空白部分を埋める病棟という位置付けになるのだろう。名称など現段階では不明だが、私は「スーパー地ケア」のような位置付けではないかと感じている。

（資料 7）

急性期一般病棟、地域包括ケア病棟の施設基準の概要

	急性期一般病棟入院料1	急性期一般病棟入院料4	地域包括ケア病棟入院料1
病棟の趣旨	急性期医療を行う	急性期医療を行う	① 急性期治療を経過した患者の受け入れ ② 在宅で療養を行っている患者等の受け入れ ③ 在宅復帰支援
看護配置	7対1以上	10対1以上	13対1以上
重症度、医療・看護必要度の基準	該当患者の基準：A項目3点以上等 該当患者割合 31%（Ⅰ）28%（Ⅱ） ※200床以上の場合	該当患者の基準：A項目3点以上等 該当患者割合 20%（Ⅰ）17%（Ⅱ） ※200床以上の場合	該当患者の基準：A項目1点以上 又はC項目1点以上 該当患者割合 12%（Ⅰ）8%（Ⅱ）
在院日数	平均在院日数 18日以内	平均在院日数 21日以内	60日まで算定可能
救急医療体制	－ （救急医療管理加算等で評価）	－ （救急医療管理加算等で評価）	二次救急医療機関又は救急告示病院 ※ 200床未満の病院の場合、救急医療の体制 ※ 一般病床の場合
救急実績	－ （地域医療体制確保加算等で実績に応じた評価）	－ （地域医療体制確保加算等で実績に応じた評価）	自宅等からの緊急患者の受け入れ 3月で9人以上
リハビリ			PT、OT又はST1名以上の配置
在宅復帰率	80%以上 （分子に回リハ病棟等への転院、転棟を含む）	80%以上 （分子に回リハ病棟等への転院、転棟を含む）	72.5%以上 （分子に回リハ病棟等への転院、転棟を含まない）
在宅医療			実績要件
人生の最終段階における医療・ケア	－	－	ガイドライン等の内容を踏まえ、指針を定めていること

（※）中央社会保険医療協議会・総会資料

　地域包括ケア病棟の 13 対 1 看護師配置より手厚い 10 対 1 が想定され、急性期一般入院料並みの救急受入れ実績があることが要件とされるだろう。その際に、現状の地域包括ケア病棟では救急医療管理加算の算定ができないため、救急医療管理加算に相当する点数を入院初期に算定することを可能とするはずだ。また、下り搬送についての評価も行われるだろう。さらに地域包括ケア病棟で求められる施設基準に加え、以下を加えることが妥当ではないだろうか。

　まずリハビリテーションについては、ADL 維持向上等体制加算の届け出を行っていることを前提とし、そこに急性期病院で体制が脆弱であると指摘される土日のリハビリテーションの提供体制を盛り込むことだ。次に、栄養管理については 2022 年度診療報酬改定で特定機能病院に入院栄養管理体制加算で病棟の専従配置が試行的に導入されたことを踏まえ、同様の施設基準を盛り込むことだ。入退院支援については、入退院支援加算 1 をさらに手厚くし、看護師及び社会福祉士について専従を要件としてはどうだろうか。

　結果として、これらを包括した点数は従来の急性期一般入院料 4 や地域包括

（資料8）

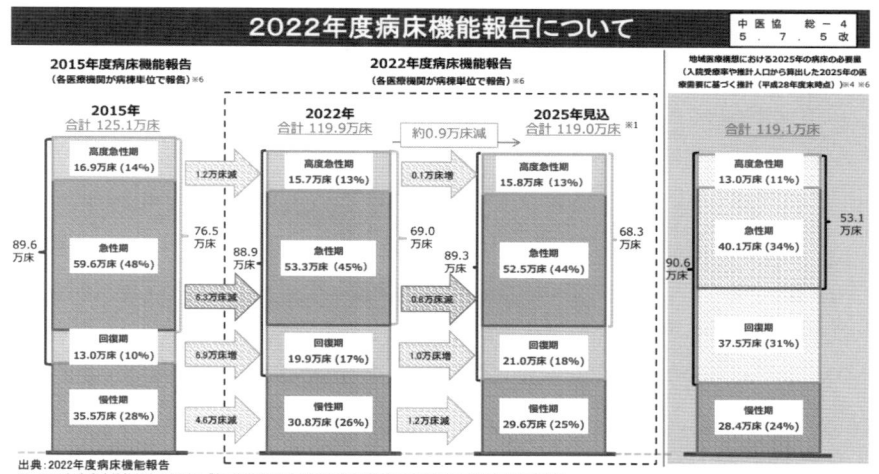

（※）中央社会保険医療協議会・総会資料

ケア病棟入院料1よりも高く設定され、入院初期（例えば7日間は）5,000点に迫る魅力的な報酬設定とし、その後、逓減させる仕組みが有効ではなだろうか。算定上限を60日とすると届け出がしづらくなるので、逓減しつつもより長期の算定が望ましい。もちろん、これらの病棟では短期滞在手術の患者割合は低く（5％未満など）、急性期病棟からの院内転棟割合も3分の1以下とするなどの高いハードルが設けられるだろう。

　現状の10対1を基本とした急性期一般入院料ではなく、なぜ「スーパー地ケア」が必要なのか。それは地域医療構想との兼ね合いがあると私は考える。現状、地域医療構想において急性期機能が過剰であり、このことを医療費適正化につなげたいという考え方も提示されている（**資料8・9**）。

(資料9)

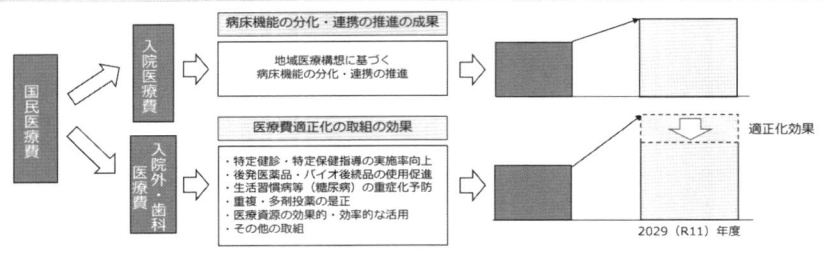

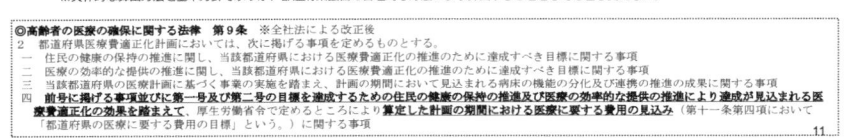

（※）第165回社会保障審議会医療保険部会資料

　もちろん、地域医療構想と診療報酬は別物だという考え方もあるわけだが、医療費適正化を進めるという観点からはそれが許される状況にはないのかもしれない。財政制度等審議会 財政制度分科会からは、10対1を要件とする急性期入院料を廃止し、回復期への転換を促進すべきという考え方もすでに提示されており、「スーパー地ケア」はこの考え方に沿うものかもしれない（**資料10**）。

（資料10）

病床機能報告（「急性期」「回復期」など）と診療報酬の関係 [病院]

○ 地域医療構想における「急性期」「回復期」という分類は、各病院が、フロアごとに定められた各病棟の主たる機能を報告するもの。
○ これと診療報酬の分類を重ね合わせてみると、最も報酬が高い「急性期一般入院料1」（看護配置7：1などが要件）に偏っており、さらに、看護配置が比較的小さい病床でも「急性期」に分類されている例が多いことがわかる。

◆「病床機能報告」と診療報酬の関係（2022年7月1日時点）

該当する入院基本料・特定入院料	2022年7月1日時点の機能			
	高度急性期	急性期	回復期	慢性期
救命救急入院料等（ICJ・HCUなど）	27,661	1,971	-	45
特定機能病院7対1入院基本料等	43,673	15,709	-	285
急性期一般入院料1（7対1以上）	69,937	253,072	803	79
急性期一般入院料2〜7（10対1以上）	515	137,049	8,356	515
地域一般入院料等（13対1、15対1以上）	-	24,466	17,694	5,317
地域包括ケア病棟入院料等	32	13,409	53,394	2,305
回復期リハビリテーション病棟入院料	-	387	86,664	287
療養病棟入院料等	96	229	3,239	186,994
その他（障害者施設、診療所など）	15,347	87,184	29,345	112,589
計	157,261 13%	533,476 45%	199,495 17%	308,416 26%
2025年の病末の必要量	13.1万床 11%	40.1万床 34%	37.5万床 31%	28.4万床 24%

◆「急性期一般入院料」の主な要件（2022年度）

	入院料1	入院料2	入院料3	入院料4	入院料5	入院料6
看護職員（※1）	7対1以上	10対1以上				
重症度、医療・看護必要度IIの患者割合（※2）	28%	24%	21%	17%	14%	測定していること
平均在院日数	18日以内	21日以内				
在宅復帰・病床機能連携率	8割以上	-				
点数	1,650点	1,619点	1,545点	1,440点	1,429点	1,382点

※1 看護師比率は7割以上が要件
※2 看護などの処置の状況や、患者の状況、手術等の状況を勘案して重症度、医療・看護必要度が高い患者の割合、上記は許可病床200床以上の場合。このほか重症度、医療・看護必要度 I による患者割合の基準もある。

【改革の方向性】（案）
○ 病床の役割分担を適切に進めるため、7：1といった看護配置に過度に依存した診療報酬体系から、患者の重症度、救急受入れ、手術といった「実績」をより反映した体系に転換していくべき。そうした中、10：1といった看護配置を要件とする急性期入院料は廃止し、回復期への転換を促すことを検討すべき。

（※）財政制度等審議会財政制度分科会、令和5年11月1日資料より

　「スーパー地ケア」の地域医療構想における扱いについて、大きく分けて2つの選択肢があると私は考える。

　まず1つ目は「スーパー地ケア」は、地域医療構想において急性期機能ではなく、回復期機能で届け出を行うことを要件に盛り込むという選択肢だ。地域医療構想と診療報酬を混同した議論は望ましくはないかもしれないが、高い報酬を設定する代わりに、10対1などの看護師配置を行う急性期一般入院料を回復期に転換させる特効薬になる。これは、財政制度等審議会 財政制度分科会の主張とは一定の整合性があると考えるが、高齢者救急の担い手を急性期としないことには病院側からすれば違和感もあるし、ニンジンをぶら下げてもそこには飛びつかないかもしれない。

　もう1つは、「スーパー地ケア」のみを病床機能報告において急性期機能とし、それ以外の地域包括ケア病棟を回復期機能として届け出を迫るという選択肢だ。これにより、院内転棟が多くを占めるケースや、それを短期滞在手術で回避しようとしている地域包括ケア病棟は回復期機能と位置付けられることに

なる。

　もちろん、地域医療構想と診療報酬を紐づけることの是非はあるだろうが、地域医療構想についてスピード感を持って進めることにはつながるはずだ。

　最後に、「スーパー地ケア」について急性期一般入院料を届け出る病院の参入を否定するなどの大ナタを振るえば、多くの病院に踏み絵を迫ることになる。さらに、DPC/PDPS における月に 90 未満のデータ数の病院との兼ね合いも論点となり得る。ただ、唐突に転換を迫れば、病院は二の足を踏むので、段階的な対応が望ましいだろう。

　「スーパー地ケア」は私の造語であり、また、このような制度設計について賛否両論があると思う。ただ、急性期一般入院料でもない、地域包括ケア病棟入院料でもない、別の概念をも含めた、高齢者救急の担い手に適合する病棟を2024 年度診療報酬改定においてつくることになるだろう。

　実現可能性や是非について議論はあるだろうが、これくらい突飛なことをやらなければ、地域医療構想における急性期病床を減らすことは難しい。本当に急性期機能を減らし、回復期機能を増やす必要があるという前提に立っての議論ではあるのだが。

　2024 年度診療報酬改定では、一般病棟用の重症度、医療・看護必要度が厳格化されるとともに、前述したスーパー地ケアに相当する高齢者救急の担い手として地域包括医療病棟入院料が新設されることとなった。

4-3
"スーパー地ケア"がマッチする病院を探る

（CBnews マネジメント連載第 213 回、2024 年 2 月 13 日）

　2024年度診療報酬改定は高齢者救急をどこが受けるかが最大の争点であり、その受け皿として地域包括医療病棟入院料が新設された。**4-2** で取り上げた"スーパー地ケア"が評価され、この病棟のこれからの動向は注目される。その趣旨からどのような病院がマッチするのか、さらに病院規模・機能別に当該病棟をどう考えるかについて私見を述べる。

　地域包括医療病棟は、高齢者救急の受け皿として 10 対 1 の看護師配置を前提とし、リハビリテーション・栄養・口腔連携や ACP、退院支援機能などを包括的に提供する一般病棟から届け出が可能な特定入院料である。地域包括「ケア」病棟でなく、地域包括「医療」病棟という名が表すように、地ケアよりもより急性期度合いが高く、だからこそ、一般病棟からの届け出しか許容されないのだろう。特定機能病院及び急性期充実体制加算といった高度急性期病院での届け出ができない一方で、総合入院体制加算の届け出病院には道が拓かれている。当該病棟の届け出状況は、拙著「総合入院体制加算　終わりの始まり」（『コロナから日常医療へ　戦略的病院経営の道標』ロギカ書房）で言及したように、将来の方向性が模索される総合入院体制加算のこれからのあり方にも影響することは筆致だ。

　地域包括医療病棟が地域包括ケア病棟の上位の入院料であるという位置付けが、「スーパー地ケア」と名付けた理由なのだが、地域包括ケア病棟を有する病院がスーパー地ケアにたどり着けるかというとその障壁は低くないものと私は考えている。セラピストの専従配置や管理栄養士の専任配置などが仮にすぐ

（グラフ1）

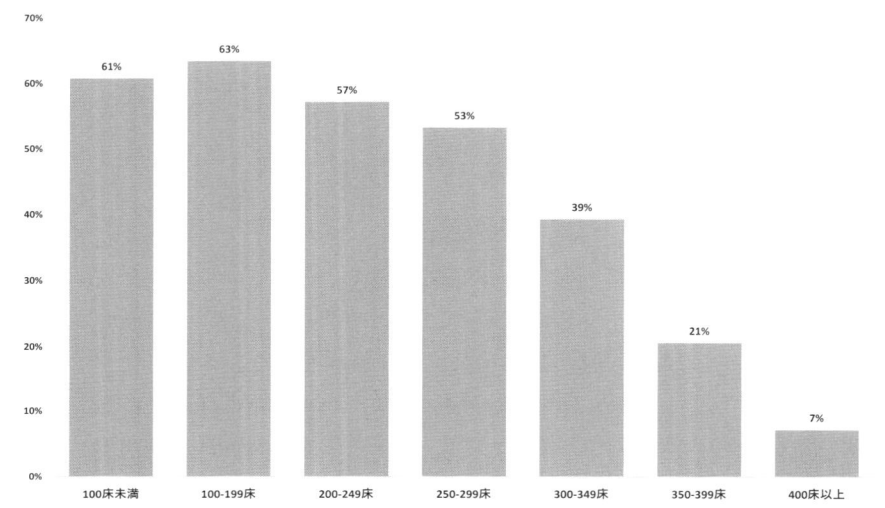

急性期一般入院料届出病院　地域包括ケア病棟を有する割合

（※）「令和3年度DPC導入の影響評価に係る調査「退院患者調査」の結果報告について」を基に作成

にできなくとも、いずれ対応可能だろう。その他、今のところ不明な施設基準がどの水準に設定されるか、そして点数設定によるところは大きい。

　ただ、地域包括ケア病棟の設置は300床未満の病院での設置が多く、病床数によりスーパー地ケアに転換できるか違い出るだろう（**グラフ1**）。

　まず、2024年度診療報酬改定で設けられたDPC/PDPSにおける月90件未満のデータ数の病院について基礎係数の減算、DPCの参入・退出（2026年度から）に関するルールは200床未満の病院にスーパー地ケアへの転換を足踏みさせる可能性もある。

　グラフ2は、病床規模別に1カ月当たりの一般病棟に入棟した患者数を見たものであり、DPC算定病床が100床未満の病院では月90件未満が70％を超えている。

（グラフ2）

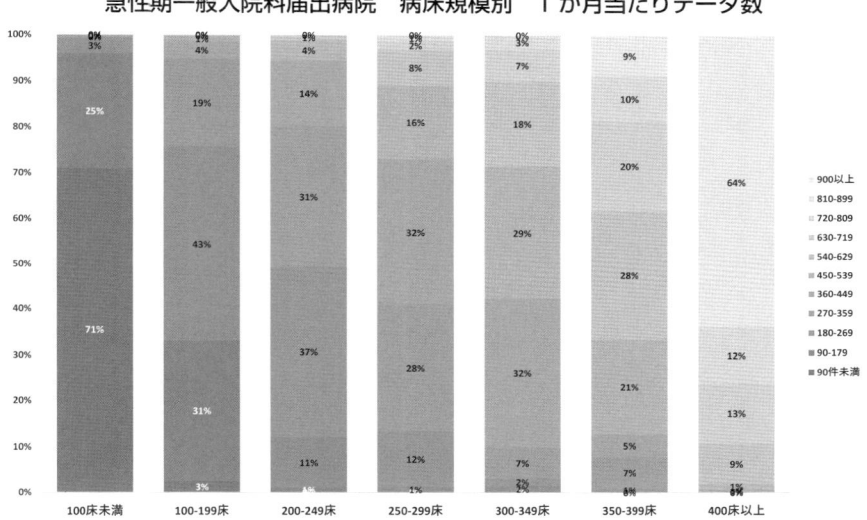

急性期一般入院料届出病院　病床規模別　1か月当たりデータ数

（※）「令和3年度DPC導入の影響評価に係る調査「退院患者調査」の結果報告について」を基に作成

　だとすれば、スーパー地ケアにこれらが転換しそうだが、それは点数次第だろう。地域包括医療病棟入院料は、急性期一般入院料1ほどの点数ではないだろうし、医療機関別係数の恩恵も受けられない、さらにDPC/PDPSをやめることになる可能性もあり、これは急性期から退場するということと同義になるかもしれない。さらに、200床未満の病院では、病棟数が限られるわけで、1つの病棟をスーパー地ケアに転換すれば、月のデータ数は減少する。詳細な施設基準によるが、救急搬送を受けるなど直接入棟が原則であり、従来の地ケアのような院内転棟は著しく制限されると私は予想している。そうなると、中小病院からの参入はハードルが高いかもしれない。

　では、200床以上の病院はどう考えるだろうか。今回改定での重症度、医療・看護必要度の変更で急性期一般入院料1の基準ぎりぎりになるのが200〜350床程度の病院だろう。それは、救急が多く、結果として手術実施率が低くなるからだ。今日の医療提供体制において難しい立ち位置の病院に選択が迫られているように思う。

　これらの病院に対する、選択肢の1つは再編統合であり、地域の同規模病院

（グラフ3）

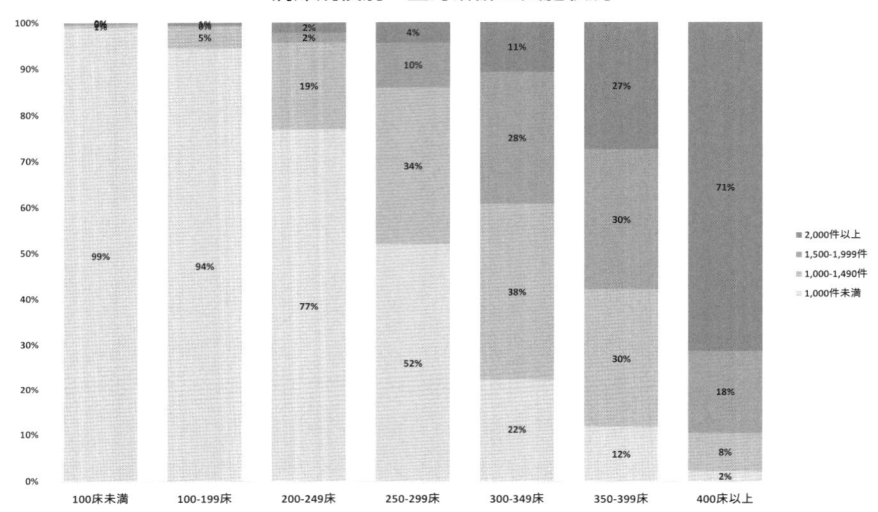

病床規模別　全身麻酔の実施状況

（※）「令和3年度DPC導入の影響評価に係る調査「退院患者調査」の結果報告について」を基に作成

と合併するなどもあり得るかもしれない。ただ、開設主体の壁もあり、さらに政治問題にも発展し、容易ではないし、短期的な施策にはなり得ない。

　もう1つは高度急性期を志向し、急性期充実体制加算を目指すという選択肢もある。今回改定では、急性期充実体制加算も総合入院体制加算にならい2区分となり（今後の改定でさらに細分化されるだろう）、さらに300床未満の全身麻酔件数について1床当たり6.5件という基準もなくなる。ただ、現状の全身麻酔2,000件を前提とすると200床台で満たせるところは専門的な機能を有する病院が多いし、300床台でも厳しい（**グラフ3**）。ただ、350床を超えると可能性が出てくるわけであり、将来、急性期充実体制加算を目指している病院は多いように思う。

　だとすると救急車搬送も多い200－349床の病院がスーパー地ケアの主な対象になる可能性がある（**グラフ4**）。急性期一般入院料では病棟ごとの届け出ができないのに対して、救急受入れが多い一部の内科病棟を10対1にするという選択肢は病院によっては魅力的になるかもしれない。ただし、全体での傾斜配置ができなくなることに加え、看護職員夜間配置加算を届け出るとなると

（グラフ4）

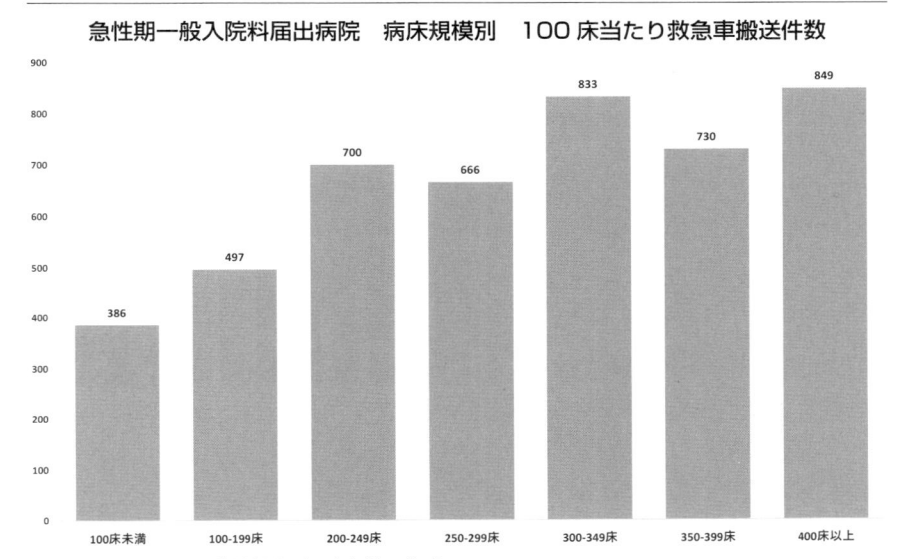

急性期一般入院料届出病院　病床規模別　100床当たり救急車搬送件数

（※）令和4年度病床機能報告データを基に作成

　結局、7対1レベルの看護師配置が求められるだろう。さらに、高齢者救急の受け皿だとすれば、10対1では対応できないと現場から声が上がるはずだ。

　得られる報酬等によるところはあるがADL維持の施設基準などを総合的に評価すると、スーパー地ケアの届け出は難しいかもしれない。私自身としても実装してみたいという思いはあるが、現場を動かすには論理が大切である。合理的な説明ができる病棟になるのであれば、自院の現実を踏まえ前向きに検討をすることが期待される。

4-4

DPC 病院の地ケアに
未来はあるのか

（CBnews マネジメント連載第 215 回、2024 年 3 月 11 日）

　2024 年度診療報酬改定において入院医療には大きな変更が加えられ、いずれの機能においてもより重症な患者を入院させるべきという、あるべきルールが示される結果となった。今回改定は、地域医療構想を実現するための診療報酬との関係、そして高齢者救急の受け手が争点となったと考える。

　本稿では、2014 年度診療報酬改定で評価された地域包括ケア病棟について、特に DPC 病院が当該病棟を有することの意義についていま一度考えていく。

　今回改定において、地域包括ケア病棟では、高齢者救急の受け皿として入院初期の加算が引き上げられた。これは、誰しも否定しないと思うが、現実的に 13 対 1 を前提とした当該病棟で救急が受けられるかは一貫して指摘されてきた論点だ。一方で、60 日までフラットな点数設定であったものが、40 日以降が減算され、特に療養病棟から参入するケースで影響が出るかもしれない。ただ、極めつけは、短期滞在手術等基本料を算定する疾患について、自宅からの入棟割合及び在宅復帰率等の計算から除外されることとなったことだ。**3-4** でも取り上げたが、白内障やポリペクでこれらの数値をクリアしてきた病院にとっては激震が走る改定だったと言えるだろう。

　2020 年度診療報酬改定で 400 床以上の病院について院内転棟が 6 割未満でないと 1 割の減算、2022 年度診療報酬改定において 200 床以上の病院について院内転棟が 6 割未満でないと 1.5 割の減算と対象が拡大され、さらに在宅復帰率の基準も 72.5% に設定された。院内転棟を回避するのに一番都合がよいのが、自宅から来て、在宅復帰する短期滞在手術であり、これが大流行したとい

（グラフ）

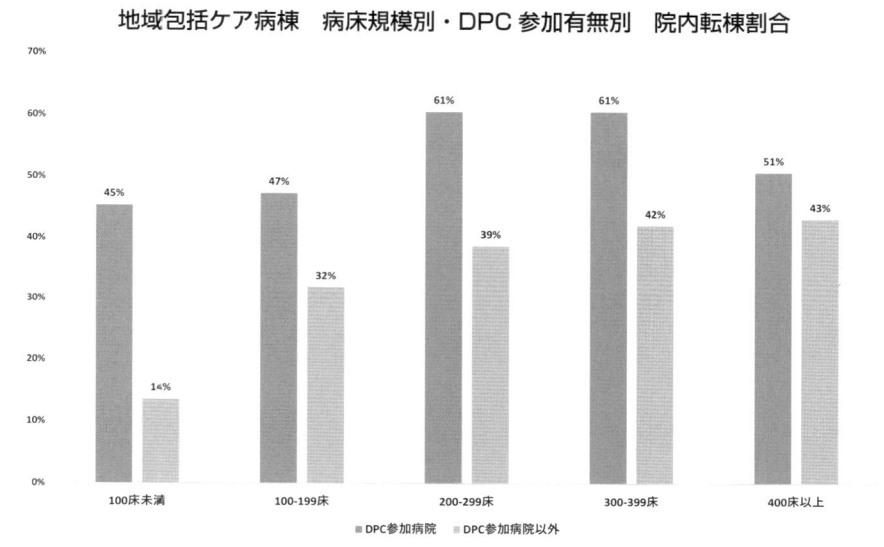

地域包括ケア病棟　病床規模別・DPC 参加有無別　院内転棟割合

（※）令和 4 年度病床機能報告データを基に作成

う背景がある。

　グラフは、病床規模別・DPC 参加有無別の地域包括ケア病棟における院内転棟割合を見たものであり、DPC 病院、特に 200 床以上の病院において高い水準となる。

　一般的に DPC 算定病棟の入院初期の診療単価は高く、しかも手厚い看護師配置であるため、DPC 算定病棟で入院初期は患者の受入れを行う運用がスムーズである。だからこそ、状態が落ち着いた患者について、入院期間 II を目途に院内転棟させる運用をさせてきたのだろう。これは、2020 年度診療報酬改定における点数設定も密接に関係する。ただ、院内転棟について度が過ぎるといけないというルールに変更されたことが、短期滞在手術を地域包括ケア病棟に入棟させる運用に拍車をかけた。自宅からの直接入院の患者を受け入れるのだとすれば、短期滞在手術は点数設定なども含め魅力的であり、施設基準をクリアするために絶好の機会である一方で、そこには矛盾もはらんでいたわけだ。

　ここで、地域包括ケア病棟（入院医療管理料を含む）を有する病院の病棟構

（表）

入院料等	割合	病院数
急性期1（DPC）	21%	570
急性期1（DPC以外）	3%	83
急性期2-7（DPC）	10%	275
急性期2-7（DPC以外）	38%	1,037
地域一般	11%	298
専門	0%	2
上記以外	17%	473

（※）「令和3年度DPC導入の影響評価に係る調査「退院患者調査」の結果報告について」を基に作成

成を見たものが**表**であり、急性期一般入院料を届け出る病院が全体の72%を占めている。

　最も多いのが、急性期一般入院料2-7のいわゆる10対1であり、このうち79%はDPC参加病院以外の出来高算定病院となる。これらの一定数は、地域包括医療病棟入院料に転換することだろう。それ以外で、出来高病院が急性期病院として生き残る道は困難なように私は感じている（（拙著「「出来高払いの急性期病院」が模索すべき道）『病院経営戦略　収益確保こうして実践する』ロギカ書房）。一方で、7対1看護師配置を前提とする急性期一般入院料1については、そのうちの87%がDPC参加病院であり、これらの病院において地域包括ケア病棟の扱いは難しい。今回改定で、地域包括ケア病棟を有する意義が消失する病院も多いのではないだろうか。

　高齢者救急等を受け入れるのであれば、7対1の急性期病棟がマッチすることは現場の感覚からは望まれることであるし、診療密度が低い救急患者を受け入れるのだとすれば、それは入院が必要なのかという議論にもつながる。だとすると、短期的な施策とならざるを得ないかもしれないが、地域包括ケア病棟に化学療法を実施する患者を入院させる病院も出てくるだろう。外来でも実施できる化学療法を日帰り、あるいは1泊2日で対応するというニュアンスだ。地域包括ケア病棟でも化学療法は出来高算定可能であるし、自宅から来て、確実に在宅復帰してくれるからだ。

　ただ、2024年度診療報酬改定で、急性期充実体制加算において外来化学療法の割合が基準として求められた。決して厳しいハードルではないが、入外に

ついて適切な対応をするように、というメッセージが発せられたことになる。今回改定で、抗悪性腫瘍剤の使用（注射剤のみ）等について、入院での実施割合が低いものを除いて、一般病棟用の「重症度、医療・看護必要度（看護必要度）」において A 得点が 2 点から 3 点となった（対象は限定されているが）。これにより、化学療法を入院で対応しようかという病院も出てくることだろう。もちろん、入院加療が必要な患者はそのように対応すべきであるが、性悪説に立つ病院が出てくることも否定できない。この点については、2026 年度診療報酬改定以降の重要論点である。

　地域包括医療病棟は、院内転棟が 5％ 未満に設定され、高齢者救急の受け皿としての機能が明確化された。当該病棟については、点数設定、地域医療構想などの兼ね合い、そして DPC 対象病院の基準として月 90 件以上のデータ数をどう考えるかにより、届け出について慎重に考える病院が多いと私は考えている。ただ、「原則として院内転棟は禁止である」という強いメッセージを私たちはくみ取る必要がある。

　資料からは、地域包括医療病棟は、急性期機能とも捉えられるが、財政制度等審議会などの今までの議論を踏まえると当該病棟は回復期機能として位置づけられる方向性かもしれず、色合いがどう変わるかは今後の展開次第だ（**4-2**参照）。もちろん、地域医療構想と診療報酬は別ものであるが、そうは言っていられない現実もある。私は、地域包括医療病棟も将来、複数区分とされ、より診療密度が高い急性期よりの当該病棟とそうではない病棟に区分される可能性があると考える。

(資料)

令和6年度診療報酬改定　Ⅱ-2　生活に配慮した医療の推進など地域包括ケアシステムの深化・推進のための取組-①　等

（※）注医協資料より

　ただ、これらの議論からして、DPC病院が持つ地域包括ケア病棟は微妙である。病床機能報告では、全体のおよそ2割が地域包括ケア病棟を急性期機能として届け出ているわけであり、それは使い方次第だが、院内転棟が多くを占める場合に、本当に急性期機能と言えるかは疑問だ。

　地域包括医療病棟が新設されたことにより、地域包括ケア病棟には選択が迫られることになる。今回改定は、**1-7**で取り上げたように、病院ごとの機能分化を促進する方向性とも感じられ、DPC病院が地域包括ケア病棟を有することは急性期病院として今までよりも一歩後退する意味合いが含まれるように感じる。もちろん、看護必要度の基準を満たせない場合には、地域包括ケア病棟が必要となるケースもあるわけだが、それが本来の急性期病院のあるべき姿かというと違和感もある。むしろ、そのような病院には地域包括医療病棟を設置せよというシグナルなのかもしれない。

　ただ、転院先がないなど、地域特性もあり、看護必要度を満たせない高齢者救急患者等について自院で完結せざるを得ないケースも存在するわけであり、

全国一律の診療報酬ではそのことが反映されづらい。DPC 病院が有する地域包括ケア病棟の扱いについてどう考えるかは地域医療構想調整会議における論点の 1 つになるかもしれない。

　個別事情はあるが、今回改定から DPC 参加病院の地域包括ケア病棟にはかなりの向かい風が吹いたと感じる。それを跳ね返すだけの使い方を各病院ができるかどうかが今後の制度設計に影響するだろう。

　病棟構成は病院収入に直結する死活問題であり、きれいごとばかりを語っても絵に描いた餅である。しかしながら、患者像に合った病棟構成を選ばなければ、低迷した稼働率は下がる一方だろう。さらにいずれかの病棟を選択したかだけでは結果につながらず、どう使い切るかが私たちに問われていることを忘れてはならない。

第5章

働き方改革
を踏まえ
働き手の確保を

5-1

看護職員処遇改善評価料が問いかけた
"適正"な配分とは

（CBnews マネジメント連載第 182 回、2022 年 10 月 31 日）

　2022 年 10 月から看護職員処遇改善評価料が診療報酬の対象になり、補助金での支給は終わりを迎えた。

　この評価料の基本的な考え方として、「地域でコロナ医療など一定の役割を担う医療機関に勤務する看護職員を対象に、2022 年 10 月以降収入を 3％程度（月額平均 12,000 円相当）引き上げるための処遇改善の仕組みを創設する」とされ、この解釈次第で支給対象をどこまで広げるべきなのかが問われたのではないかと考える。

　本来、この評価料は 3 Ｋとも言われてきた看護師の処遇改善を図るために創設されたものであり、看護協会などのロビー活動が功を奏したのか、上記の基本的な考え方にあるように「看護職員」に充てるべき財源なのだと私は理解している。決して、「看護職員等」と記載されているわけではないことが注目される。一方で、看護職員処遇改善評価料の計算式の分子については、「看護職員等」と記載されており、こちらについても保健師、助産師、看護師、准看護師の常勤換算数が用いられている。とはいえ、「地域でコロナ医療など一定の役割を担う医療機関に勤務する」という表現からすると、コロナ対応をしたのは看護師だけではなく、他のメディカルスタッフも対象にすべきであるという意見が出てくることも十分に理解できるし、「当該保険医療機関の実情に応じて看護職員以外に支給することも可能」である。財源に制約があったため、対象病院が限定され、あらゆる看護職員に支給できないことが事を複雑にした面があると感じるが、それもやむを得ないことだろう。今後の展開に期待する他ない。

　本稿では、当該評価料について私が関係する病院がどのような対応をし、その理由ついて整理した上で、私見を交えて今後のあり方について言及する。

　今後、各方面からさまざまなデータが出てくると予想するが、私の印象では職種別の支給対象について、おおむね3分の2程度が看護職員のみを対象としている。その理由としては、基本的な考え方にあるように、「看護職員」が対象であるという制度趣旨にのっとったものであり、それが一番分かりやすく、不満の温床が最大限に抑えられるという考え方のようである。ただ、病棟に常駐する職種は看護師だけではなく、看護補助者はどうするのか、コロナ対応に当たったメディカルスタッフはなぜ支給対象にしないのかという議論が各病院で展開されたのも事実である。それが故に、評価料を看護補助者に配分したり、メディカルスタッフをも対象にしたりするなどの病院がある。支給額についても看護師とは差をつける傾向があるようだが、配分方法は千差万別であり、それも制度として許容した範囲ではある。

　このような報酬を巡る議論が院内で白熱すると、ある意味、「分断」につながる危険性もあり、病院経営者としては全ての職種に十分に配分したいと考える気持ちも理解できるのだが、そうすると本来は看護師の取り分が減少してしまったという意見も出てくる。どの主張にも納得感があり、選択が難しかったと予想する。ただ、あえて突破口があるとすれば、制度趣旨の本来の姿にのっとることと、コロナ対応をしたスタッフには別途、1日当たり4,000円程度の手当が支払われているということである。

　さらに手当額については仮に看護師だけを対象とした場合には、一律に1万2,000円ではなく、時間外手当なども考慮し多少の減額をするケースが多いようである（中にはそのことを考慮していない施設も存在するが）。一方で、時短勤務者には相応の減額をするなどの施設もある。看護職員の常勤換算数による報酬なのだから、本来この対応が望ましいと考えられるし、フルタイムの方との整合性からもそのようにすべきだと私は感じている。そして、夜勤スタッフの確保はどの病院も悩みの種なのだから、夜勤回数などに応じるなど夜勤をする看護職員に重点的に配分することも戦略的である。もちろん夜勤だけでなく、スペシャリスト看護師は入院前後の外来で活躍することも多くなっており、そ

の看護師が夜勤をしなくても適切な報酬を受けられる仕組みとすることも一案だろう。また、中堅クラスの看護師の退職で病棟運営が軌道に乗せられないこともあることから、それらのスタッフへの配分という選択もあるだろう。

　グループ病院においては評価料の対象になる施設が限られることも多く、そこだけを対象にするケースもあるようだ。これらの病院では、財務を悪化させないよう現実を考えるという選択をしたわけで、昨今の厳しい状況を考えれば自然なことかもしれない。他方で、特に公立病院などを中心に組合の力が強い所などは、公平性に配慮して全ての施設を対象としている印象がある。当然、持ち出しが予想され、ただでさえ厳しい財務状況の悪化が懸念される。

　そして、私が各施設に念を押したことは、当該評価料が廃止、あるいは減額された場合の対応である。現状では未来永劫続くことを想定した報酬なのであろうが、今後、どうなっていくか分からない面もある。だとしたら、財源の裏付けがなくなるわけであり、廃止、減額があり得るということを事前に職員などに伝えておく必要がある。

　今回は、時間的猶予がない中で、ぎりぎりのせめぎ合いの中で、急遽、ルールを決めた病院が多いだろう。時間切れで、十分な議論が尽くせなかったケースが多いはずだ。今後、他院の状況を調べたり、診療報酬改定における議論の経過をフォローアップしたりすることはもちろんだが、院内でそれらも踏まえながら評価をどうしていくかを検討すべきだろう。ただ、この評価料単独のことではなく、各職種に対する適切な報酬体系をどう考えるかというより広い視野から再整理していくことが望ましいのではないだろうか。

5-2

患者数回復の鍵握る看護師
離職防ぐ職場づくりを

（CBnews マネジメント連載第 190 回、2023 年 2 月 20 日）

　コロナ禍で患者数、特に入院患者数が減少したことをデータで示してきたが、それに合わせるかのように看護師数も減少している病院も多い。看護師の大量退職などの報道があり、そのことを裏付けているのかもしれない。もちろん、メディアの報道は物事の一面しか捉えておらず事実誤認という可能性もあり、鵜呑みにする必要もない。専門家でないのだから、状況を適切に把握できるとは限らない。ただ、看護師、特に若手の退職が進み、採用に難渋する病院も少なくないのが昨今の状況である。本稿では、ここ数年の急性期病院における看護師の配置状況についてデータを基に整理し、病院経営におけるその重要性に言及する。

　病院全体で看護師数が減少しているかを確認するために、病院（一般病床及び療養病床）において勤務する看護師数を見たものが**グラフ 1** であり、全体としては増加傾向にある。

（グラフ１）

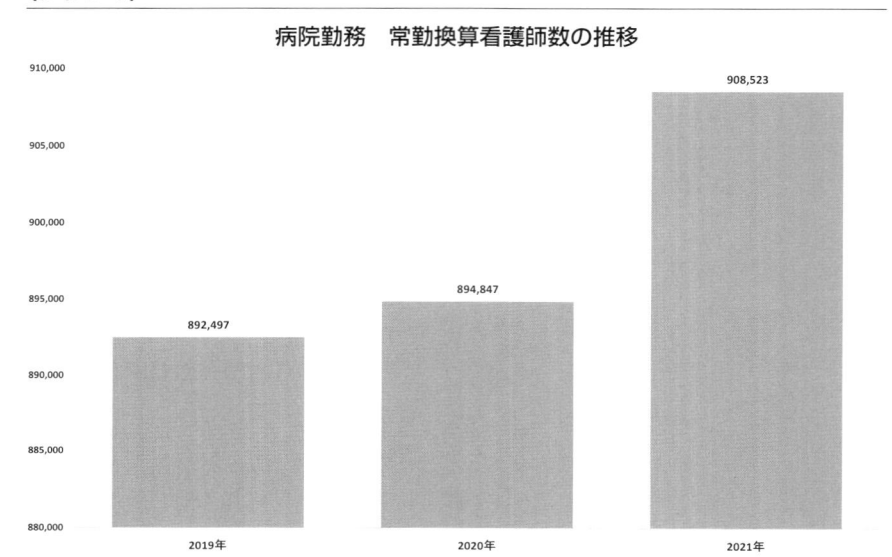

病院勤務　常勤換算看護師数の推移

（※）令和３年度病床機能報告データを基に作成
　　　一般病床及び療養病床の状況

　ただし、都道府県別にみると地域により多少の増減が見られる（**グラフ２**）。一方で**グラフ３**は病院における看護補助者数であり全体として減少傾向にあり、これも地域による違いがある（**グラフ４**）。ここから病院勤務の看護師数は決して減少したわけではないが、看護補助者はコロナの影響もあってか病院を敬遠していることを意味するのかもしれない。看護補助者へのタスクシフトを進めるべき今、この状況は将来の看護師数にも影響を与え兼ねず望ましい状況とはいえない。

（グラフ２）

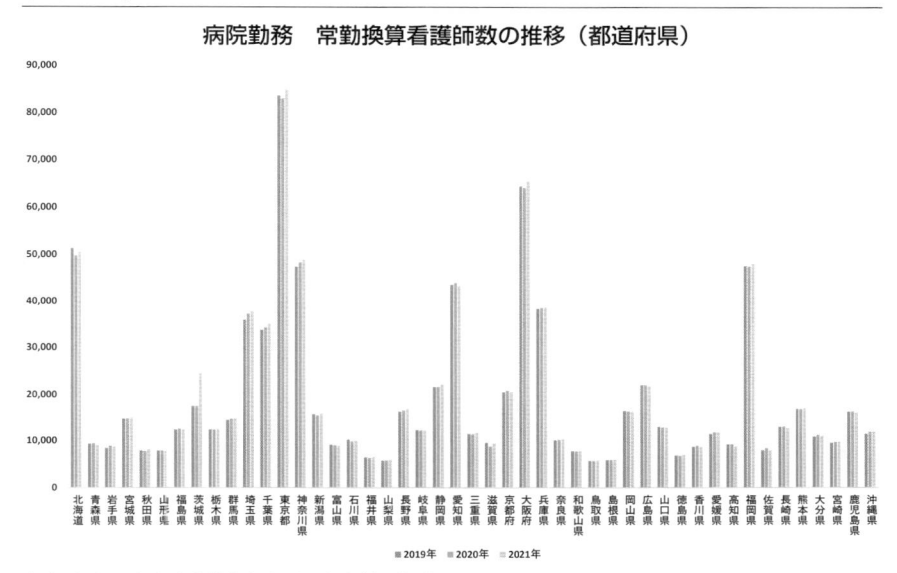

病院勤務　常勤換算看護師数の推移（都道府県）

（※）令和３年度病床機能報告データを基に作成
　　　一般病床及び療養病床の状況

（グラフ 3）

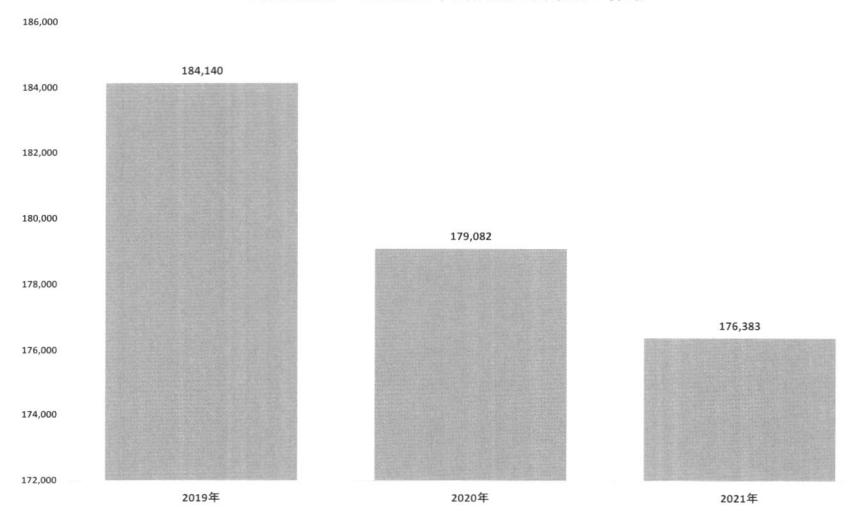

病院勤務　常勤換算看護補助者数の推移

- 2019年　184,140
- 2020年　179,082
- 2021年　176,383

（※）令和 3 年度病床機能報告データを基に作成
　　　一般病床及び療養病床の状況

（グラフ4）

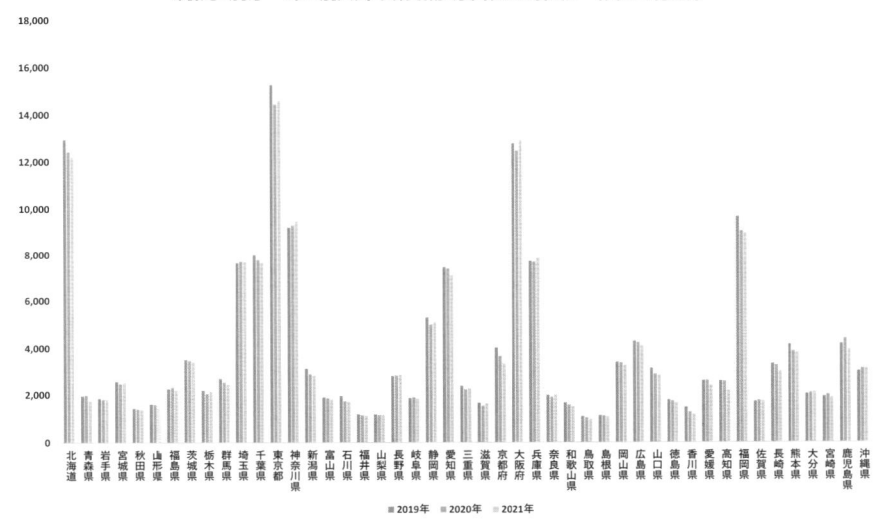

病院勤務　常勤換算看護補助者数の推移（都道府県）

（※）令和3年度病床機能報告データを基に作成
　　　一般病床及び療養病床の状況

　ただ、2020年あたりから看護師の退職が相次ぐ病院も多数存在し、ここに
はコロナ禍の影響が一定程度あるように私は感じている。看護師も人間である
から特にコロナの初期の頃は未知のウイルスが怖かっただろう。一方でもう3
年も続くコロナ禍に嫌気がさして病院を去っていった看護師も多数存在するは
ずだ。ただ、コロナ病棟の看護師は感染管理に十分に配慮しており、病院外と
比べて決して感染リスクは高くないだろう。とはいえ、特に初期の頃は高齢の
家族と同居する方は家に帰らずホテル住まいを余儀なくされたし、それが続け
ば家族も無理に病院での仕事を続けなくてよいと勧めるだろう。最近では、コ
ロナには慣れてきたが、時期により患者数発生の波が著しくコロナ病棟勤務の
看護師は、コロナがほぼゼロの時は他病棟の応援に行くこととなり、ホームグ
ラウンドがなくなり、自らのアイデンティティーが保てないという不満の声も
頻繁に耳にする。また、コロナで新卒採用者の離職率が上昇した病院が多い
が、これは対面での実習が著しく制限されたことや同期と苦悩を共有し、友情
を育むことなどが妨げられた影響があるのだろう。

　このような状況で、コロナでワクチン接種の高額バイトなどで手軽に稼げる仕事が台頭したことも関係し、中途採用を確保することも容易ではない。今まで看護師集めに苦戦していなかった病院であっても厳しい状況なので、これからの病院は看護師採用・定着が運営における重要な鍵を握ることになっていくだろう。

　ただ、診療報酬では看護師の勤務環境に対する一定の配慮があるのも事実である。例えば、入院基本料では夜勤を行う看護職員の 1 人当たりの月平均夜勤時間数が 72 時間であることなどが求められており、急性期一般入院基本料などを届出る病棟においては負担軽減措置がある（ICU などではこのルールは存在しないため、過酷な勤務環境であることが多い）。さらに、看護職員夜間配置加算を届出る場合には、各病棟における夜勤看護師数が 3 名以上であることが求められるなど、手厚い人員配置の夜勤体制の評価が行われている。一方で、急性期一般入院料では病棟ごとの傾斜配置が可能であるため、入院料 1 の 7 対 1 看護師配置の病院であっても、病棟によっては少ない人数での勤務を余儀なくされることがある。拙著「看護師傾斜配置はどの程度進んでいるのか？」（『コロナから日常医療へ　戦略的病院経営の道標』ロギカ書房）で、特定機能病院を題材に看護師の傾斜配置はどこまで進んでいるかについてデータを基に検証し、緩やかであり、それほど大胆な傾斜配置はなされていないことを明らかにしたが、一般病院など全ての病院の状況ではない。特にコロナ禍でコロナ病棟に 4 対 1 や 5 対 1 など（あるいは重症度によってはそれ以上）の手厚い看護師配置をすることが多いため、ないがしろにされたと感じる看護師が少なからず存在したことが予想される。

　7 対 1 病棟の 100 床当たり看護師配置数は 60〜70 名程度であることはすでに指摘したところだが、これを DPC の医療機関群別に分類すると高機能病院ほど手厚い配置であることがわかる（**グラフ 5**）。ただ、集中治療室を有している病院、さらに 2 対 1 看護師配置の ICU（特定集中治療室管理料 1〜4、救命救急入院料 2・4、小児特定集中治療室管理料）を有する病院とそれ以外で比べると 100 床当たりで 2 名程度の違いに落ち着く。より重症患者は集中治療室で治療するから 7 対 1 病棟ではそれほどの差につながっていないのであろう（**グラフ 6**）。

（グラフ5）

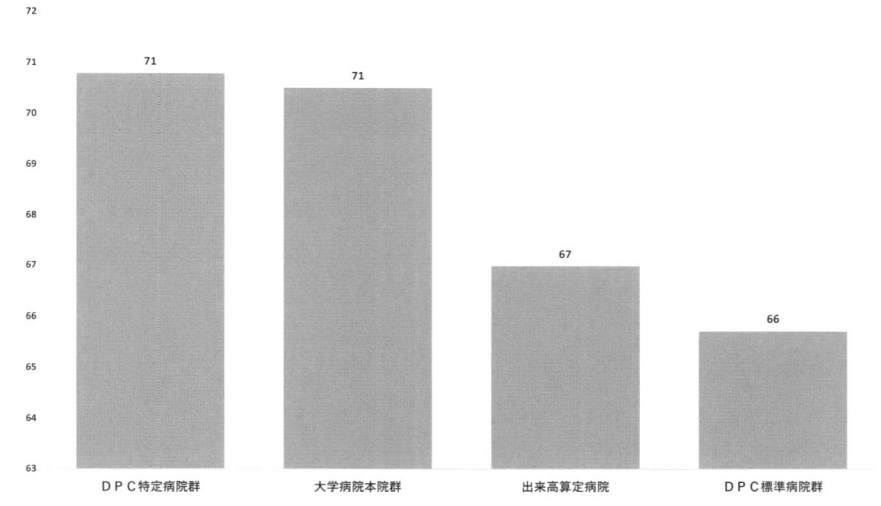

DPC 医療機関群別　7対1急性期病棟　100床当たり常勤換算看護師数

（※）令和3年度病床機能報告データを基に作成

（グラフ6）

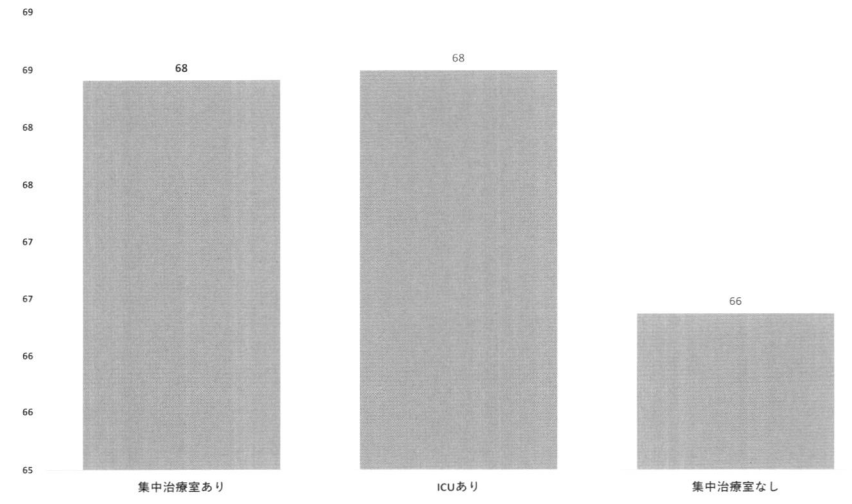

7対1急性期病棟　集中治療室の有無別　100床当たり常勤換算看護師数

（※）令和3年度病床機能報告データを基に作成

　一方で、一般病床の規模別でみると大病院ほど手厚い看護師配置であり、だからこそ離職率が低いのかもしれない。大病院は病床回転率が優れることも関係するが、ICU等の集中治療室も設置されており、一般病棟の負担は比較的軽いケースもあるだろう。あるいは、離職率が高い中小規模病院では必ずしも重症度、医療・看護必要度で評価されない認知症・せん妄の患者が多いことに加え、少ない看護師数で負担が重く、結果として看護師の採用が追いつかないことを意味する可能性もある（**グラフ7**）。

（グラフ7）

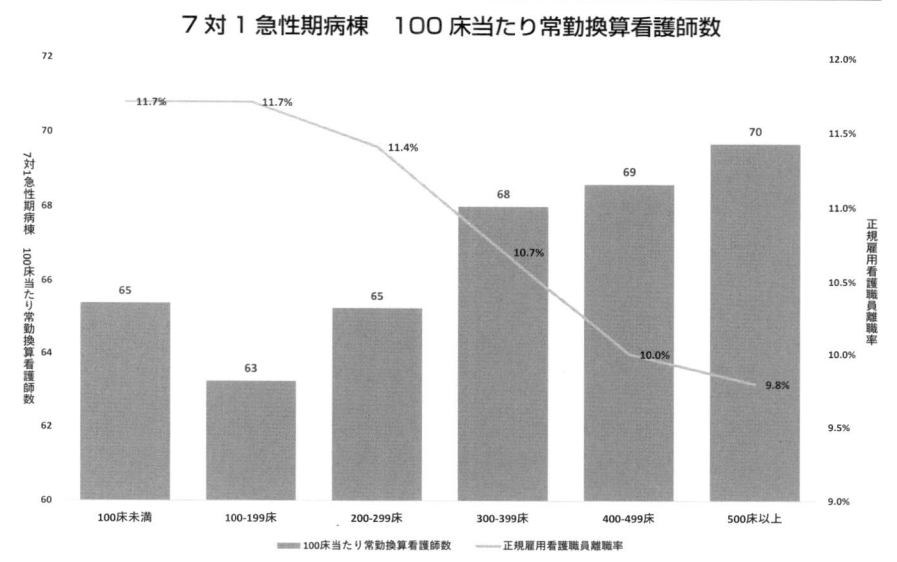

7対1急性期病棟 100床当たり常勤換算看護師数

（※）令和3年度病床機能報告データ及び公益社団法人日本看護協会広報部、News Release,2022年4月1日を基に作成

　ただ、離職率は地域差があることで知られているので、その状況を示したものが**グラフ8**であり、7対1病棟における100床当たり看護師数と離職率には正の相関はない。この関係を散布図にしたものが**グラフ9**である。

（グラフ8）

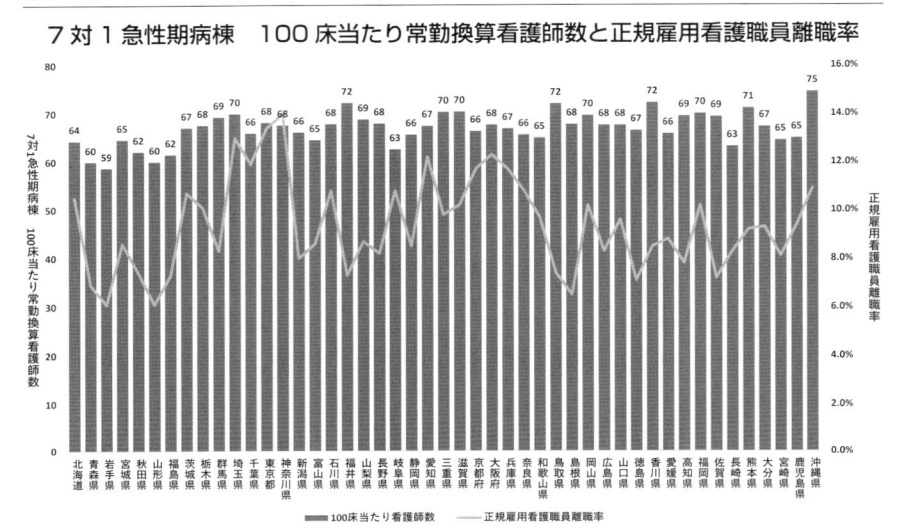

7対1急性期病棟　100床当たり常勤換算看護師数と正規雇用看護職員離職率

（※）令和3年度病床機能報告データ及び公益社団法人日本看護協会広報部、News Release,2022年4月1日を基に作成

　病院収益の多くは診療報酬であり、特に入院収益は割合が高いことから7対1などの入院料に応じた看護師配置には細心の注意を払う必要がある。基準を満たすぎりぎりで運営しようとすれば、コロナや想定外の離職者がでるなど何かあったときにひずみが生じる危険性もある。一方で、配置基準を明らかに上回って大量に看護師を採用すれば、財務的には大きなマイナスとなるかもしれない。要はバランスが重要なのだが、私は少し余裕を持った人員配置が望ましいと考えており、今まででも繰り返しそのように主張してきた。

　そうでなければ、夜勤の72時間以内ルールを維持するために妊婦や時短勤務者などに夜勤を半ば強要したり、年度途中での退職を許容しない運営を各病棟の看護師長に暗に強いることになり兼ねない。看護師長も決して本意ではないだろうが、看護管理者としての自らの職責と思ってそのような行動を無意識のうちにしてしまうのかもしれない。

　診療報酬で評価されることは業界にとって望ましいことであるが、いったんそれが実現されれば次は義務になってしまう。病院収益に直結するので、「満たせませんでした」では済まされないという現実もある。

（グラフ9）

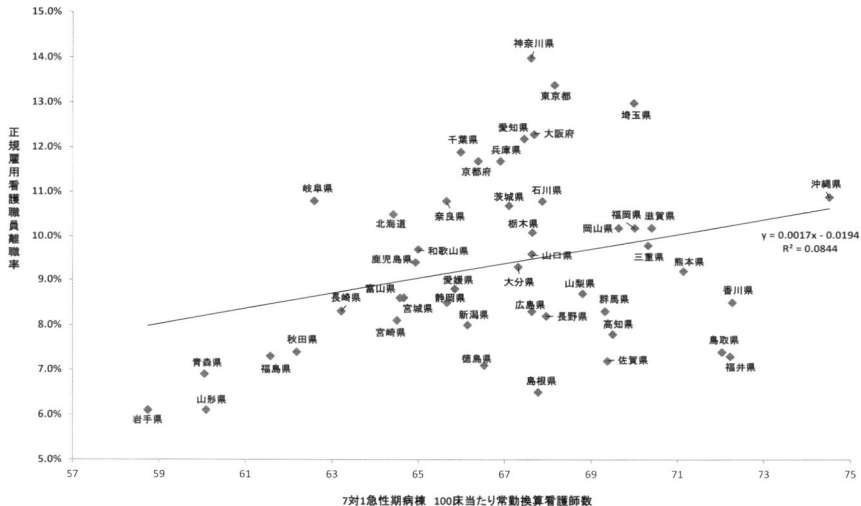

7対1急性期病棟　100床当たり看護師数と看護職員離職率

（※）令和3年度病床機能報告データ及び公益社団法人日本看護協会広報部、News Release,2022年4月1日を基に作成

今まではコロナで当面の間は満たさなくてもよかった要件もあったが、5類になるこれからはそうはいかない。空床確保の補助金だけでなく、看護師配置などの様々な基準も適正に行うことが求められており、私たちが取り組むべき課題は非常に多い。今はまだ入院患者が戻らない病院が多いが、回復できるかどうかは優秀で熱意のあるスタッフを採用・定着させられるかに大きく依存していると言っても過言ではないだろう。

この春に私たちの病院には新たな仲間が入職してくる。優秀な職員を1人でも多く育て、魅力ある職場環境を創ることが私たちの役割である。そのことが中長期の成長と組織の活性化につながっていくことを忘れてはいけない。

5-3

看護補助者充実のための " 人財 " と
外国人登用の現実性

（CBnews マネジメント連載第 194 回、2023 年 4 月 17 日）

　2024 年から始まる医師の働き方改革に向けて各病院は粛々と取り組みを進めていることだろう。特効薬があるわけではなく、1 つ 1 つ着実に進めていくことが必要である。その際にタスクシフトは重要であることは言うまでもなく、看護師がその対象になりやすい。ただ、看護師の業務も多様化・複雑化しているのが事実であり、看護補助者を積極的に採用し、組織全体で負担軽減を実現していく仕組みが求められる。

　拙著「働き方改革に沿った策から「真水の増収」が期待できる」（『検証コロナ禍の病院経営』ロギカ書房）では働き方改革に沿った真水の増収策として、大幅に診療報酬が引き上げられてきた急性期看護補助体制加算等を挙げ、その重要性について事例を交えて提案した。ただ、この原稿執筆時点はコロナ禍で入院患者数が大幅に減少していた時期でもあるし、失業者が大量に出始めた時期でもあった（**グラフ 1**）。ところが、コロナ禍でいったん下がった有効求人倍率は再び元の水準に戻ろうとしているし、今後あらゆる業種で人手不足が予想されている（**グラフ 2**）。さらに社会全体として賃上げにシフトしようとしている今、補助者の獲得は従来よりも厳しくなる可能性が高い。医療界でなく、他の業種と人材獲得の競争をしているという見方もできるわけで、仮に診療報酬が上がらなければ私たちだけが社会から取り残されてしまう危険性もある。

（グラフ1）

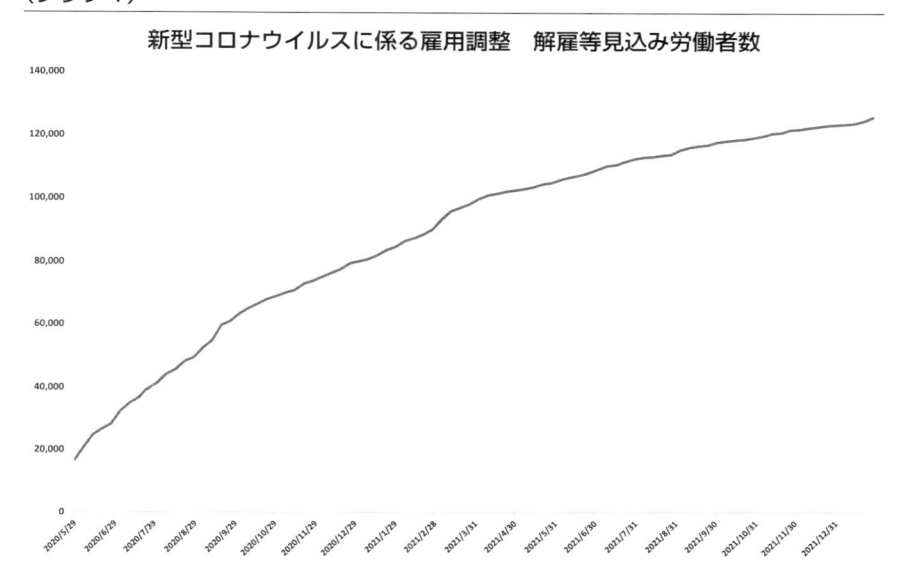

新型コロナウイルスに係る雇用調整　解雇等見込み労働者数

（※）出所：厚生労働省

（グラフ2）

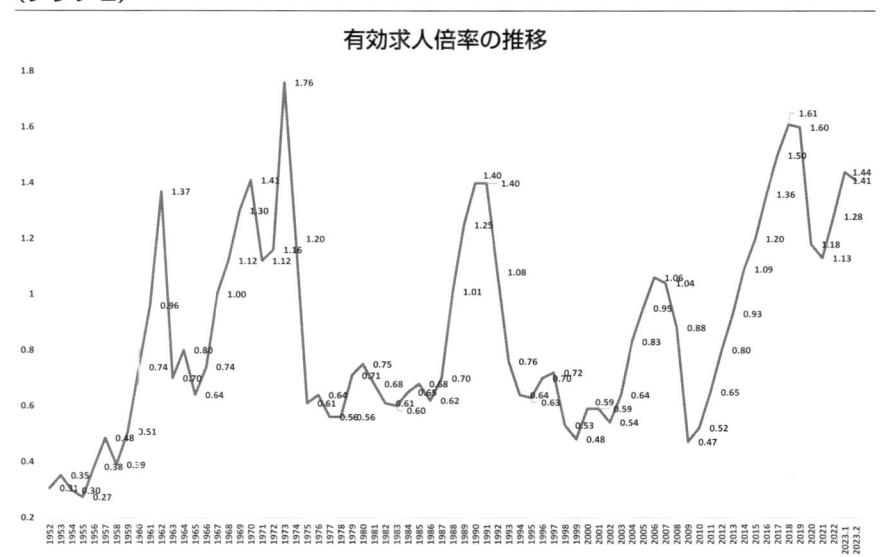

有効求人倍率の推移

（※）出所：厚生労働省

（グラフ3）

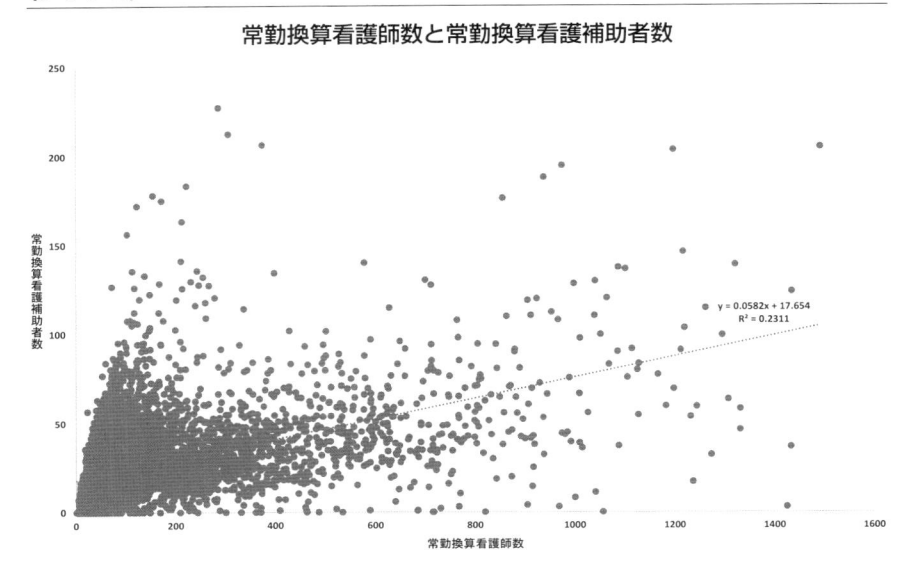

常勤換算看護師数と常勤換算看護補助者数

（※）令和3年度病床機能報告データを基に作成

　本稿では、看護補助者配置の実態を明らかにし、特に高度急性期病院で不足する看護補助者の採用について私見を交えて提案する。

　グラフ3は2021年度の病床機能報告データを用いて、全国の病院ごとの常勤換算看護師数と常勤換算看護補助者数を見たものであり、両者には有意な正の相関はみられない。病院機能や特性によっていずれに重きを置いているかが異なる可能性がある。

　そこで、**グラフ4**は病床規模別に100床当たりの看護師数と看護補助者数を表したものであり、規模が大きくなると看護師数は増えるが、看護補助者が減少する傾向が明らかである。さらに7対1看護師配置である急性期一般入院料1を届け出る施設のみを対象とし同様の集計をしてみると傾向は変わらない（**グラフ5**）。中小病院は看護師が集めづらいので、早くから看護補助者を積極的に採用してきたのか、高齢患者が多いため補助者が担う役割が多いことなどを意味するのかもしれない。

（グラフ 4）

病床規模別　100 床当たり常勤換算看護師数と看護補助者数

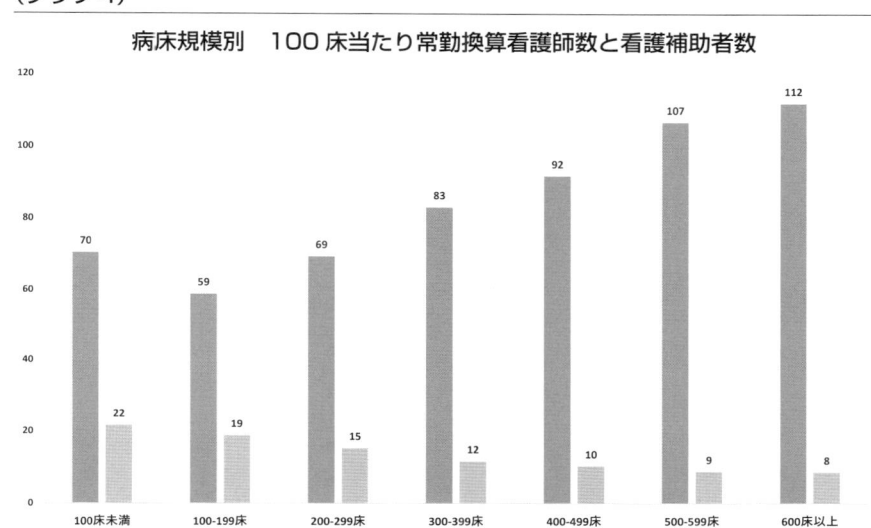

（※）令和 3 年度病床機能報告データを基に作成

（グラフ 5）

急性期一般入院料 1 届出病院
100 床当たり常勤換算看護師数と看護補助者数

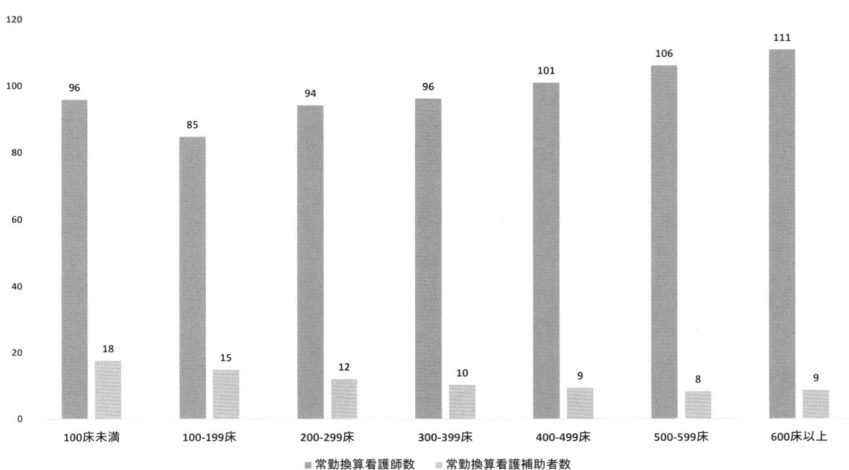

（※）令和 3 年夏病床機能報告データを基に作成

（グラフ6）

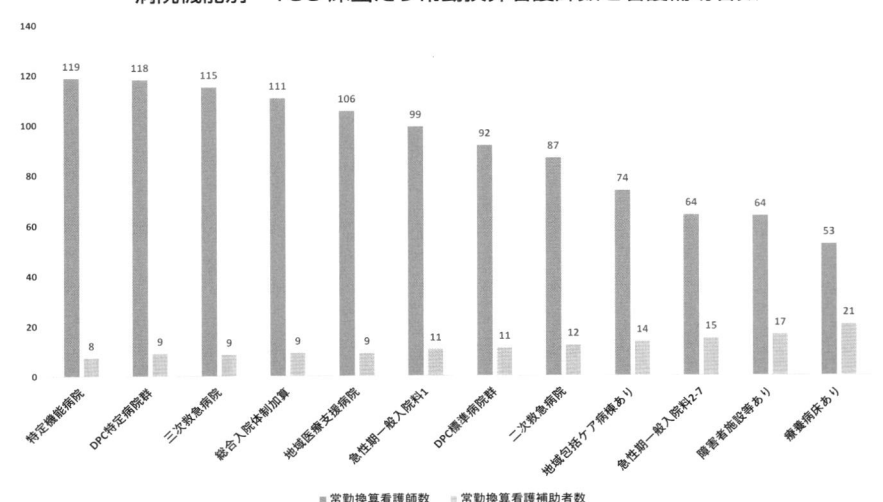

病院機能別　100床当たり常勤換算看護師数と看護補助者数

（※）令和3年度病床機能報告データを基に作成

　ただ、大病院には看護補助者が不要かというと決してそうではなく、看護師がより輝ける職場づくりのために看護補助者の有効活用は課題といえるだろう。さらに病院機能別に100床当たりの看護師数と看護補助者数を見たものが**グラフ6**であり、高機能急性期病院において看護師は充実しているが、看護補助者の不足感は否めない。

　では、看護補助者の充実のためにどのような選択肢があるのだろうか。

　病院においても介護福祉士のニーズが高く、「看護補助者」ではなく、病院介護職を創設してほしいという声も根強い（2024年度診療報酬改定では、地域包括医療病棟・療養病棟等で史上初、介護福祉士が評価され、新たな一歩を踏み出した）。その道のプロフェッショナルが自律的に動いてくれれば、看護師の業務負担軽減になることが期待される。ただし、療養上の世話については保健師・助産師・看護師法において看護師の独占業務と位置付けられているなど業務範囲を変更するとなると法改正などが必要になる可能性もあり、越えなければいけないハードルも存在する。また、病院で介護職を創設すればモチベーションが高い介護福祉士が病院で働いてくれる期待もあるが、介護施設との奪い合い

になりかねない。そもそも介護施設でも人手不足なところに、拍車が掛かってしまう危険性もある。実際に病院では介護福祉士を採用しているケースも多数存在し、院内でどのような位置付けにするか、また待遇なども含めた検討を優先すべきだろう。

　ただ、これから高齢患者が増大する時代に看護師だけで病棟が支えられるかというと私は疑問を感じている。そもそも夜勤をやりたくないという看護師が増えている状況において、夜勤帯のシフトをどう組んでいくかは極めて重要な課題であり、だとすると夜間 100 対 1　急性期看護補助体制加算等はぜひとも届け出を実現したいところだ。そもそも報酬水準も極めて高い設定である。

　私は看護補助者だけでなく、多職種を巻き込み、皆で病棟を支えることが選択肢として挙げられると考えている。例えば、理学療法士などが準夜帯に病棟にいてくれれば、お手洗いに行く際にサポートに入れ、転倒・転落のリスクを大幅に低減させることができる。むしろ看護師よりも適任かもしれないし、理学療法士が他のスタッフに指導することによって病棟全体のレベルアップにつながっていくことも期待される。さらに、歯科衛生士などが食事の介助を行えば、不足するマンパワーを補うことにつながるだろう。これらはすでに医療機関において取り組み実績があるわけであり、有効性についてのエビデンスの提示も可能だと考える。ただ、理学療法士の場合にはリハビリ単位数との兼ね合いが出てくるわけであり、出来高算定から ADL 維持向上等体制加算のような包括化へ舵を切ることも含めて多面的な検討となるだろう。急性期看護補助体制加算に多職種介入加算などを新たに設けることも有効かもしれない（2024 年度診療報酬改定で新設された、リハビリテーション、栄養・口腔連携体制加算はこのような取り組みが評価されたと捉えることもできる。なお、ADL 維持向上等体制加算は廃止となり、役割を終えた）。ただ、どの職種も潤沢に採用できる医療機関ばかりではないはずだ。診療報酬で新たに評価されれば一気に対象職種に対する需要が増加し、奪い合いの様相が呈されるからだ。

　だとしたら、看護補助者に外国人を登用することが有効だと考えている。すでに飲食・建設などの異業種では常識だし、介護の現場でも外国人を起用しており、一部、病院でもそのような動きがある。最近、講演会でこのような提案をすると会場から笑い声が上がることが少なくない。それだけ、現実味がない

ことを意味するのかもしれない。例えば、特定技能の場合には、5年間継続勤務が可能であり、その後、介護福祉士試験に合格すれば永久に日本で仕事をすることが可能だ。実際、日本人の看護補助者を採用してもすぐに退職してしまうことも多い。外国から覚悟を持って来日する"人財"であれば、そう簡単に辞めないだろう。もちろん、個人差があるのできちんと面接して見極めが必要であることは言うまでもない。

　最近、大流行している人材派遣で日本人の看護補助者を採用する選択肢ももちろんある。ただ、社会全体の賃金水準が上がっていこうとしている中で、その採用は非常に厳しくなるだろう。結局、人材派遣では人を集めることがまずは優先されるので、「この業務はやらない」などの限定が付されることも多い。例えば、「体位交換」や「オムツ交換」などはしないという条件が付くこともある。それでは看護師からすれば本来の補助者とは言えないだろう。外国人であれば、比較的若い世代が集まり、素直な"人財"も多く、病棟に活気が湧いてくることも期待される。教育は必要だが、「これはやらない」という業務はなく常識の範囲であれば頑張ってくれる期待ができる。また、ある程度の語学力がある"人財"なので、それほど違和感なく現場に溶け込んでいけるだろう。もちろん、人材派遣で来てくれる"人財"も大切であり、その方たちと併存させるということである。

　人材派遣以外で直接雇用する看護補助者も高齢化が進んでいることが多い。その問題の克服に特定技能という選択肢を持っておくことはこれからの病棟運営にとって重要だと考えており、全国で私が関わる病院でこの仕組みを定着させていきたいと考えている。

（注）このあたりの法整備は変わっていく可能性もあり、「技能実習制度及び特定技能制度の在り方に関する有識者会議の開催について」を参照していただきたい。

5-4
人を育て大切にする組織こそが輝く

（CBnews マネジメント連載第 212 回、2024 年 1 月 29 日）

　病床利用率の低下が止まらない。**グラフ 1** は人口 10 万人当たりの一般病床の 1 日当たり在院患者を見たものである。地域差はあるがいずれの都道府県でも 2020 年以降、減少傾向にある。

（グラフ 1）

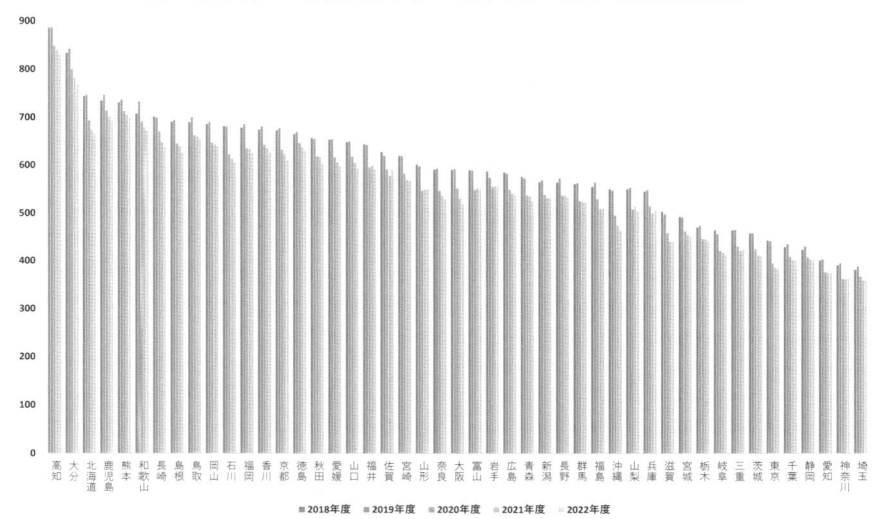

都道府県別　一般病床人口 10 万人対 1 日平均在院患者数

（※）厚生労働省、病院報告を基に作成

　さらに、これを開設主体別にしたものが**表**である。75％超えるのは社会福祉法人及び医療法人のみであり、極めて厳しい状況が分かる。

（表）

病床利用率の推移

開設主体	2019年度	2020年度	2021年度	2022年度
総数	76.4	69.8	67.9	67.6
国	78.5	72.6	71.1	70.7
独立行政法人国立病院機構	80.1	74.2	73	73.3
国立大学法人	79.8	73.8	72.1	71.3
国立高度専門医療研究センター	80.2	73.7	73.8	72.8
独立行政法人地域医療機能推進機構	78.3	73.7	71.3	70.1
公的医療機関	74.7	67.3	65	64.9
都道府県	72.9	64.5	61.5	63.1
市町村	72.9	66.5	64.4	64.4
地方独立行政法人	77	67.6	64	62.7
日赤	78.2	71.6	70.3	70
済生会	81.2	73.3	70	70.4
北海道社会事業協会	78.2	65	60	49
厚生連	74	68.1	67.9	67
社会保険関係団体	77.1	69.4	67.9	68.3
健康保険組合及びその連合会	84.9	73.8	71.3	71.8
共済組合及びその連合会	76.1	68.7	67.1	67.4
公益法人	77.5	70.3	65.4	70.6
医療法人	82.2	78.5	77.1	75.8
私立学校法人	76	69.3	68.9	67.5
社会福祉法人	83.8	80.5	79.3	78.4
会社	76.5	71.4	72.3	72
その他の法人	75.5	67.8	60.6	61
個人	82.2	77.4	74.1	74.5
医育機関（再掲）	77.7	71.2	69.7	68.7

（※）厚生労働省、病院報告を基に作成

　ただ、病床機能も影響するはずである。**グラフ２**は一般病床及び療養病床を有する病院に占める療養病棟を有する病院の割合をみたものであり、医療法人はその比率が高い。

（グラフ2）

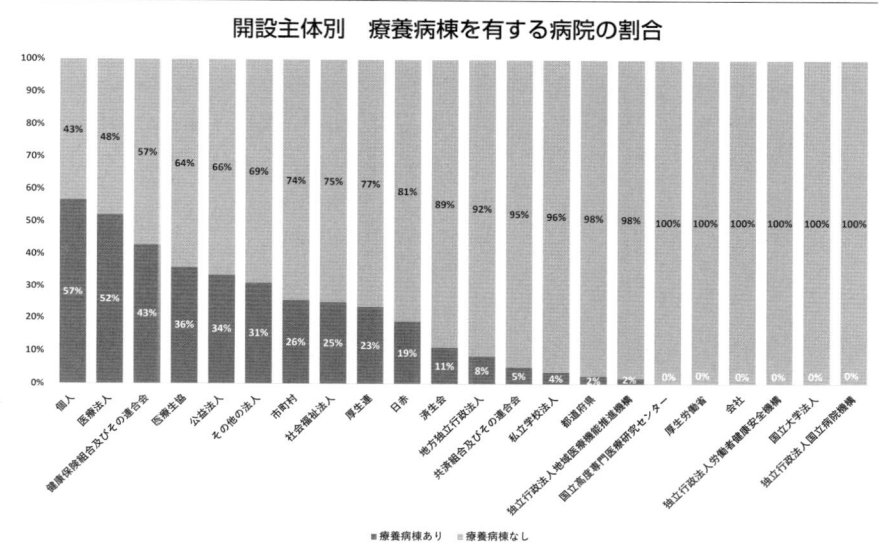

開設主体別　療養病棟を有する病院の割合

■療養病棟あり　■療養病棟なし

（※）令和3病床機能報告データを基に作成

　一方で最も病床利用率が高い社会福祉法人に目を向けると DPC 病院の割合が低く、障害者施設等を有するケースが多い。差別化が図られており、患者を獲得しやすいのかもしれない（**グラフ3・4・5**）。急性期が過剰であり、そこでしのぎを削るよりも、ブルーオーシャンの領域を探すことが重要であることを示唆しているのだろう。

（グラフ3）

一般病床・療養病病全体に占める各機能の病棟を有する病院の割合

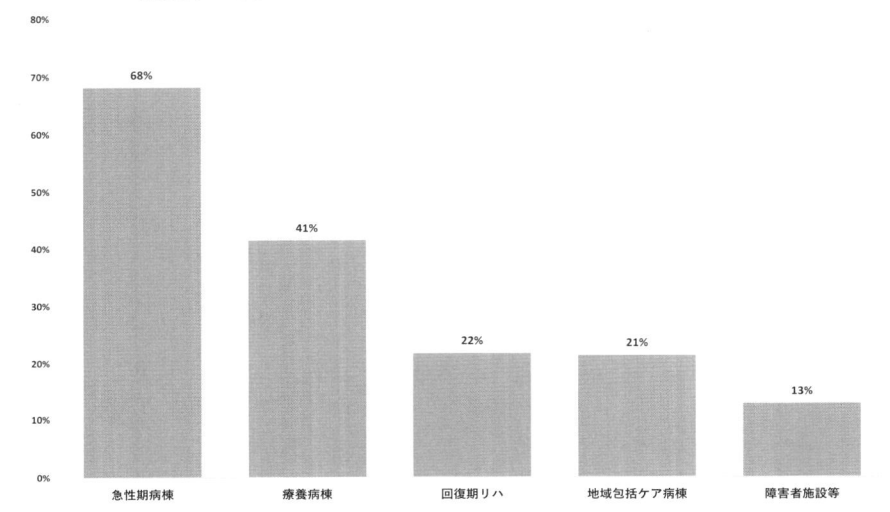

（※）令和3病床機能報告データを基に作成。急性期病棟は、急性期一般入院基本料、特定機能病院入院基本料（一般病棟）、地域一般入院基本料としている。

（グラフ4）

社会福祉法人　DPCへの参加状況

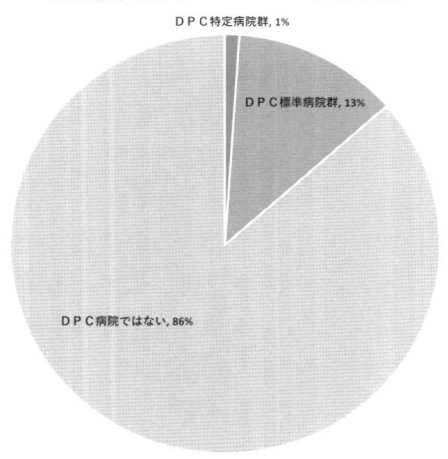

（※）令和3病床機能報告データを基に作成　n＝184

（グラフ5）

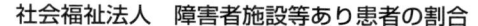

社会福祉法人　障害者施設等あり患者の割合

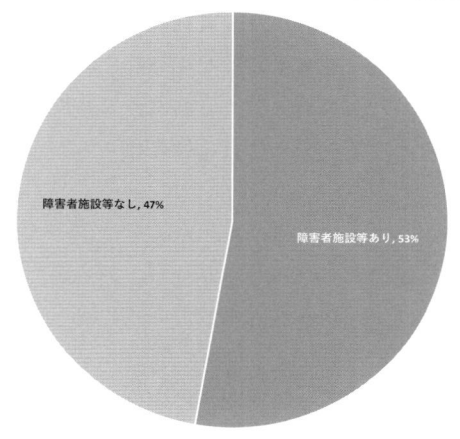

障害者施設等なし, 47%

障害者施設等あり, 53%

（※）令和3病床機能報告データを基に作成　n＝184

　とはいえ一般病床全体で利用率が上がってこないことは事実であり、病院経営者として不安にさいなまれることも多いはずだ。だからこそ、短期的に成果が出やすい救急医療に注力し、不応需を減らせとげきを飛ばしている方も多いだろう。新入院患者を獲得するためにも、地域医療を支えるためにも救急医療は大切であり、ある意味、医療の原点とも言えるこれらへの注力は欠くべからざるものである。ただ、結局は限られたパイの奪い合いになるわけだし、2024年度診療報酬改定でも高齢者救急の受け手が最大の論点の1つに挙げられており、急性期病棟で診るべき患者は限定されてくるかもしれない（2024年度診療報酬改定で実際にそのような方向性にシフトし、地域包括医療病棟がマッチすることになる可能性がある）。

　そうなると稼働率優先主義がはびこり、治療終了後もベッドコントロールを重視するという名のもとに「あと1日」など涙ぐましい努力が行われることもある。もちろん短期的に見れば、稼働率が高い方が収入は増えるわけだが、在院日数を伸ばすことになれてしまえば、次の患者獲得の意欲がそがれてしまうかもしれない。そして何よりも、「うちの病院はなかなか退院させない」などの悪評がスタッフから出てしまえば、近隣からの評判は下がるし、SNSなど

で拡散する危険性もある。重症度、医療・看護必要度や入院診療単価、そしてDPC/PDPS における効率性係数などにも悪影響を及ぼすだろう。

　外来についても逆紹介をしなければ患者数は増えるが、手間ばかりが増え、労力に対して得られる対価は大きくないかもしれない。結局、涙ぐましい努力も水の泡になりかねないし、中長期的に見れば、大きな効果を発現するとは考えづらい。そもそも機能や規模、そして連携の在り方などを見直すべきだという結論に至るはずだ。

　では、今私たちは何に取り組むべきだろうか。患者獲得の努力が不要だと言いたいわけではない。他院が熱心に実施しているのだから、それに乗り遅れれば痛手を被るのは当然だ。

　ただ、一番大切なことは優秀なスタッフの育成をすることである。患者が少ない時だからこそ、発想を転換し、教育に注力することが望ましい。高額薬剤による医薬品費高騰、働き方改革による人件費増、エネルギーコストの増というかつてない劣悪な状況の中で悠長なことは言っていられないのも現実である。ただ、業績が悪いと悲観したところで、若手スタッフには何の関係もないととらえられるかもしれない。このような時だからこそ、人を育て大切にするべきである。そしてそのような組織には職員も患者も必ず集まる。

　コロナを境に病院から看護師が立ち去っていく現実には歯止めが掛かりそうにない。病床はあるけれど、看護師がいないから病棟再開ができないという病院は多い。ただ、実際には患者もいないわけで、限られた病床をいかに有効活用するかを優先すべきである。短期的にはそうなるが、中長期の視点で考えるとスタッフ不足は致命的であり、病院の存続にも影響を及ぼす。看護師だけではなく、職種の垣根を超えた多職種で医療を支える体制を今一度整備すべきときである。

　熱意を持って教育すれば、職員にとってその病院は魅力的な存在となる。職員からの評価が高ければ必ず患者も集まる。働いているスタッフが「うちの病院に来たら良くなるよ」と言ってくれるほど患者・家族にとって心強い言葉はないだろう。どんな病院ランキングよりも大切な情報だと思う。

　患者が戻ってこないという不安を捨て、今何をすべきか冷静に考えるべきと

きなのだろう。患者の受療行動も変わった可能性があるし、病院の入院基準も
コロナで制限をしていた慣習から変わってしまったかもしれない。将来患者が
戻ることを前提とせず、今の状況でどう生きていけるのか、地域に貢献できる
のかを熟慮すべきだ。

　初期研修医の教育には皆熱心に取り組んでいるはずだ。ただ、後期研修を自
院で行うかどうか分からないし、むしろ外の世界で羽ばたいて活躍してくれる
ことを願って教育を行っているはずだ。もちろん将来、立派な医師になって自
院に戻ってきてほしいという思いを秘めてのことだとは思う。

　患者獲得に奔走するだけでなく、輝ける職員を1人でも増やすこと。それが
今、私たちに求められていることではないだろうか。結果は必ずついてくる。
私はそう信じたいと思う。

第6章

DPC/PDPS
の今までを振り返り、
これからを考える

6-1

DPC 参加病院の実態からみえる
診療機能と経済性

（ビジョンと戦略　連載第1回、2023年5月号）

　急性期入院医療に関連する重要論点について病院経営の立場から論じていく。

■ DPC 参加病院の現状

　DPC はどのような疾患の患者（Diagnosis）に、どのような診療行為を行ったか（Procedure）の組み合わせ（Combination）で患者を分類し、その診断群分類を急性期入院医療の包括払いに用いている。ただし、包括範囲に含まれるのは、入院基本料、入院中に実施した投薬、検査、画像診断、注射、1,000点未満の処置等であり、手術、麻酔、リハビリテーション等のドクターフィー部分は出来高で請求することが可能である。包括部分は、入院期間に応じて報酬が逓減し、医療機関別係数および在院日数を掛け合わせて金額が決定される。

　DPC は 2003 年に特定機能病院等の 82 施設から開始され、手挙げ方式で参加病院を募り現在は 1,764 病院が参加している（**グラフ1**）。DPC は当初、大病院から始まったが、今日は 100 床未満が全体の 19％、100〜199 床が全体の 26％を占めており、2009 年度参加病院からは 200 床未満の割合が高い（**グラフ2**）。つまり、制度発足当初とは様相が異なり、規模を問わず様々な急性期病院が参加している。実際に、急性期一般入院料1の届出病院数では 85％、病床数では 95％が参加する状況にある。さらに、ケアミックス病院も多数参加しており、2012 年度参加病院からは総病床数のうち地域包括ケア病棟の割合が 10％を超えるようになっている（**グラフ3**）。地域包括ケア病棟、回復期リハビリテーション病棟、療養病棟のいずれかを有する病院は全体の 60％を占

（グラフ 1）

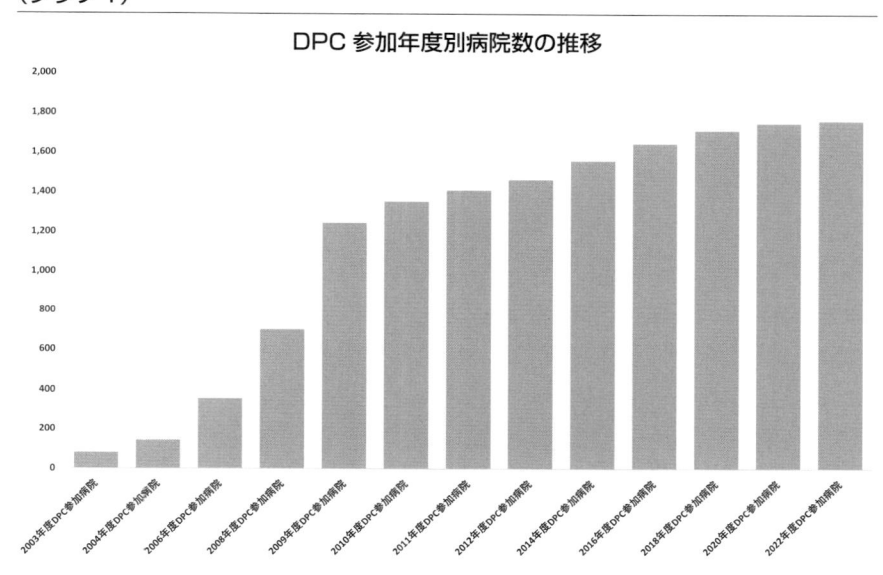

（グラフ 2）

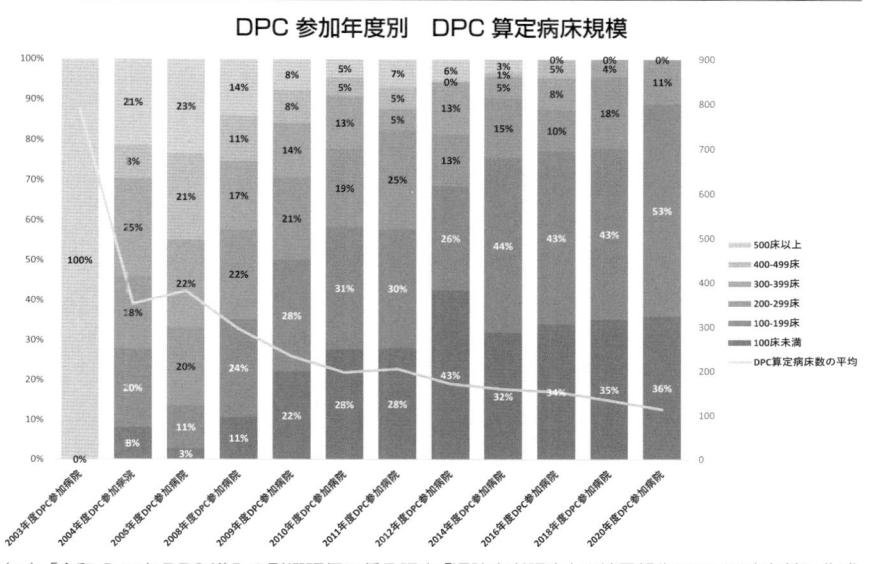

（※）「令和 3 年度 DPC 導入の影響評価に係る調査「退院患者調査」の結果報告について」を基に作成

（グラフ3）

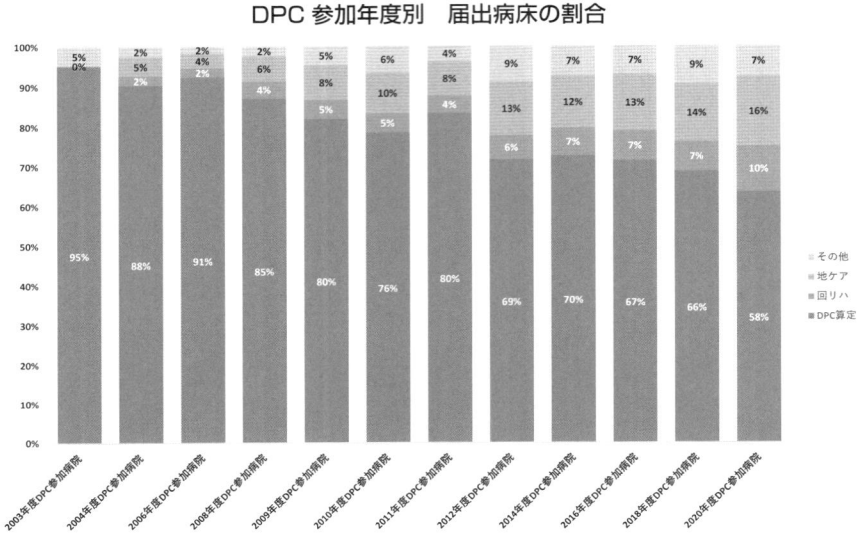

DPC 参加年度別　届出病床の割合

凡例：その他／地ケア／回リハ／DPC算定

（※）「令和3年度 DPC 導入の影響評価に係る調査「退院患者調査」の結果報告について」を基に作成

めている。

　DPC 評価分科会（現、入院・外来医療等の調査・評価分科会）でもケアミックス病院の扱いをどうするかは議論になってきたし、今後も DPC 参加病院における地域包括ケア病棟の取り扱いや診療報酬のあり方などの検討は行われるだろうと予想する。

　なお、DPC ＝急性期入院医療の支払い方式なのだとすると、急性期入院医療を提供しながらも DPC ／ PDPS に参加しない病院とは何かと問われる時代が来るかもしれない。

■ DPC 参加年度別の診療実績

　DPC 病院が急性期病院の代表なのだとすれば、手術や救急などに注力し、優れた診療実績を残すことが求められる。**グラフ4** は、100床当たりの入院中の診療実績を見たものであり、分母は DPC 算定病床を用いている。ここから DPC 参加年度により特に手術・全身麻酔について診療実績が異なることがわかる。さらに、大学病院本院に準ずる診療機能を有する DPC 特定病院群につ

（グラフ 4）

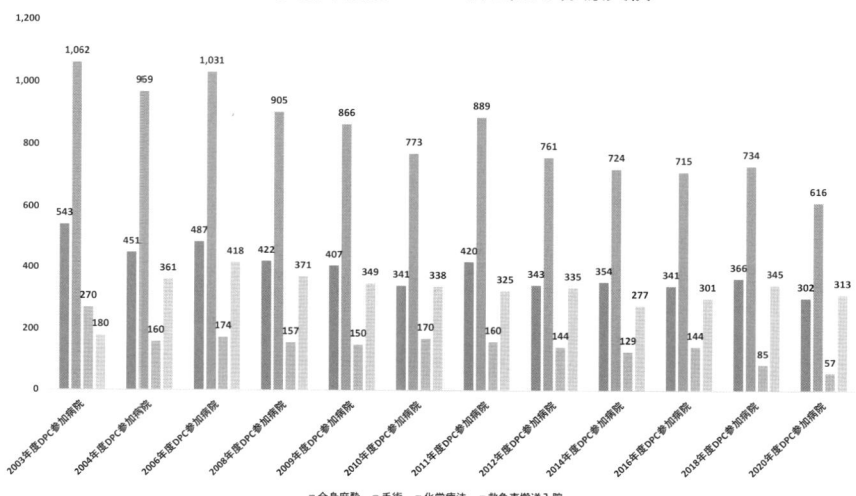

DPC 参加年度別　100 床当たり診療実績

（※）「令和 3 年度 DPC 導入の影響評価に係る調査「退院患者調査」の結果報告について」を基に作成

いて DPC 参加年度を見ると、2008 年度までで 68％、2009 年度参加まででおよそ 88％を占めている。病院により様々な事情はあったと推察されるが、DPC 参加年度が早いほど、急性期らしい病院が多いということを意味する可能性がある。なお、DPC 参加年度は病床規模や地域包括ケア病棟等の保有状況とも一定程度関係があるようであり、DPC に参加しているから全てが急性期病院らしいかというとそうではないのかもしれない。

　一方で、当該データは急性期病棟から地域包括ケア病棟等に院内転棟した患者が除外されており、実際にそのような患者は DPC 標準病院群では 11％存在することから、ケアミックス病院が実態よりも過小評価されている可能性もあることには留意する必要がある。さらに当該データは、2021 年度の実績であり、コロナ禍が一定程度影響していることも予想される。ただ、比較的規模が大きい病院は重点医療機関としてコロナ病棟を確保したケースもあるだろうし、もちろん規模が小さくてもコロナ診療を実施した病院もこの中には含まれる。

　病床規模と機能には一定の相関があり、大病院ほど診療実績が優れる傾向が

ある。ただ、そうは言っても大病院だけで地域の医療が完結するわけではなく、機能分化と連携が重要になる。大病院は総合的に全方位的な展開を考えるケースが多いであろうから、中小病院としては差別化を図る必要があるだろう。そのためにも、ヒトやカネといった院内の資源配分に濃淡をきかせ、突出した領域を育てていくことが求められる。そして、地域で不足する機能をジグソーパズルのピースのように探し、自らを当てはめていくことが望ましい。

■医療経済実態調査から見る財務状況

　では、優れた診療実績を残せば収益性は優れるのだろうか。**表**は、厚生労働省が診療報酬改定の前年に実施する医療経済実態調査の結果を病院機能別にみたものであり、損益差額は特別な補助金を入れない医業利益に近い概念である。ここから高度医療を提供し、教育・研究機能を有する特定機能病院は大幅な赤字であり、DPC対象病院もマイナスである。一方で、療養病棟入院基本料1を中心とする病院については黒字を維持している。急性期、あるいは高度急性期は儲からないということを意味するのかもしれない。100床当たり医業収益を見ると特定機能病院は療養病棟の3・7倍高く、DPC対象病院も2・5倍高いが、医薬品材料費の比率も同時に高水準となる。特に特定機能病院は、100床当たりの医業収益は増加傾向だが、医薬品費の伸び率はそれをはるかに上回る状況にあり、増収減益という状況にある。特に2020年4月・5月はコロナ禍で初めて緊急事態宣言が発せられたタイミングであり、初診患者数の減少、予定手術の大幅な制限により2020年度の業績は悪化した。ただ、右端にあるコロナの空床確保の補助金を入れるとDPC対象病院は初めて黒字になった。それだけ急性期病院が社会に貢献したことを意味するが、そろそろ補助金も減額あるいは消滅するタイミングを迎える。

（表）

病院機能別　収支状況

特定機能病院							
	2013年度	2014年度	2015年度	2016年度	2017年度	2018年度	2019年度	2020年度
給与費（対収益）	44.8%	45.5%	42.7%	42.7%	42.6%	42.4%	41.1%	43.2%
医薬品費（対収益）	22.2%	23.0%	24.4%	24.4%	24.6%	25.2%	26.4%	27.0%
材料費（対収益）	14.1%	14.4%	14.1%	14.1%	14.6%	14.6%	14.6%	14.7%
委託費（対収益）	6.8%	7.0%	7.0%	7.0%	7.0%	7.1%	7.2%	7.8%
減価償却費（対収益）	8.8%	9.0%	8.5%	8.3%	8.1%	7.9%	7.4%	7.7%
その他	9.6%	9.7%	9.6%	9.2%	8.9%	8.9%	8.9%	9.4%
損益差額（対収益）	−6.4%	−8.5%	−6.2%	−5.8%	−5.7%	−6.0%	−5.6%	−9.7%
100床当たり医業収益（千円）	3,089,205	3,161,959	3,337,040	3,416,853	3,572,062	3,695,846	3,877,150	3,765,449
給与費＋医薬品材料費比率	81.1%	82.9%	81.2%	81.2%	81.7%	82.2%	82.1%	84.9%

2.8%

DPC対象病院							
	2013年度	2014年度	2015年度	2016年度	2017年度	2018年度	2019年度	2020年度
給与費（対収益）	52.2%	53.2%	53.3%	54.2%	53.7%	53.5%	53.3%	56.1%
医薬品費（対収益）	15.0%	14.9%	15.3%	14.9%	14.0%	14.0%	14.8%	14.9%
材料費（対収益）	11.2%	11.4%	11.1%	11.2%	11.5%	11.3%	11.8%	12.0%
委託費（対収益）	6.5%	6.6%	6.7%	6.7%	6.7%	6.7%	7.0%	7.6%
減価償却費（対収益）	6.3%	6.6%	6.7%	6.6%	6.2%	6.0%	6.0%	6.1%
その他	10.4%	10.6%	10.8%	10.7%	11.2%	11.2%	10.8%	11.4%
損益差額（対収益）	−1.6%	−3.3%	−3.9%	−4.4%	−3.2%	−2.8%	−3.7%	−8.1%
100床当たり医業収益（千円）	2,340,483	2,376,503	2,330,695	2,342,019	2,489,830	2,548,598	2,552,967	2,479,468
給与費＋医薬品材料費比率	78.4%	79.5%	79.7%	80.3%	79.1%	78.8%	79.9%	83.0%

1.4%

療養病棟入院基本料1							
	2013年度	2014年度	2015年度	2016年度	2017年度	2018年度	2019年度	2020年度
給与費（対収益）	59.7%	60.0%	58.2%	58.9%	59.4%	59.6%	60.4%	61.4%
医薬品費（対収益）	8.2%	7.9%	8.7%	8.4%	8.8%	8.6%	7.0%	6.6%
材料費（対収益）	5.7%	5.7%	6.8%	6.7%	7.6%	7.6%	6.3%	6.5%
委託費（対収益）	5.8%	5.8%	5.5%	5.5%	5.4%	5.4%	6.1%	6.4%
減価償却費（対収益）	4.4%	4.5%	4.5%	4.4%	4.2%	4.1%	4.5%	4.5%
その他	13.8%	13.8%	13.7%	13.7%	13.2%	13.2%	13.7%	13.6%
損益差額（対収益）	2.4%	2.3%	2.6%	2.4%	1.3%	1.5%	2.1%	1.0%
100床当たり医業収益（千円）	1,027,172	1,049,103	1,153,779	1,157,058	1,118,466	1,147,697	1,059,150	1,071,869
給与費＋医薬品材料費比率	73.6%	73.6%	73.7%	74.0%	75.8%	75.7%	74.5%	74.5%

2.6%　⇧

新型コロナウイルス感染症関連の補助金
（従業員向け医療金を除く）を含めた場合

（※）厚生労働省、医療経済実態調査に基づき作成

　DPCは急性期の代名詞ではあるが、決して収益性が優れるわけではないことには言及しておきたい。もちろん、医療はお金儲けのためにやっているわけではないが、赤字が続けば人が雇えない、投資ができないという負のスパイラルに陥る危険性もある。昨今は、水道光熱費の大幅な値上げなど、コストが増大しており、さらに収益性が悪化する局面でもある。

　高機能であることが必ずしも高収益ではないことは一見矛盾しているようだが、そうなってしまう現実があるのかもしれない。高額な薬剤や診療材料を用いて増収になってもそこからは必ずしも真水の増収が得られないことを肝に銘じ、私たちには医療の質と経済性の両立を目指すことが求められている。

6-2

DPC/PDPS における
医療機関群の評価を踏まえた病院の戦略

（ビジョンと戦略　連載第 2 回、2023 年 6 月号）

■医療機関群が評価された経緯

　DPC ／ PDPS は、制度創設時に円滑導入のため調整係数が設定された。調整係数は前年度並みの収入確保、重症患者への対応能力・高度医療の提供能力等、従来の機能評価係数のみでは対応できていない病院機能が評価されたものである。DPC 参加年度が早い病院ほど調整係数が高い傾向があり、高機能な病院が早期に DPC 導入を進めたことを意味する可能性がある一方で、前年度並みの収入確保という側面が強く影響していた可能性もある。つまり、出来高算定時に検査や画像診断、化学療法などを入院中に濃厚に実施していた病院が、DPC 導入後に外来化など効率化を図ることにより一定の収入保証が行われたのだとすれば、DPC ／ PDPS に参加することにより経済的利益を享受した病院が存在するのだろう。現在、1,760 を超える病院にまですそ野が拡がった役割の一端を担ったのが当該係数であると考える。

　調整係数廃止の声が中医協等で上がる中で、段階的に機能評価係数 II に置き換えていく検討が行われたが、最終的には 2012 年度改定から段階的に基礎係数と機能評価係数 II に 25％ずつの置き換えが行われた。2012 年度改定で置き換えられた残りの部分は、「暫定調整係数」として設定され、2018 年度改定で完了した。これにより調整係数が廃止され、診療報酬改定に伴う激変緩和に対応する「激変緩和係数」が診療報酬改定年度のみ存在している。

　基礎係数は、2012 年度改定で新設され、当時、大学病院本院を I 群、大学病院本院に準ずる病院を II 群、その他について III 群という名称を付した。ただし、群ごとの序列を想起させるという指摘等があり、2018 年度改定で I 群を

(図1)

平成28年度診療報酬改定

医療機関群の見直し

Ⅱ群病院の選定要件

➤　Ⅱ群病院（高機能な病院群）の選定に係る実績要件について、内科系技術の評価を追加する。

- 下記の【実績要件1】〜【実績要件4】のそれぞれについて、Ⅰ群（大学病院本院）の最低値（但し、外れ値を除く）より高い医療機関をⅡ群とする。

【実績要件1】：診療密度	1日当たり包括範囲出来高平均点数（全病院患者構成で補正；外的要因補正）	
【実績要件2】：医師研修の実施	許可病床1床あたりの臨床研修医師数 （基幹型臨床研修病院における免許取得後2年目まで）	
【実績要件3】：高度な医療技術の実施 （6項目のうち5項目以上を満たす）	外保連試案	(3a)：手術実施症例1件あたりの外保連手術指数
		(3b)：DPC算定病床当たりの同指数
		(3c)：手術実施症例件数
	特定内科診療	(3A)：症例割合
		(3B)：DPC算定病床当たりの症例件数
		(3C)：対象症例件数
【実績要件4】：重症患者に対する診療の実施	複雑性指数（重症DPC補正後）	

　大学病院本院群、Ⅱ群を DPC 特定病院群、Ⅲ群を DPC 標準病院群という名称に変更した。

　なお、医療機関群については病院機能を反映する面もあるが、基礎係数は包括範囲に係る出来高報酬相当の平均値である診療密度を係数化したものであり、医療機関群ごとに診療密度のバラツキが一定範囲で分布していることが確認されている。DPC ／ PDPS の包括範囲について、出来高換算点数である診療密度が高い医療機関は経済的にマイナスになることから、損失補填的な性格をも併せ持っている。

（図2）

DPC 特定病院群の実績要件

要件		2012年度改定基準値	2014年度改定基準値	2016年度改定基準値	2018年度改定基準値	2020年度改定基準値	2022年度改定基準値
【実績要件1】診療密度		2,438.6	2,482.9	2,513.24	2413.38	2476.99	2,544.49
【実績要件2】医師研修の実施		0.0163	0.0233	0.0222	0.0180	0.0211	0.019
【実績要件3】医療技術の実施(6項目のうち5項目以上)							
外保連	(3a):手術実施症例1件当たりの外保連手術指数	14.69	12.39	12.99	14.08	13.72	14.14
	(3b):DPC算定病床当たりの同指数	134.59	102.68	118.18	119.18	141.45	128.86
	(3c):手術実施症例件数	3,200	2,529	4,695	4,837	5,972	5,223
特定内科診療	(3A):症例割合	–	–	0.0101	0.0095	0.0101	0.0126
	(3B):DPC算定病床当たりの症例件数	–	–	0.1940	0.0020	0.2348	0.2495
	(3C):対象症例件数	–	–	115	124	141	154
【実績要件4】補正複雑性指数		0.1248	0.1197	0.0855	0.0954	0.1077	0.0918

■医療機関群の実績要件

　医療機関群の実績要件については、4項目から構成され、2016年度改定において実績要件3に特定内科診療が追加され、ほぼ現在の評価となった。大学病院本院群の最低値（明らかな外れ値を除く）を満たすことが DPC 特定病院群の要件であり、一定の診療密度を有する病院に高い基礎係数が付与され、改定年ごとに入れ替えが行われる。実績要件の基準値は、大学病院本院の最低値が用いられることから、改定ごとに変化する仕組みであり、当落線上にある病院にとっては油断ならない状況でもある。ただし、医療機関群ごとの評価である、複雑性指数、カバー率指数、地域医療指数等が存在するため、機能評価係数Ⅱの扱いが異なり必ずしも DPC 特定病院群であることが医療機関別係数合計で有利になるとは限らない。Ⅱ群かⅢ群かを選択させてはどうかという議論が2018年度改定時に、DPC 評価分科会で行われたが最終的に見送られることとなった。医療機関群及び機能評価係数Ⅱの通知は改定の数カ月前に実施されるが、選択する場合には前年の9月末までに選択する必要があり、その時点での実績が分からないのだから選びようもないという現実を踏まえての判断となった。

■ DPC 特定病院群の実態

　DPC 特定病院群は、2012年度改定で新設された際には全国で90病院だけであったが、2022年度改定ではその約2倍まで増加している（**グラフ1**）。ある程度の高度急性期病院はすでに DPC 特定病院群になりつつある印象だ。

（グラフ1）

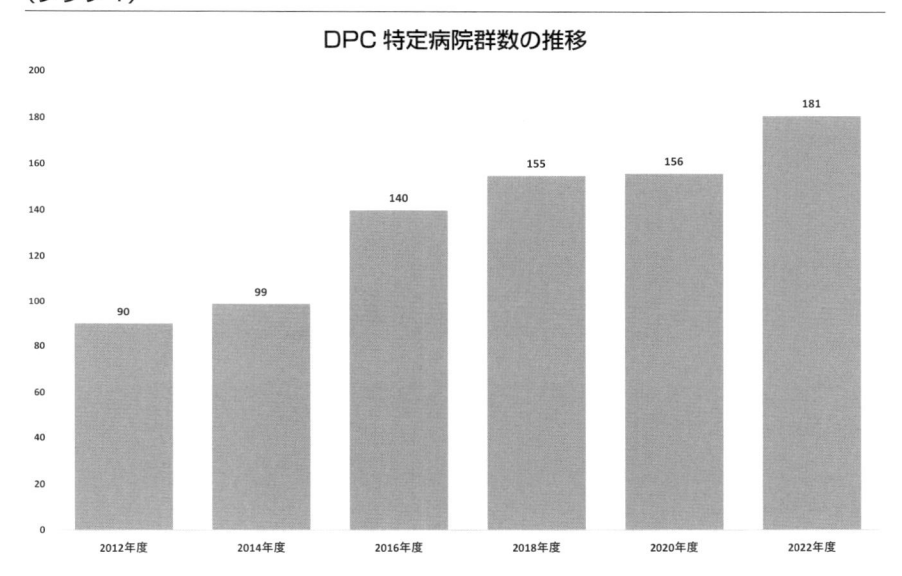

DPC 特定病院群数の推移

2012年度	90
2014年度	99
2016年度	140
2018年度	155
2020年度	156
2022年度	181

　グラフ2は、医療機関群ごとの DPC 算定平均病床数及び病床数の分布を見たものであり、DPC 特定病院群は DPC 標準病院群の約2・5倍であり、DPC 標準病院群のうち 400 床以上は 10％未満である。DPC 特定病院群の数が増加したことも関係しているが、それなりの規模で DPC 標準病院群であることは稀といえるだろう。400 床以上の DPC 標準病院群は、田舎に立地する絶対的中核病院であることが多く、高齢化が進み、転院先の確保が難しいなどの理由から在院日数の短縮が難しく、診療密度が下がってしまうのだろう。いや、転院患者の比率が全国でそれほど高くないという現実（大学病院本院群 6.0％、DPC 特定病院群 8.6％、DPC 標準病院群 7.3％）からすると、新入院患者が獲得できないため、稼働率を優先した結果、診療密度が下落してしまうのかもしれない。そして、これらの病院では、地域医療指数やカバー率指数で極めて高い評価を受けられることが多く、トータルでは DPC 標準病院群の方がよいという見方すらある。

（グラフ2）

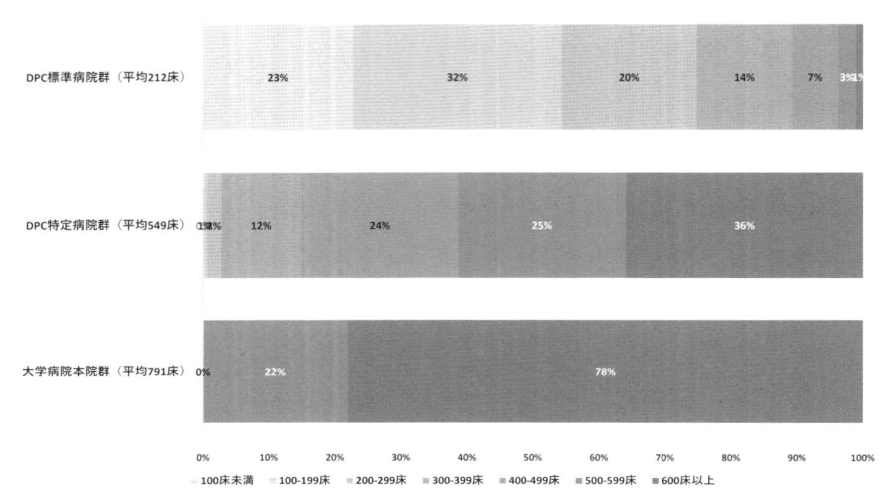

DPC医療機関群別　DPC算定病床の状況

（※）「令和3年度DPC導入の影響評価に係る調査「退院患者調査」の結果報告について」を基に作成

　では、診療密度が高いとはどのような病院なのだろうか。当初、「医師密度」などのスタッフの配置を評価してはどうかという議論もあったように、100床当たりの常勤換算医師数・看護師・薬剤師は充実している。一方でリハビリスタッフ数はDPC標準病院群で多くなり、地域包括ケア病棟や回復期リハビリテーション病棟を併設するなど機能の違いを反映しているのだろう（**グラフ3**）。充実したスタッフ数を揃えることは急性期病院として重要なことであるが、患者数とのバランスを考えるべきだろう。

（グラフ３）

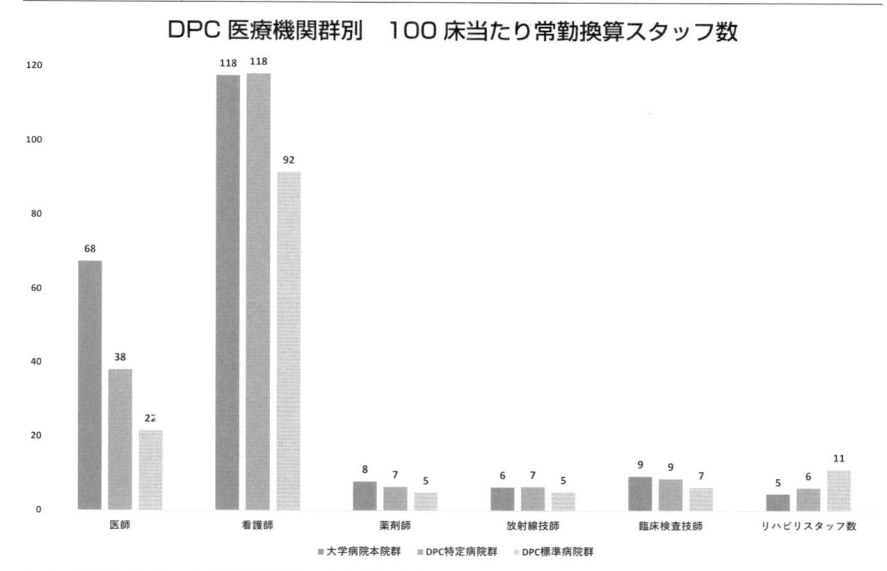

DPC 医療機関群別　100 床当たり常勤換算スタッフ数

（※）令和３年度病床機能報告データを基に作成

　さらに**グラフ４**は 100 床当たりの診療実績を医療機関群ごとに見たもので
あり、ここからも明らかな違いが把握できる。なお、DPC 標準病院群では地
域包括ケア病棟等を併設するケースが多く、その院内転棟患者が当該データで
はカウントされていないため、地域包括ケア病棟を有する病院は分析から除外
している。救急車搬送入院については優れた実績を有し、これは高齢者の二次
救急を担う DPC 標準病院群が多いことが関係している。地域で一般的な急性
期医療を中心に展開しているということだろう。

（グラフ 4）

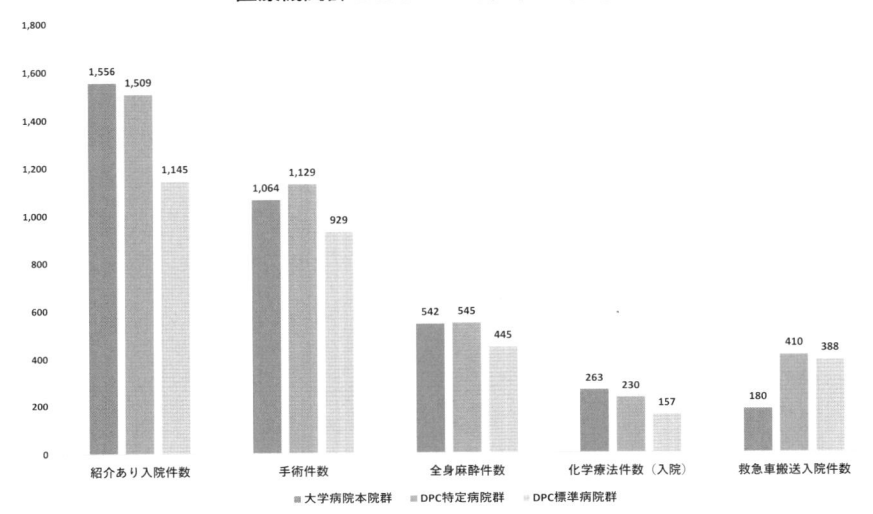

医療機関群ごとの 100 床当たり診療実績

（※）「令和 3 年度 DPC 導入の影響評価に係る調査「退院患者調査」の結果報告について」を基に作成。地域包括ケア病棟を有する病院は除外して分析

　中小病院の多くは DPC 標準病院群であり、その現実はこれからも変わらないだろう。実績要件 3 については件数を問う項目が含まれており、中小病院には厳しい評価だ。だとすると救急を中心に据えた病院運営を行うことが大切であるし、これから増加が期待される領域でもある。ただ、DPC 特定病院群を目指す病院にとって、高齢者救急は診療密度の低下につながるものであり、早期の転院や転棟などを促進する病床コントロールが求められている。

6-3

機能評価係数Ⅱの実態に迫る

（ビジョンと戦略　連載第3回、2023年7月号）

■機能評価係数Ⅱの経緯

　機能評価係数Ⅱは2010年度の診療報酬改定においてDPCに参加するインセンティブとして設定された。当初、データ提出指数（2014年度改定で保険診療指数と名称変更）、効率性指数、複雑性指数、カバー率指数、救急医療指数、地域医療指数の6項目が設定された。その後、2014年度改定において後発医薬品指数が新設された。

　その理由は、2012年度改定で基礎係数が評価され、Ⅱ群病院を目指す病院が診療密度を維持し・高めるために、薬価が低いジェネリック医薬品の採用を控える動きがあったからだと私は予想している。さらに、2016年度改定において診断群分類で表現しきれない、患者の重症度の乖離を評価するために重症度指数が新設され、この段階で8項目から構成されることになった。なお、後発医薬品指数が導入されたことにより、多くの病院がジェネリック医薬品の採用を加速させたことから、2018年度改定は機能評価係数Ⅰの後発医薬品使用体制加算へ置き換えられた。

　後発医薬品指数と比べて金額的ウェイトは下がることになったが、時代の趨勢もあるし、後発医薬品使用体制加算は入院だけでなく、外来も評価対象にしている点は注目される。加えて、DPC特定病院群の実績要件である診療密度において現在は、ジェネリック医薬品は薬価が最も低いもので計算する仕組みとなり、もはや診療密度のために高額薬価を用いるインセンティブは消滅している。

　そもそもDPC／PDPSで投薬料は包括範囲に含まれるため、できるだけ安

い薬剤を採用することが経済的に有利になる。さらに、2018 年度改定では重症度指数の性格が不明瞭である等の指摘もあり、廃止されることになった。重症度指数は、医療資源の投入量の多寡が評価され、入院中に無駄な検査や投薬を実施すればその分高まることになる。

　効率的な医療提供と相反する側面もあり、この点について現在は医療機関群として医療資源投入量等は評価される仕組みとなっている。地域医療指数の 5 疾病 5 事業等への貢献が評価される体制評価指数ではマイナーチェンジが繰り返されてきたが、機能評価係数Ⅱは設定当初から大きく姿を変えておらず、現在は安定運用がなされているともいえる。なお、2024 年度診療報酬改定で保険診療指数は廃止され（一部、体制評価指数で評価）、効率性係数について計算方法を見直し、医療機関群ごとの評価とされた。また、救急医療指数は、救急補正指数に名称変更を行い、位置付けが変更され、今後の医療機関別係数は、基礎係数＋機能評価係数Ⅰ＋機能評価係数Ⅱ（4 項目）＋救急補正係数＋暫定調整係数（改定年度のみ）となる。

■各指数の特性と重み付け

　図 1・2 が 2022 年度の各指数であり、それぞれ性格を異にするが 2 つの側面から分類できると私は考えている。まず 1 つが、年間 12 症例以上の診断群分類が評価対象とされる効率性指数、複雑性指数、カバー率指数とそれ以外である。月に 1 件も存在しない稀な症例を評価することは適切ではないという当時の DPC 評価分科会での委員からの意見を採用したものになるが、現実的には多数の診断群分類の患者を診たとしても年間 12 症例を上回るのは 2 割にも満たないだろう。特に中小病院にとって年間 12 症例はハードルが高く、極めて限られた診断群分類のみが評価対象となっている現実がある。

（図1）

令和4年度診療報酬改定　Ⅰ-3　医療機能や患者の状態に応じた入院医療の評価-㉗

機能評価係数Ⅱの評価内容①

指数	評価内容
保険診療指数	【適切なDPCデータの作成】 ・「部位不明・詳細不明コード」の使用割合が10%以上の場合、0.05点減算する。 ・DPCデータの様式間の記載矛盾のあるデータの件数が全体の1%以上の場合、0.05点減算する。 　様式1の親様式・子様式間（データ属性等（郵便番号、性別、生年月日等）、様式1とEFファイル間（入院日数入院料の算定回数の矛盾）、様式4とEFファイル（医科保険情報と先進医療情報の矛盾）、DファイルとEFファイル（記入されている入院料等の矛盾） ・未コード化傷病名である傷病名の割合が2%以上の場合、0.05点減算する。（様式1で評価） 【病院情報の公表】　自院のホームページで公表した場合に0.05点加算する。 （【保険診療の質的改善に向けた取組み】：令和6年度からの評価を検討）
地域医療指数	体制評価指数：5疾病5事業等における急性期入院医療を評価 定量評価指数：〔当該医療機関の所属地域における担当患者数〕／〔当該医療機関の所属地域における発生患者数〕 　1) 小児（15歳未満）と2) それ以外（15歳以上）についてそれぞれ同配分で評価。 　DPC標準病院群は2次医療圏、大学病院本院群及びDPC特定病院は3次医療圏のDPC対象病院に入院した患者を対象とする。
効率性指数	〔全DPC/PDPS対象病院の平均在院日数〕／〔当該医療機関の患者構成が、全DPC/PDPS対象病院と同じと仮定した場合の平均在院日数〕 ※　当該医療機関において、12症例（1症例/月）以上ある診断群分類のみを計算対象とする。 ※　包括評価の対象となっている診断群分類のみを計算対象とする。

（図2）

令和4年度診療報酬改定　Ⅰ-3　医療機能や患者の状態に応じた入院医療の評価-㉗

機能評価係数Ⅱの評価内容②

指数	評価内容
複雑性指数	〔当該医療機関の包括範囲出来高点数（一入院当たり）を、診断群分類ごとに全病院の平均包括範囲出来高点数に置換えた点数〕 ／〔全病院の平均一入院あたり包括点数〕 ※　当該医療機関において、12症例（1症例/月）以上ある診断群分類のみを計算対象とする。 ※　包括評価の対象となっている診断群分類のみを計算対象とする。
カバー率指数	〔当該医療機関で一定症例数以上算定している診断群分類数〕／〔全診断群分類数〕 ※　当該医療機関において、12症例（1症例/月）以上ある診断群分類のみを計算対象とする。 ※　すべて（包括評価の対象・対象外の両方を含む）の支払い分類を計算対象とする。
救急医療指数	1症例あたり〔以下の患者について、入院後二日間までの包括範囲出来高点数と診断群分類点数表の点数との差額の総和〕 ※救急医療管理加算2に相当する患者の指数値は1/2 【A205救急医療管理加算の施設基準のある施設】 ・救急医療入院かつ以下のいずれかを入院初日から算定している患者 ・A205救急医療管理加算、A301-3脳卒中ケアユニット入院医療管理料、A300救命救急入院料、A301-4小児特定集中治療室管理料、A301特定集中治療室管理料、A302新生児特定集中治療室管理料、A301-2ハイケアユニット入院医療管理料、A303総合周産期特定集中治療室管理料 【「A205救急医療管理加算」の施設基準のない施設】：救急医療入院の患者

　もう 1 つが全群共通と医療機関群ごとの評価項目に分けられる点である。全群共通となるのが在院日数短縮を評価した効率性指数と重篤な救急医療への取り組みが評価された救急医療指数である。この 2 つは病院機能にもよるところはあるが、一般的には全ての急性期病院が取り組むべきことであり、だからこそ医療機関群によらない共通の評価としているのだろう。

　なお、機能評価係数 II の 6 項目については均等配分となっており、これは全体予算が変わらないことを意味する。例えば、保険診療指数はほぼ全ての医療機関が減点されないことからある意味、データ提出に対するインセンティブ的な要素が強く差がつかない。一方で救急医療指数については、救急に特化し予定入院がほぼない病院もあれば、がんセンターのように予定入院が中心の病院も存在し、差がつきやすい性格を有する。

　このことを相関係数で表したものが図 3 になる。これは、機能評価係数 II の各項目と 6 項目合計、あるいは DPC 算定病床数との相関係数を医療機関群別にみたものである。相関係数が 0.4 以上に色を塗っており、その部分の差がつきやすく重要であることを意味する。例えば、大学病院本院群では複雑性係数と機能評価係数 II 合計の相関係数が 2023 年度は 0.9 となっており、極めて高い評価の病院からゼロまで存在している（グラフ）。なお、2023 年度はコロナ補正を実施しており、個別の病院を取り上げれば様々な解釈ができるのだが、全体的な傾向はコロナ前から変わるわけではない。

（図3）

機能評価係数Ⅱ各項目と機能評価係数Ⅱ合計の相関係数

【2022 年度】

	大学病院本院群	DPC特定病院群	DPC標準病院群
保険診療係数	-0.00	0.04	0.12
効率性係数	0.30	0.36	0.32
複雑性係数	0.88	0.53	0.14
カバー率係数	0.54	0.42	0.64
救急医療係数	0.09	0.34	0.60
地域医療係数	0.54	0.69	0.69
体制評価係数	0.29	0.56	0.72
定量評価係数（小児）	0.51	0.59	0.57
定量評価係数（小児以外）	0.49	0.65	0.59
DPC算定病床数	-0.15	0.14	0.54

【2023 年度】

	大学病院本院群	DPC特定病院群	DPC標準病院群
保険診療係数	-0.00	0.00	0.13
効率性係数	0.40	0.30	0.30
複雑性係数	0.90	0.60	0.11
カバー率係数	0.48	0.45	0.67
救急医療係数	0.28	0.34	0.60
地域医療係数	0.32	0.68	0.72
体制評価係数	0.11	0.55	0.74
定量評価係数（小児）	0.33	0.60	0.60
定量評価係数（小児以外）	0.29	0.61	0.61
DPC算定病床数	-0.24	0.18	0.58
DPC算定平均病床数	791	549	212

（※）中央社会保険医療協議会 総会（第 522 回）及び令和 5 年度 第 1 回 入院・外来医療等の調査・評価分科会資料を基に作成

（図4）

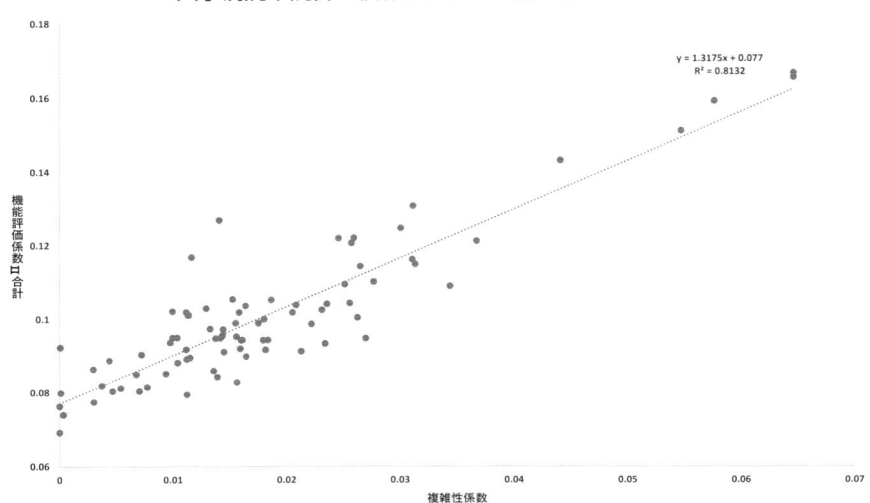

大学病院本院群　複雑性係数と機能評価係数Ⅱ合計

（※）中央社会保険医療協議会 総会（第522回）及び令和5年度 第1回 入院・外来医療等の調査・評価分科会資料を基に作成

　一方で DPC 標準病院群では地域医療係数、カバー率係数、救急医療係数、さらに DPC 算定病床数との相関係数が強い。**6-2** で取り上げたが、DPC 標準病院群は中小病院が多く、大病院は極めて少数派である。DPC 標準病院群で規模が大きな医療機関は、田舎の絶対的中核病院が多くを占め、地域医療指数の体制評価で5疾病5事業等に貢献するため高い評価で、定量評価でも二次医療圏シェアの定量評価で圧倒的となる。また、多様なラインナップの診療科を有していることからカバー率指数も高くなるし、救急医療も支え、そのことが多様な診断群分類を診ることにもつながる。医療機関群を選択することはできないが、ある意味、大病院は DPC 標準病院群になっても、不利な扱いは受けづらいということはできるはずだ。

　なお、機能評価係数Ⅱについて均等配分ではなく、重み付けをしてはどうかという議論が DPC 評価分科会でかつて行われたことがある。当時の案では、DPC 標準病院群では実施せず、大学病院本院群は効率性指数、DPC 特定病院群ではカバー率指数にウエイトを置くことが提示されていた。結局、それは難

しいという結論になり、見送られることになった。この点についての私見だが、大学病院本院群で効率性指数にウエイトを置くのは悪くないと感じていた。病床数が多すぎる病院も多く、稼働率をいたずらに重視する病院もあるようで、教育病院である大学病院が、効率的な病床コントロールを行えば我が国の医療はよりよいものになると考えたからである。

　一方で、他では手に負えない重症患者を受けているのだからという批判もあり、制度としての重み付けは厳しかったのだろう。もう1つのDPC特定病院群でカバー率指数に重みを置くことは適切ではないと考えた。DPC特定病院群の多くは総合的な機能を有する病院が多数で、一部がんセンターなどの専門病院も含まれる。

　そうなるとDPC標準病院群と同じで病床数が多いところが評価対象となるだけであり、重み付けをしたところで医療提供体制の効率化にはつながらないだろう。仮に全群共通で重み付けをするならば、効率性指数と地域医療指数が望ましいと考える。在院日数の短縮は全ての急性期病院にとって大切であるし、田舎で人口減少、医師不足等に悩む病院ほど地域医療指数が高くなるわけでそのような病院に制度として手助けをすることがよいだろう。さらに、大学病院本院やDPC特定病院群では田舎に医師派遣等を実施することのインセンティブを設ければ医師偏在の解消に多少なりとも役立つのではないだろうか（2024年度改定で実現した）。

　病院機能等によって全ての指数で高い評価を受けることは難しく、現実を踏まえた対策が求められている。

6-4

コロナ補正の影響と
カバー率係数

（ビジョンと戦略　連載第4回、2023年8月号）

■コロナ補正の影響

　機能評価係数Ⅱは前々年の10月1日から前年の9月末までのデータを基に原則として毎年評価が行われる。病院としては少し前の実績や取り組みがようやく評価されるという感覚だが、誠実に日々の診療を行い、適切なデータ提出をすることが機能評価係数Ⅱで評価されている。

　ただ、2021年度については新型コロナウイルス感染症の影響で機能評価係数Ⅱが更新されず前年の係数が据え置きとなった。2021年度の係数は2019年10月から2020年9月末が評価期間であり、コロナでとても大変な時期であったし、厚生労働省としても対応する余裕がなかったのだろう。ただし、2022年度については診療報酬改定の年でもあり、医療機関群及び機能評価係数Ⅱともに新型コロナウイルス感染症の影響をできるだけ排除したかたちでの評価が行われた。

　グラフ1は2020年度と2022年度の機能評価係数Ⅱ合計を病院ごとにプロットしたものであり、2022年度に多くの病院で機能評価係数Ⅱ合計が上昇したことが分かる。基礎係数から機能評価係数Ⅱに予算が付け替えられた可能性もあり、コロナ補正の手法についての妥当性はともかく皆が上がったのだから文句の言いようもないという状況である。一部、右下の象限にあるのが、③のDPC標準病院群であったがDPC特定病院群となり、基礎係数が上がった病院である。基礎係数は上がったが、機能評価係数Ⅱで医療機関群ごとの評価とされる項目で低い評価となったものの、多くは医療機関別係数合計で決して大きくマイナスになったわけではない。DPC特定病院群に昇格し、プライドを満

（グラフ1）

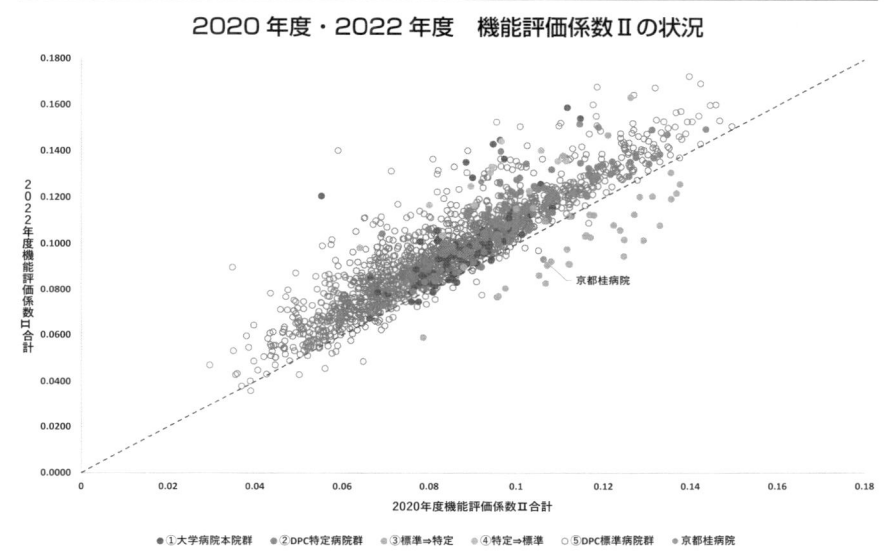

2020年度・2022年度　機能評価係数Ⅱの状況

（※）中央社会保険医療協議会 総会（第522回）の資料を基に作成

たすことができた半面、医療機関別係数という経済的な面からすればほとんど
恩恵がなかったということになる。一方で、④のDPC特定病院群だった病院
がDPC標準病院群に降格したケースでは、機能評価係数Ⅱは大幅に上昇して
いる。ここでは、「昇格」「降格」という表現を用いたが必ずしも適切ではな
く、一定の実績要件を充足したかどうかで評価が行われる。

　次に**グラフ2**をみると2023年度の機能評価係数Ⅱ合計については傾向が異
なっている。2022年度と2023年度では全体予算は同じであるので、新たに導
入されたコロナ補正により高い下駄を履かせてもらった病院もあれば、逆に
2022年度にコロナ補正の恩恵を被ったがゆえに、大幅に下落したケースもあ
るようだ。

（グラフ 2）

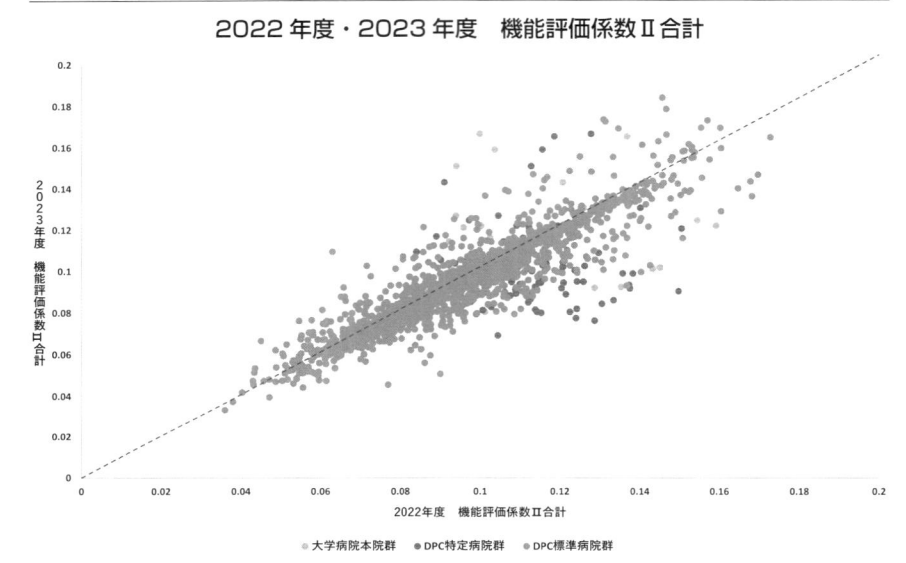

（※）中央社会保険医療協議会 総会（第 522 回）及び令和 5 年度 第 1 回 入院・外来医療等の調査・評価分科会資料を基に作成

■全群共通でカバー率係数は影響が大きい。

　6-3 で医療機関群ごとに各係数と機能評価係数Ⅱ合計の相関係数を示したが、全群共通でカバー率係数は高い値となっていた。つまり、カバー率係数が高い病院ほど、機能評価係数Ⅱ合計でも評価される傾向があり、これはコロナ前から変わっていない。さらに、コロナ補正でもカバー率係数に対する影響が明らかとなった。**グラフ 3** はコロナ前の 2020 年度について、DPC 算定病床数とカバー率係数を医療機関群別にみたものであり、両者には有意な正の相関がある。大病院ほど多様な疾患を受け入れており、それがカバー率係数を高めていた。ただ、2022 年度のコロナ補正が入ってから外れ値病院が増加することとなった（**グラフ 4**）。今まででこのような分布になったことはないのだが、2022 年度は新型コロナウイルス感染症の影響が少ないと考えられる月の診療実績データに 12 を乗ずること等によって得られた数値に基づいた計算が行われたことが影響したと予想される。

（グラフ3）

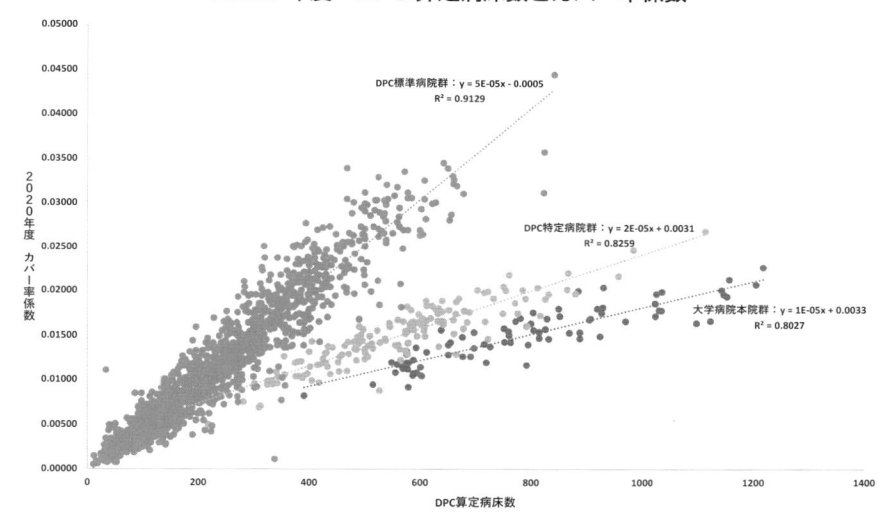

2020年度　DPC算定病床数とカバー率係数

（※）中央社会保険医療協議会総会（第522回）の資料を基に作成

（グラフ 4）

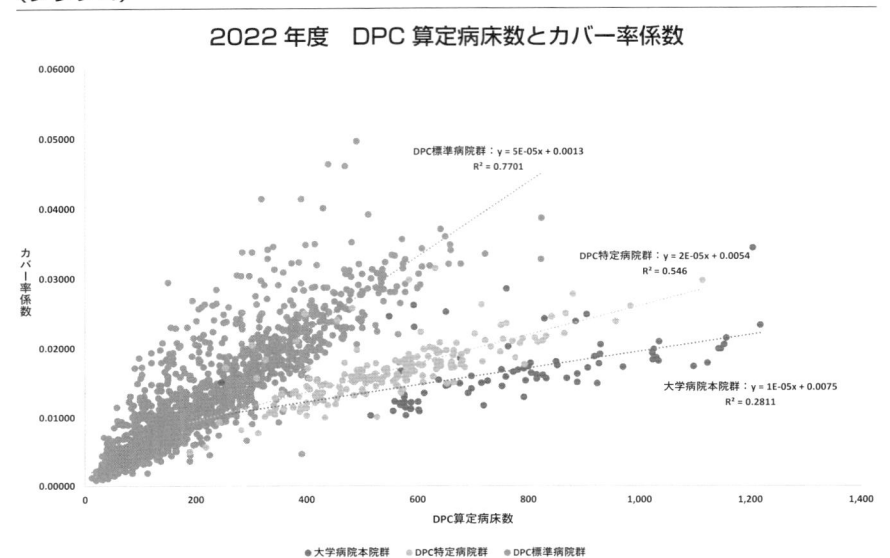

（※）中央社会保険医療協議会総会（第 522 回）の資料を基に作成

　前述したように 2022 年度はほとんどの病院で機能評価係数 II 合計が上がったのだから、コロナ補正をしてくれたことに我々は感謝すべきだし、そのやり方の是非を議論する必要もないだろう。ただ、よく分からない理由で突然係数が上がった病院があるのも事実で、そのような病院は 2023 年度には下落している。

　カバー率係数は年間 12 症例以上の診断群分類が評価対象であり、多数の診断群分類の患者を診たとしても大病院といえども 12 症例以上は 2 割以下である。だとすると、中小病院にとって細かく分岐が分かれる診断群分類で 12 症例以上は非常にハードルが高い。専門病院ならば、なおさらだろう。そういう理由もあって以前は DPC 標準病院群では最低値を設け、下駄を履かせる手法をとっていた。

　ただ、コロナ補正である月のデータに 12 を乗ずれば状況は変わる。一般的にがんセンターのような専門病院では同規模病院に比べ、カバー率係数は低くなる。しかし、院内発症の脳梗塞や心不全がコロナ補正によって診断群分類を

網羅したということになった可能性もある。つまり、2022年度は専門病院や中小病院に有利な傾向があり、病床規模別での2020年度から2022年度の増減率をみると200床未満の方が高い。

カバー率係数は大きいことはいいことだと解釈されかねない性格を有し、これが機能評価係数II合計に対して影響力があるのだとすれば、DPCは大病院に有利だということかもしれない。実際、DPC特定病院群は平均病床数が500床を超えるし、DPC標準病院群において400床以上の大病院は機能評価係数IIで高く評価される傾向がある。だとすると、現在のDPC参加病院の多くを占める中小病院の評価が高まったことは今までとは異なり新たなる時代の到来なのかもしれない。ただ、コロナ補正は2023年9月末までの評価期間である2024年度で終わり、また元の状態に戻ることが予想される。

制度設計や評価方法など我々には変えられないことが多く、コロナ補正で有利な評価を受けたケースがあれば、そうではなく相対的にマイナスに転じた病院もあるだろう。ただ、一喜一憂することなく、できることから着実に取り組んでいくことが求められている。いついかなるときも、患者と向き合い誠実な医療提供を行い、制度の趣旨を理解しその中で適切な評価を受けられる仕組みづくりを前向きに行うこと。それこそが私たちに求められている使命である。

6-5

DPC/PDPS
カバー率の定義を変えてはどうか

（CBnews マネジメント連載第 195 回、2023 年 05 月 1 日）

　拙著、「DPC 中小病院、コロナの影響で 2022 年度改定は有利に」（『コロナから日常医療へ　戦略的病院経営の道標』ロギカ書房）で 2022 年度の機能評価係数 II の傾向を分析し、2020 年度と比べ、多くは上昇しており、特に 200 床未満などの中小病院が高い評価を受けたことについてデータを基に明らかにした。2022 年度は診療報酬改定もあり、医療機関群が変更となり、DPC 標準病院群が DPC 特定病院群となった病院では機能評価係数 II が下落するケースもあったが、皆が損をせず納得できる評価とも考えられた。ただし、新型コロナウイルスの影響の少ない月のデータを用いるなどの配慮をしたため、特にカバー率係数で外れ値ともいえる高い評価を受けた病院も散見され、それが機能評価係数 II 合計に与える影響を指摘した。

　本稿では 2023 年 4 月 24 日に入院・外来医療等の調査・評価分科会から医療機関ごとの内訳が開示されたデータを基に 2023 年度機能評価係数 II の実態に迫り、今後の在り方について私見を交えて言及する。

　なお、2023 年度は 2022 年度診療報酬改定で設定された機能評価係数 II の評価総額を変更しない形で、2021 年 10 月から 2022 年 9 月までのデータに基づき 6 つの係数が再設定された。

　そこでは、新型コロナウイルス感染症に係る臨時的な取り扱いとして、診療実績に基づく指数のうち、効率性指数、複雑性指数、カバー率指数、救急医療指数、地域医療指数について、新型コロナウイルス感染症患者などを受け入れた保険医療機関等（以下、対象医療機関等とする）に該当する期間を、（1）実績を求める期間から控除した上で、控除した期間と同等の期間を遡及して実績を

求める期間とすることにより算出した場合（2）対象医療機関等に該当する期間の実績値の代わりに、実績を求める対象とする期間から対象医療機関等に該当する期間を除いた期間の平均値を用いて算出した場合（3）通常と同様の取り扱いをした場合とを比較して、より高い値に基づき算出し、係数が設定された。

　どの医療機関のどのデータが用いられたかが不明であるなどの声も上がっているが、コロナで闘った病院に対して一定の配慮をしてくれたことに、まず我々は感謝しなければならない。ただ、結果の受け止め方は病院によって異なり、2022 年度とは状況が異なっているのも事実である。

　グラフ 1 は 2022 年度と 2023 年度の機能評価係数 II 合計を医療機関群ごとにプロットしたものである。一定のバラつきこそあるものの、インセンティブとして設定された当該項目への取り組み結果が表れているのかもしれない。機能評価係数 I 合計と各係数などの相関係数をみると 2022 年度と傾向が大きく変わったわけではない。

（グラフ 1）

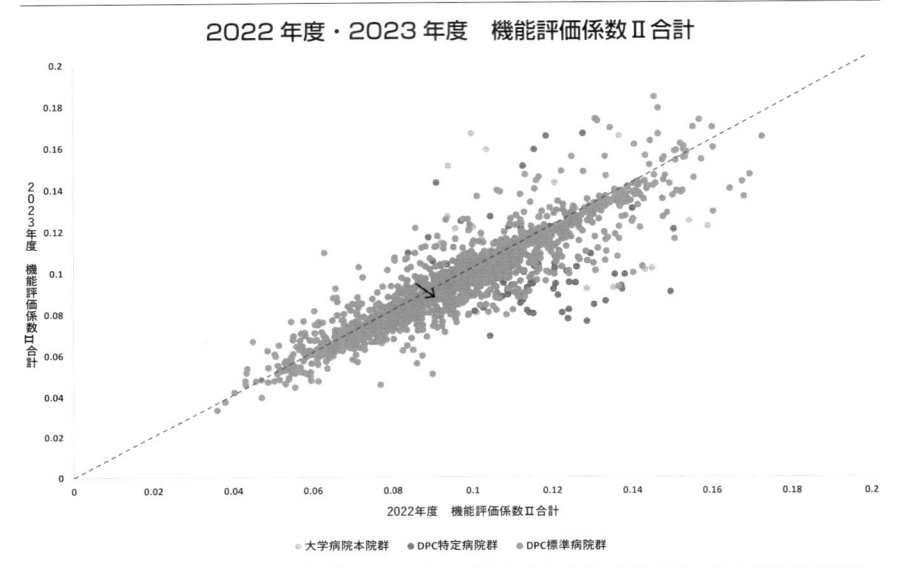

2022 年度・2023 年度　機能評価係数 II 合計

● 大学病院本院群　　● DPC特定病院群　　● DPC標準病院群

（※）中央社会保険医療協議会総会（第 522 回）及び令和 5 年度 第 1 回 入院・外来医療等の調査・
評価分科会資料を基に作成

　なお、**表**の DPC 標準病院群（矢印）が相関係数で 0.4 以上であるもので（小
数点以下第 3 位を四捨五入）、これらの項目で評価が高いと機能評価係数 II 合計
が上昇することになる。大学病院本院群で複雑性係数との相関係数が 0.9 を超
えているが、大学病院本院群では複雑性係数のバラつきが大きく、当該項目が
重要であることを意味している（**グラフ 2**）。複雑性係数は患者構成が問われ
るので非常に上げづらい項目の 1 つであるが、定義副傷病を適切に入力するこ
とや中長期的な疾患構成をどう考えていくかは急性期病院として重要なことで
あろう。

（表）

機能評価係数Ⅱ各項目と機能評価係数Ⅱ合計の相関係数

【2022 年度】

	大学病院本院群	DPC特定病院群	DPC標準病院群
保険診療係数	-0.00	0.04	0.12
効率性係数	0.30	0.36	0.32
複雑性係数	0.88	0.53	0.14
カバー率係数	0.54	0.42	0.64
救急医療係数	0.09	0.34	0.60
地域医療係数	0.54	0.69	0.69
体制評価係数	0.29	0.56	0.72
定量評価係数（小児）	0.51	0.59	0.57
定量評価係数（小児以外）	0.49	0.65	0.59
DPC算定病床数	-0.15	0.14	0.54

【2023 年度】

	大学病院本院群	DPC特定病院群	DPC標準病院群
保険診療係数	-0.00	0.00	0.13
効率性係数	0.40	0.30	0.30
複雑性係数	0.90	0.60	0.11
カバー率係数	0.48	0.45	0.67
救急医療係数	0.28	0.34	0.60
地域医療係数	0.32	0.68	0.72
体制評価係数	0.11	0.55	0.74
定量評価係数（小児）	0.33	0.60	0.60
定量評価係数（小児以外）	0.29	0.61	0.61
DPC算定病床数	-0.24	0.18	0.58
DPC算定平均病床数	791	549	212

（※）中央社会保険医療協議会総会（第 522 回）及び令和 5 年度 第 1 回 入院・外来医療等の調査・評価分科会資料を基に作成

（グラフ 2）

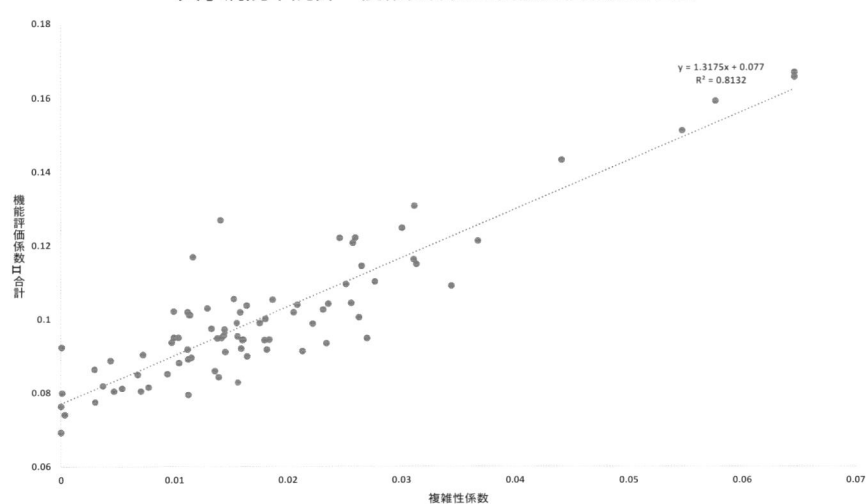

大学病院本院群　複雑性係数と機能評価係数 II 合計

（※）中央社会保険医療協議会総会（第 522 回）及び令和 5 年度 第 1 回 入院・外来医療等の調査・評価分科会資料を基に作成

　なお、複雑性係数について 2022 年度と 2023 年度を医療機関群ごとに比較するとグラフ 3 のようになり、一部非常に高い評価を受けた病院も存在し、臨時的取り扱いの影響もあると予想する。

（グラフ3）

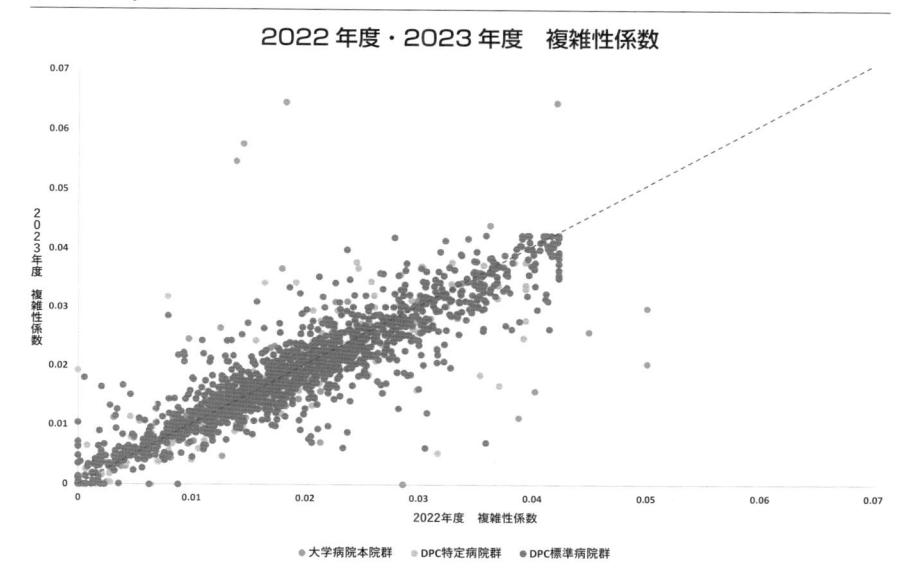

2022年度・2023年度　複雑性係数

● 大学病院本院群　　● DPC特定病院群　　● DPC標準病院群

（※）中央社会保険医療協議会総会（第522回）及び令和5年度 第1回 入院・外来医療等の調査・評価分科会資料を基に作成

　さらに効率性係数と救急医療係数について 2022 年度と 2023 年度の比較をしてみると全体の分布とは異なる傾向の病院も一定程度は存在する。ただ、これは各病院の取り組みが影響した可能性もあり、全体からみればバラつきの程度は許容範囲ではないだろうか（**グラフ4・5**）。

（グラフ 4）

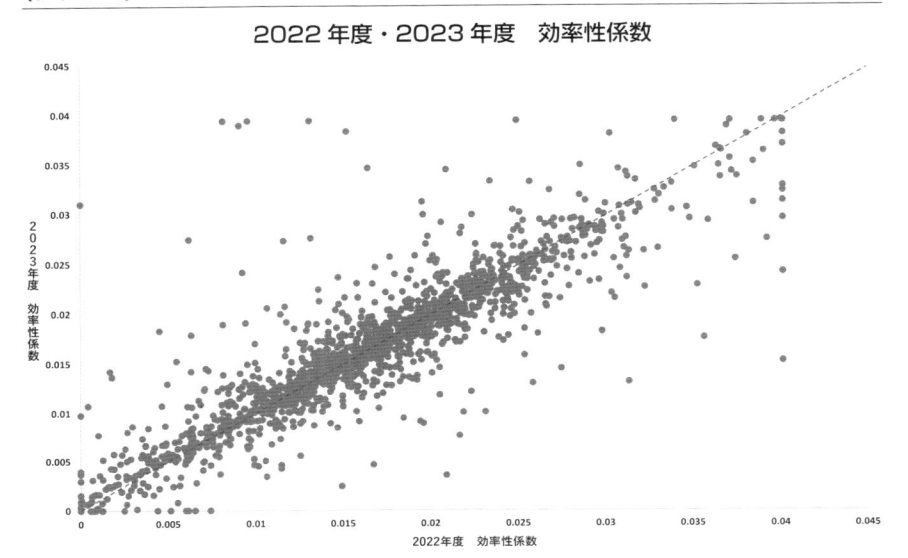

（※）中央社会保険医療協議会総会（第 522 回）及び令和 5 年度 第 1 回 入院・外来医療等の調査・評価分科会資料を基に作成

（グラフ5）

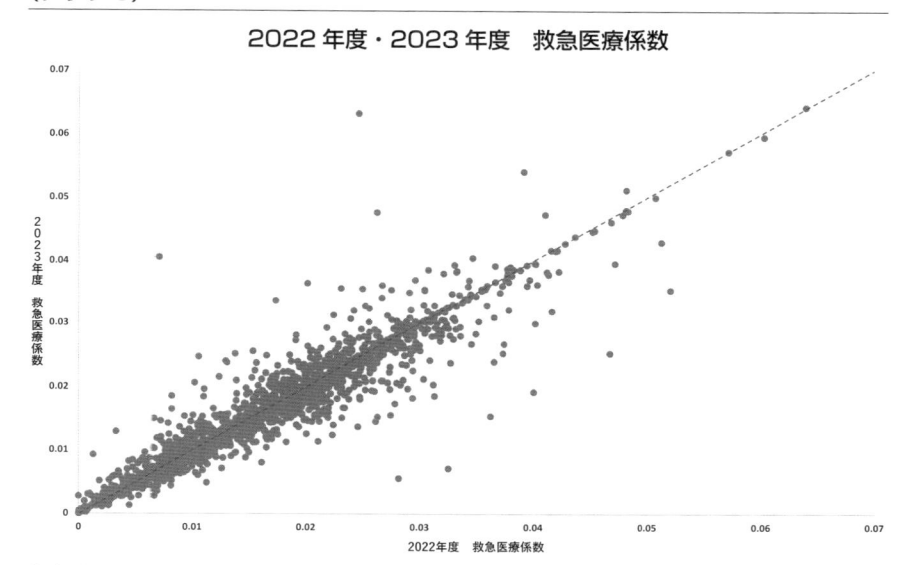

2022年度・2023年度 救急医療係数

（※）中央社会保険医療協議会総会（第522回）及び令和5年度 第1回 入院・外来医療等の調査・評価分科会資料を基に作成

　今年度、影響が大きかったのは引き続きカバー率係数である。DPC算定病床数とカバー率係数には有意な正の相関があることは指摘してきたし、その傾向は変わらない（**グラフ6**）。

（グラフ 6）

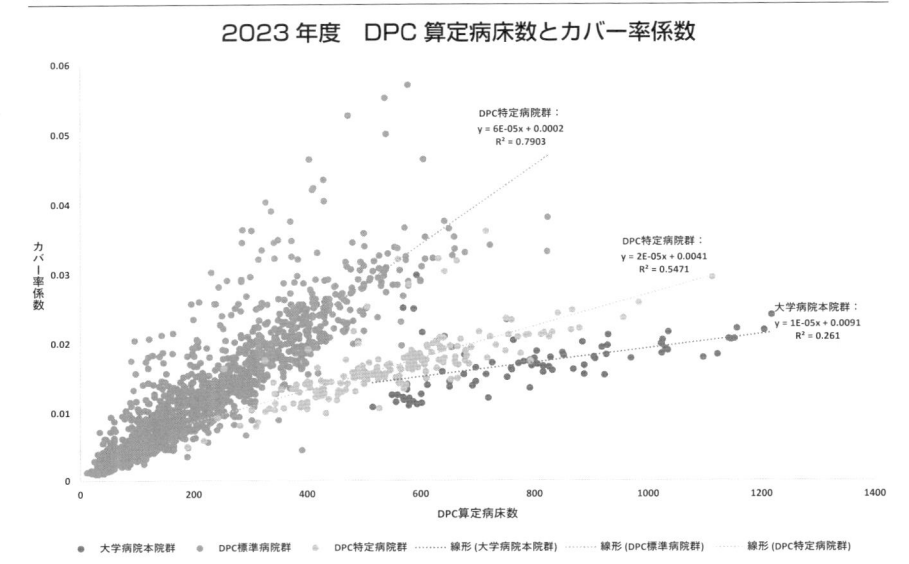

（※）中央社会保険医療協議会総会（第 522 回）及び令和 5 年度 第 1 回 入院・外来医療等の調査・評価分科会資料を基に作成

　一般的に診療科や疾患構成は大きく変わらないので、当該係数が大幅に上昇することは期待し得ない。もちろん、医師の退職などによって下落することもあり、結果として上昇する病院があることは否定できない。ただ、コロナ前の評価期間と比べると明らかに外れ値病院が増加したことになる（**グラフ 7**）。2022 年度は皆が損をしない評価だったので良かったのかもしれないが、2023年度は全体の予算が一定だったことから上がった病院と、そうではない病院で明確な差がついた（**グラフ 8**）。

（グラフ7）

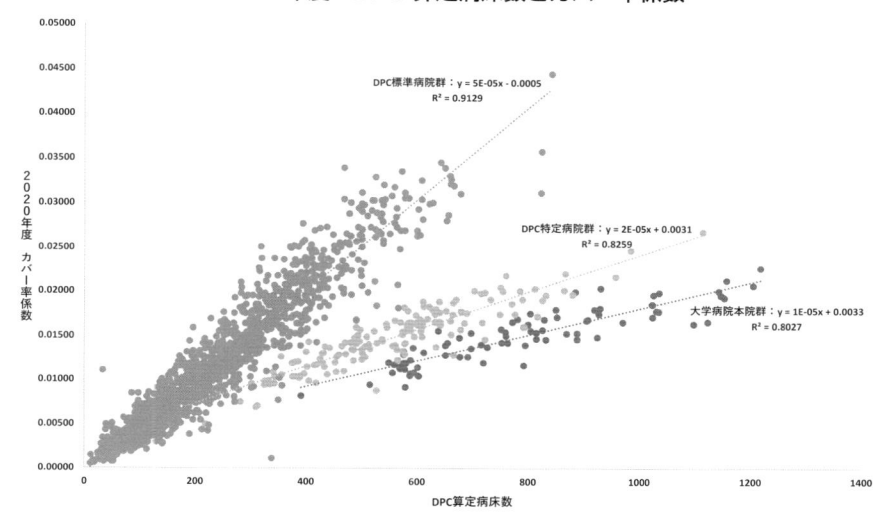

2020年度 DPC算定病床数とカバー率係数

DPC標準病院群：$y = 5\text{E-}05x - 0.0005$
$R^2 = 0.9129$

DPC特定病院群：$y = 2\text{E-}05x + 0.0031$
$R^2 = 0.8259$

大学病院本院群：$y = 1\text{E-}05x + 0.0033$
$R^2 = 0.8027$

（※）中央社会保険医療協議会総会（第522回）資料を基に作成

（グラフ 8）

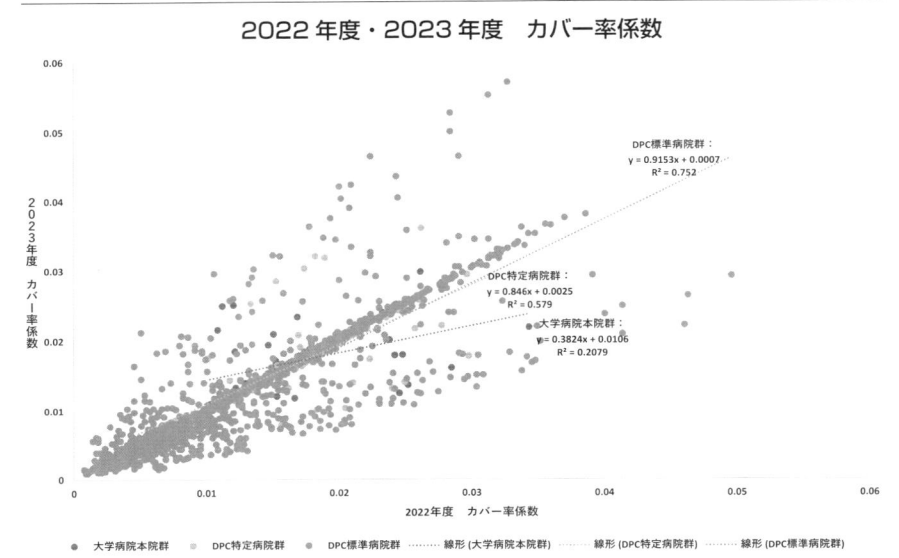

（※）中央社会保険医療協議会総会（第 522 回）及び令和 5 年度 第 1 回 入院・外来医療等の調査・評価分科会資料を基に作成

　全ての病院が適切に評価される仕組みの構築が理想ではあるが、一定のルールを設ければ当落線上にあり、そこに乗らない病院が出てくることはやむを得ない。理想は追求したいが、現実的には万能な制度設計など存在しないのかもしれない。

　カバー率係数は、総合的なラインアップを持ち、いつくるかわからない患者にも対応できる病院を評価しようという「総合性」が問われている。ただ、総合的であることを評価すると機能分化は進まなくなるし、DPC 算定病床数との相関が極めて強いことからすると急性期病床を減らすことに躊躇する病院も出てくるだろう。特に DPC 標準病院群で相関係数が強いことから、現状維持のインセンティブを与えることにならないだろうか。大きいことが良いことであるというような評価は考え直した方が、我が国の医療がより筋肉質になりさらによいものとなるのではないだろうか。

　なお、カバー率係数は年間 12 症例以上の診断群分類が評価対象であるが、中小病院では年間 12 症例は極めて厳しい。「外れ値」の評価をどう考えるかだ

が、現状の年間 12 症例は多くの病院で 2 割を超えない診断群分類しか対象とならず、範囲が狭すぎるという解釈もできる。その閾値が適切なのかも含めて検討をする選択肢もあるだろう。

　総合的であることは、総合入院体制加算を筆頭に、急性期充実体制加算等でも評価されてている。さらに病床数が多いことは、**表**の DPC 標準病院群の機能評価係数 II 合計が高いことからも明らかであるし、DPC 特定病院群の病床数が 500 床を超え大病院が中心であるという現実がある。

　より医療の質を表す指標を検討することによって、さらに急性期病院らしい評価が可能になるのではないだろうか。例えば、カバー率について地域の困難な救急患者をカバーする評価指標に変更するという選択肢もある。具体的には、予後が悪くなる週末や夜間の救急患者の地域におけるシェアなどを評価することによって地域医療がよりよいものとなるのではないだろうか。それがインセンティブである機能評価係数 II の趣旨に合致するように思う。現状の評価でいうところの地域医療指数の体制評価指数の一項目といった性格に近いかもしれないが。

6-6

効率性係数と複雑性係数は
両立できるのか

（ビジョンと戦略　連載第 5 回、2023 年 9 月号）

■効率性係数で適切な評価を受けるために

　DPC ／ PDPS における機能評価係数 II において最も制度趣旨に合致するのが効率性係数であると私は考えている。在院日数の短縮が評価されたものであり、急性期らしさのバロメーターと言っても過言ではないだろう。当該係数で高い評価を受けるためには、診断群分類ごとの DPC 参加病院の平均在院日数である入院期間 II 以内の退院患者割合を高めることがポイントとなり、入院期間 II を少し超えてしまう患者についてパスの見直しなどを実施する取り組みが有効となる。なお、効率性係数は年間 12 症例以上の診断群分類が評価対象であり、病床規模にもよるが自院で出現した診断群分類のうち 2 割に満たないもののみが評価されており、よくある症例への対応が求められることになる（複雑性係数、カバー率係数も同様である）。中小病院や専門病院などでは 12 症例以上の診断群分類はかなり限定されているので、頻出するものについてのみ対応するだけで高評価となる可能性がある。一方で、効率性係数がゼロという病院も多数存在するがそれらは中小病院に多く、対応力が問われていると言えるだろう。なお、2022 年度データをみると効率性係数が最大値の病院の DPC 算定病床数の平均が 109 床であり、最低値であるゼロの病院は 92 床となっている。さらに、当該係数は全国の症例数で補正することから**表**に示すような全国で頻出する診断群分類について適切な在院日数のコントロールが有効となる（令和 6 年度改定で自院の症例数に変更された）。なお、症例数が多いものは、短期滞在手術や救急患者が多い傾向にあり、前者の短期滞在手術は入院期間 II の設定が短く診療報酬の改定への即座の対応力が問われることに加え、これらに

（表）

2021年度　DPC参加病院　診断群分類トップ30

診断群分類	診断群分類名	件数	在院日数
060100xx01xxxx	小腸大腸の良性疾患（良性腫瘍を含む。）　内視鏡的大腸ポリープ・粘膜切除術	219,892	2.7
020110xx97xxx0	白内障、水晶体の疾患　手術あり　片眼	192,962	2.7
050050xx0200xx	狭心症、慢性虚血性心疾患　経皮的冠動脈形成術等　手術・処置等1なし、1,2あり　手術・処置等2なし	126,816	4.4
110310xx99xxxx	腎臓又は尿路の感染症　手術なし	116,732	13.1
060340xx03x00x	胆管（肝内外）結石、胆管炎　限局性腹腔鏡胆嚢摘出術等　手術・処置等2なし　定義副傷病なし	109,818	9.2
040081xx99x0xx	誤嚥性肺炎　手術なし　手術・処置等2なし	109,654	20.6
050130xx9900xx	心不全　手術なし　手術・処置等1なし　手術・処置等2なし	108,744	17.3
050050xx9910xx	狭心症、慢性虚血性心疾患　手術なし　手術・処置等11あり　手術・処置等2なし	108,039	3.1
110080xx991xxx	前立腺の悪性腫瘍　手術なし　手術・処置等1あり	98,562	2.5
160800xx01xxxx	股関節・大腿近位の骨折　人工骨頭挿入術　肩、股等	97,740	25.3
050070xx01x0xx	頻脈性不整脈　経皮的カテーテル心筋焼灼術　手術・処置等2なし	92,635	4.8
060160xx001xxxx	鼠径ヘルニア（15歳以上）　ヘルニア手術　鼠径ヘルニア等	83,699	4.7
140010x199x0xx	妊娠期間短縮、低出産体重に関連する障害（出生時体重2500g以上）　手術なし　手術・処置等2なし	61,885	6.1
040040xx9910xx	肺の悪性腫瘍　手術なし　手術・処置等1あり　手術・処置等2なし	61,361	3.3
110070xx03x0xx	膀胱腫瘍　膀胱悪性腫瘍手術　経尿道的手術　手術・処置等2なし	55,632	7.0
040040xx97x00x	肺の悪性腫瘍　手術あり　手術・処置等2なし　定義副傷病なし	54,260	10.5
060210xx99000x	ヘルニアの記載のない腸閉塞　手術なし　手術・処置等1なし　手術・処置等2なし　定義副傷病なし	53,295	9.0
090010xx010xxx	乳房の悪性腫瘍　乳腺悪性腫瘍手術　乳房部分切除術（腋窩部郭清を伴うもの（内視鏡下によるものを含む。））等　手術・処置等1なし	52,606	10.1
050210xx97000x	徐脈性不整脈　手術あり　手術・処置等1なし、1,3あり　手術・処置等2なし　定義副傷病なし	51,200	10.2
110280xx9900xx	慢性腎炎症候群・慢性間質性腎炎・慢性腎不全　手術なし　手術・処置等1なし　手術・処置等2なし	49,977	10.4
050050xx9920xx	狭心症、慢性虚血性心疾患　手術なし　手術・処置等12あり　手術・処置等2なし	49,604	3.3
060335xx02000x	胆嚢炎等　腹腔鏡下胆嚢摘出術等　手術・処置等1なし　手術・処置等2なし　定義副傷病なし	49,319	7.1
040110xxxxx0xx	間質性肺炎　手術・処置等2なし	48,685	18.4
060102xx99xxxx	穿孔又は膿瘍を伴わない憩室性疾患　手術なし	48,324	7.7
040090xxxxxx0xx	急性気管支炎、急性細気管支炎、下気道感染症（その他）　定義副傷病なし	47,807	5.8
060020xx04x0xx	胃の悪性腫瘍　内視鏡的胃、十二指腸ポリープ・粘膜切除術	47,660	8.0
10007xxxxxx1xx	2型糖尿病（糖尿病性ケトアシドーシスを除く。）　手術・処置等21あり	45,664	14.4
060035xx010x0x	結腸（虫垂を含む。）の悪性腫瘍　結腸切除術　全切除、亜全切除又は悪性腫瘍手術等　手術・処置等1なし　定義副傷病なし	45,283	15.8
010230xx99x00x	てんかん　手術なし　手術・処置等2なし　定義副傷病なし	44,031	7.2
060380xxxxx00x	ウイルス性腸炎　手術・処置等2なし　定義副傷病なし	43,238	5.5

（※）「令和3年度DPC導入の影響評価に係る調査「退院患者調査」の結果報告について」を基に作成

については外来化が可能な症例も多いことから入院外来比率も影響を受けることになる。また、後者の救急患者については高齢者が多く在院日数の長期化につながりやすいため、早期の転院が重要な鍵を握る。あるいは、自院に地域包括ケア病棟を設置し、院内転棟させることにより評価を高めることも可能となる。ただし、地域包括ケア病棟については院内転棟の制限も存在するため、病院全体での適切な病床コントロールが求められる。

■複雑性係数の特性

　複雑性係数については、患者構成が問われる指標であり、一般的な1入院包括点数が高い疾患ほど高い評価となる。「一般的な」というのは、入院期間Ⅱが全国平均の日数であることから、入院期間Ⅱまでの点数と日数を掛け合わせることにより、簡易的な試算に替えることができる。当該係数では、急性白血病のような血液系疾患で入院期間Ⅱの設定が長く、かつ高額薬剤を包括範囲で投与する疾患は極めて高い評価となる。一方で、短期滞在手術や小児周産期系

では低い評価となるが、短期滞在手術では外来化により評価を高めることが可能となる。また、同じ循環器系疾患でも狭心症の多肢病変患者等に対して循環器内科が PCI を積極的に実施すれば評価は低くなるし、心臓血管外科がバイパス手術を施行すれば高くなり、侵襲性とも関係する。なお、大学病院本院群では、複雑性係数と機能評価係数 II 合計の相関係数が 0.9 と極めて高く、差がつきやすい項目という特性がある。これは、短期手術などは地域の医療機関との役割分担を貫徹する大学病院本院があるのに対して、短期症例など比較的軽症なものをあえて入院させる運用をするケースがあることを意味する。短期症例は室料差額が徴収しやすい傾向にあり、高回転で回しやすいことが関係しているのかもしれない。

■効率性係数と複雑性係数は相反するのか

　効率性係数と複雑性係数は相反するものであり、両立しないと言われることも多い。**グラフ 1** は 2022 年度の効率性係数と複雑性係数について DPC 標準病院群でみたものであり、相関係数はマイナス 0.4 程度となる。一定のバラつきがあるのも事実だが、効率性係数が最大値の病院をみると専門病院が散見される。効率性係数で高い評価を受けやすいのは、消化器系、循環器系、小児周産期系の専門病院であり、低い評価となりがちなのは脳神経系、筋骨格系である。一方で、複雑性係数は反対となる。ただ、効率性係数で低い評価となりがちな脳神経系や筋骨格系の専門病院であっても、回復期リハビリテーション病棟や地域包括ケア病棟を設置し、その使い方を工夫することにより効率性係数で高い評価を受けられる可能性も十分にある。複雑性係数は患者構成が問われるので、大幅に評価を変えることは難しいが、効率性係数は在院日数短縮の取り組みが評価されているので、入院期間 II 以内の退院患者割合を高めることができれば高く評価される。つまり、効率性係数と複雑性係数は両立することは不可能ではないが、現実的には難しい場合もある。DPC 標準病院群において特定の MDC 分類で 50％以上を占める専門病院が存在し、これらの病院では効率性係数と複雑性係数の同時達成が難しい。一方で、DPC 特定病院群や大学病院本院群では効率性係数と複雑性係数には有意な相関はみられない（**グラフ 2・3**）。

（グラフ1）

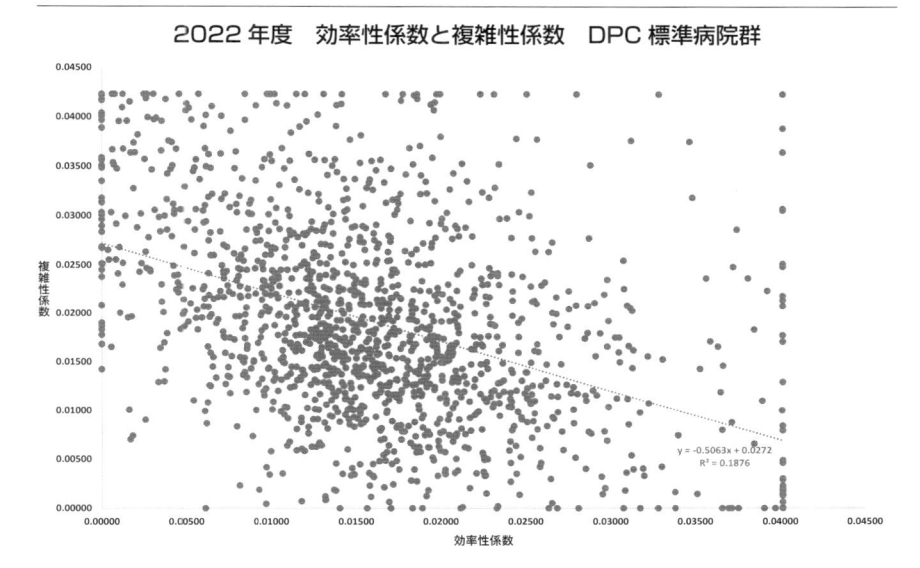

2022年度　効率性係数と複雑性係数　DPC標準病院群

■両立するために

　両立するために、私は3つの施策が有効であると考えている。

　まず1つは両者について年間12症例以上の診断群分類が評価対象であるので、病床の回転を高めることである。病床回転率が上がれば、効率性係数が高まることは想像に難しくない。一方で、複雑性係数について年間の上位症例は短期滞在手術などが上位になることも多く、くも膜下出血などの重症症例は12例未満となりがちである。だとしたら、いかに新入院患者を獲得するかがポイントとなる。

　ただ、新入院患者が増やせるかというと難しい病院が多いと予想する。だとしたら、病床機能の見直しやダウンサイズが重要になるだろう。短期滞在手術を地域包括ケア病棟に直接入室させれば、複雑性係数の評価は高まるし、救急疾患を院内転棟させれば効率性係数は高まる。そして何よりも病床数を見直せば、急性期病床には重症患者しか入れないし、高回転で回すしかなくなる。ただ、テクニカルなことを言えば、白内障について急性期病棟で日帰り入院を12症例実施し、残りは地域包括ケア病棟に直接入室させれば、両者の評価は

（グラフ 2）

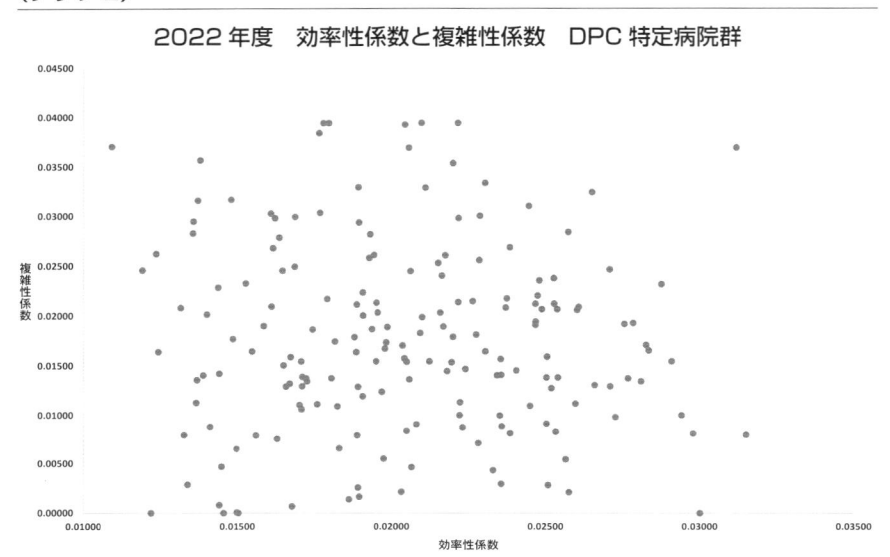

（グラフ 3）

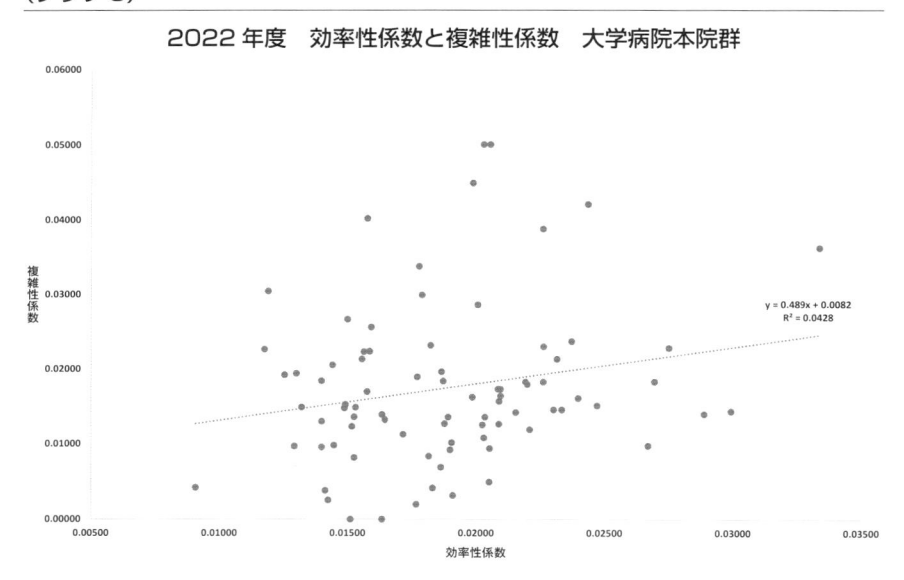

高まることになる。とはいえ、私たちは医療の本質を常に意識すべきであり、外来で実施できるものはそうすべきだろう。テクニックだけでお金儲けをしようとすれば、やがて制度も厳しい方向にシフトする。

　最後は、定義副傷病を適切に入力することだ。病名を適切に入力することにより入院期間 II の設定が延長される。ルールに基づく範囲で適切な対応を行うことは、DPC 制度の健全な発展のためにも重要である。

　なお、2024 年度診療報酬改定において効率性係数について計算方法を見直し、全国の症例数で補正するのではなく、自院の症例数が用いられ、より実態に合致することとなった。また、医療機関群ごとの評価に変更された。

6-7

救急医療係数の実態に迫る

（ビジョンと戦略　連載第 6 回、2023 年 10 月号）

■救急医療係数の意義と地域差

　DPC ／ PDPS における機能評価係数 II の 1 項目に救急医療係数があり、**6-3** で取り上げたように特に DPC 標準病院群で機能評価係数 II 合計との相関係数が 0.6 と高く差がつきやすい性格を有している。なお、救急医療指数は、1 症例当たり、入院初日に救急医療管理加算や特定集中治療室管理料等の特定入院料を算定する患者について、入院から 2 日目までの包括範囲出来高点数と診断群分類点数表との差額の総和で求められ、救急医療管理加算 2 に相当する患者についての指数値は 2 分の 1 とされ、これを係数化したものが救急医療係数である。

　当該係数は前々年の 10 月 1 日から前年の 9 月末までのデータを基に毎年、病院ごとに評価が行われるが、地域ごとに集計したものが**グラフ 1** となり、横軸には緊急入院患者に占める救急医療入院の割合を当てはめている（100 床当たり救急医療入院としても同様の傾向になる）。

　救急医療管理加算の算定率が高い地域ほど、救急医療係数における評価が高まることを意味し、重症な緊急入院が評価対象ということになる。地域によって重症度が異なるというよりも保険審査の状況が反映されており、人口当たりの医師数や 1 人当たり医療費が低い地域ではいつ来るか分からない救急医療の提供が困難であろうから、救急医療管理加算というご褒美があるという理解もできるだろう。

　入院から 2 日目までの医療資源投入量が問われているので、軽症症例には救急医療管理加算を算定しないことがポイントだという指摘もされるが、私の経

（グラフ１）

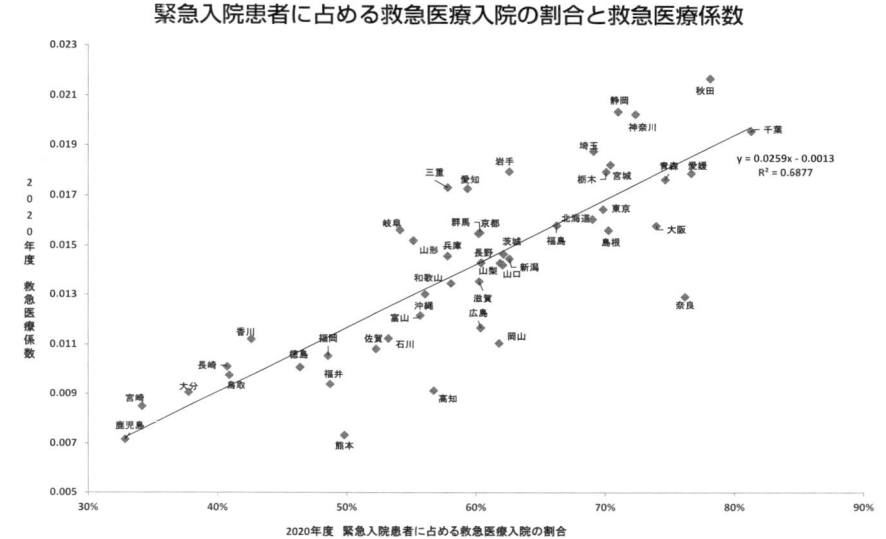

緊急入院患者に占める救急医療入院の割合と救急医療係数

（※）令和５年度第１回 入院・外来医療等の調査・評価分科会資料を基に作成

験では加算算定率が上がると後に救急医療係数でも評価されていくという印象が強い。地域の保険審査の状況を変えることは難しいが、近隣病院と比較し、自院の重症度を考慮した上で適切な算定を目指すことが期待される。

　グラフ２は、救急医療管理加算１・２の算定割合を都道府県別でみたものであり、加算算定率が高い秋田県、千葉県、奈良県でも係数評価が異なっており、これは加算１の算定率が影響しているものと予想される。2024年度診療報酬改定で救急医療管理加算２を算定する場合のうち「その他の重症な状態」の割合が５割を超える病院について、評価が見直され、今後は厳格化の方向に進む可能性がある。

（グラフ 2）

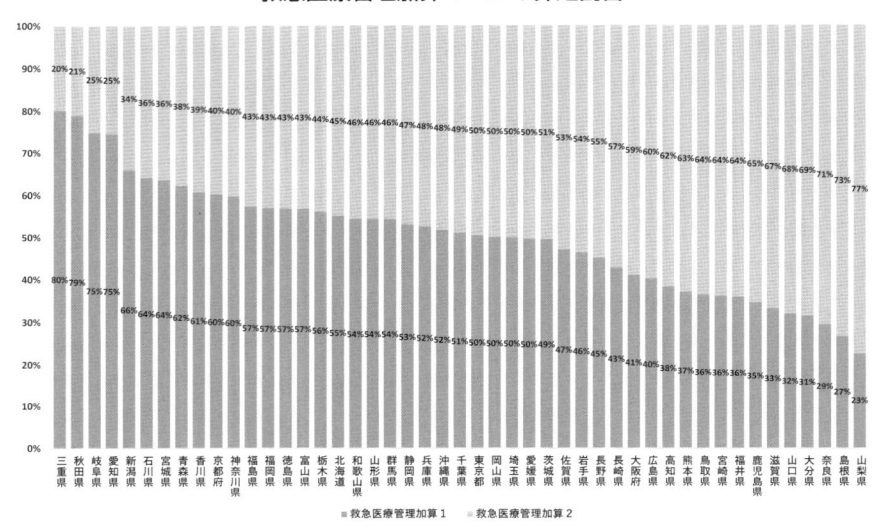

（※）第 6 回 NDB オープンデータを基に集計

　さらに、緊急入院患者に占める救急医療入院の割合について診療報酬改定年ごとのトレンドをみたものが**グラフ 3** であり、地域によるが特に 2020 年度の算定率は高い。これはコロナ禍で入院を制限したため、重症な緊急入院が多かったことを意味する一方で、コロナで大変だった病院に下駄を履かせようという地域もあったかもしれない。

（グラフ3）

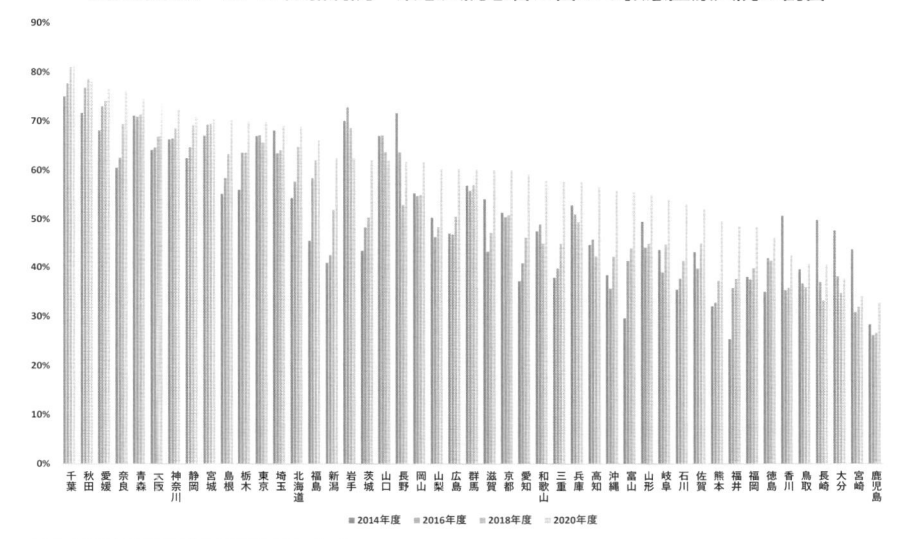

都道府県別　DPC参加病院　緊急入院患者に占める救急医療入院の割合

（※）DPC評価分科会資料を基に作成

　救急医療係数で適切な評価を受けるためには、まず様式1で救急医療入院のフラグを立て、D・EFファイルで救急医療管理加算を適切に算定することが出発点となる。そして、重症症例についてはできるだけ加算1で算定することがポイントだ（もちろん、地域の事情やトレンドは考慮すべきである）。

　さらに、入院から2日目までの医療資源投入量が問われているため、実施した処置やエコーなど包括範囲に含まれる診療行為もEFファイルに入力することが大切である。ここからテクニックばかりが求められる印象を持つかもしれないが、本質は重症患者への入院初期の集中治療であり、最初に適切な診断・治療を行うことが求められている。

■救急医療管理加算の動向

　グラフ4は全国の救急医療管理加算の年代別の算定状況をみたものであり、特に高齢者で増加傾向にある。一方で増加する高齢者救急については7対1などの急性期病棟ではなく、地域包括ケア病棟でという議論もあり、その場合に

（グラフ4）

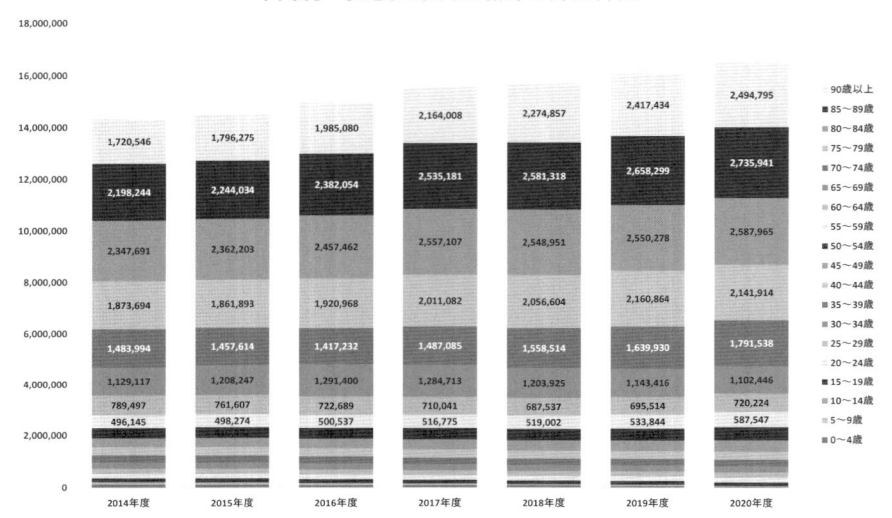

年代別　救急医療管理加算の算定件数

（※）NDB オープンデータを基に作成

は救急医療管理加算の算定対象にすらならない。高度化・複雑化した今日の医療で13対1を基準とする地域包括ケア病棟で高齢者救急を診ることが容易ではないという現実がある中で、施設基準では3カ月9人などの緊急入院が求められている。200床以上に課されている院内転棟の制限なども考慮した上手な病床コントロールが救急受入れの活性化につながる。

　なお、全国では救急医療管理加算2が増加傾向にあり、これは保険審査が厳格化されていることに加え、高齢者救急が増え診療密度が必ずしも高くない救急患者が増加していることを意味するのだろう。

　これから確実に増加するであろう高齢者救急をどの病院がどの病棟で診るのかは社会的にも重要論点であり、救急医療管理加算のあり方をどう考えるかも関係してくる。私見だが救急医療管理加算の地域差を解消させることは一定の基準を決めてしまえば難しくはないが、数値だけでは見えない重症度もあると考える。医療費や医療資源の多寡とも関係があり、地域医療の崩壊を招きかねないので、著しい厳格化は避けた方がよいだろう。

　高齢者救急は単価も上がらず、重症度、医療・看護必要度でも入院から5日

間だけの評価である（2024年度改定では2日になった）。心電図モニターの管理が削除された今、手術なし患者は6日目から10％台まで看護必要度が下落してしまう。むしろ、高齢者救急に積極的に取り組むインセンティブが必要であり、早期に転院、あるいは転棟させる関係構築を評価することが期待される。そして、地域包括ケア病棟で高齢者救急を受けるのであるとすれば、その部分の手厚い報酬を用意することが不可欠になるだろう。

なお、2024年度診療報酬改定で救急医療係数は救急補正係数に名称が変更され、機能評価係数Ⅱから位置付けも変わることとなった。

6-8

DPC における点数設定と
在院日数コントロールの重要性

（ビジョンと戦略　連載第 7 回、2023 年 11 月号）

■ 4 つの支払方式

　DPC ／ PDPS は当初、1 つの支払方式で開始されたが、2010 年度診療報酬改定において A ～ C の点数設定方式が導入され、さらに 2012 年度改定では D 方式が採用された（図 1）。原則は A 方式であるが、医療資源の投入量に応じて 1 日当たりの包括点数や日数の仕組みを変化させるバリエーションが登場したことになる。特に高額薬剤に係る診断群分類である D 方式は入院期間 I を初日だけに固定し、初日に多額の報酬の支払いを受けることになる。これにより従来、化学療法等の高額薬剤を入院中に投与した場合に、薬剤費を病院が回収するために意図的に入院を長引かせなければ、持ち出しになるという矛盾が一定程度解消されることとなった。

　2022 年度診療報酬改定では、財務省からの 1 日当たり包括払いではなく、1 入院包括払い（DRG）へ移行せよという要請を受けて、入院期間 I の点数について、15 ％から 17 ％への傾斜を少し高くし、その分、入院期間 II 及び III が下がることとなった。さらに在院日数の短縮を図るために、D 方式を拡大させた。

　2024 年度診療報酬改定では、入院期間 I で退院させると点数設定を医療資源投入量が上回る診断群分類が多数あることが指摘されており、入院期間 I の点数を増加させる方向で議論が進んでおり、その方向になるだろう（実際に B 方式が大幅に拡大され、D 方式をマイナーチェンジした E 方式が新設された）。従来は、診断群分類ごとの全国平均の在院日数である入院期間 II を意識した病床コントロールが望ましいとされてきたが、今後、その点数設定次第では状況が

変わっていく可能性もある。

■注目されるＤ方式

　2012 年度診療報酬改定で導入され拡大されている D 方式の動向については注視することが望ましい。化学療法などがこれに該当することになるが、入院初日に入院料及び薬剤費が回収でき、DPC ／ PDPS では医療機関別係数が掛け合わされるからだ。つまり、化学療法を外来で実施するよりも入院させた方が経済的にプラスになる可能性がある。当該方式が導入されるまでは、化学療法は入院させると赤字になるから外来で実施した方がいいと主張されてきたが、これにより状況は変わった。レジメンや在院日数などにもよるが、入院させると大幅にプラスになる症例も少なくない（拙著「外来化学療法の収益性」『成功する病院経営 診療報酬の実践対応』2018 年 6 月、ロギカ書房）。

（図1）

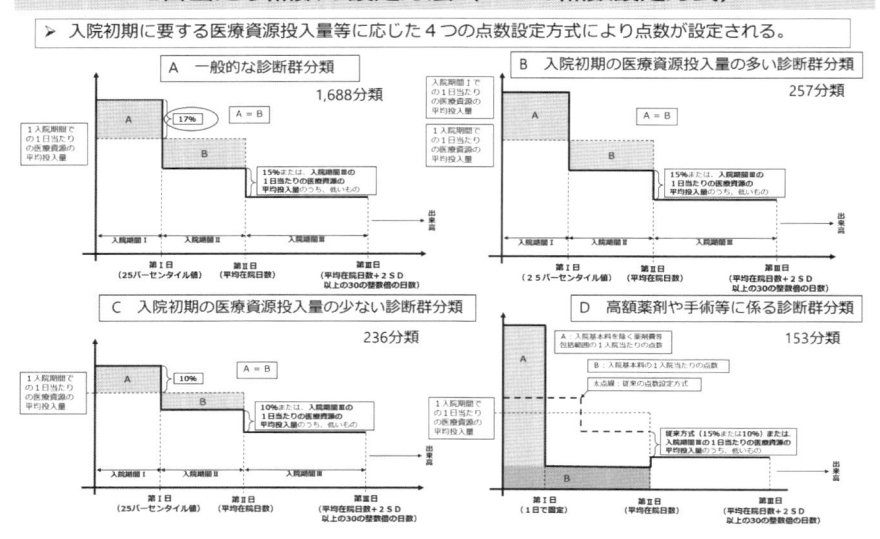

要は全国がんセンター協議会が指摘するように、外来化学療法の点数が低すぎるわけだが、そこに財源を投じる余裕は我が国にはないだろう（日本医療マネジメント学会雑誌 Vol22、No.4、2022年）。かといって、儲かるからといって何でも入院で実施すれば、医療費が増大し、結局は中長期的に自らの首を絞めることになる。しかも、患者の QOL を考えれば外来の方が優れているだろうし、医師の働き方改革にも沿う方向だろう。病院経営の意思決定者は、医療安全などを考慮した上でのバランスが問われることになる。この点について、財務省は化学療法について外来で実施すべきと主張するが、医師の判断が問われる領域でもあり、一律の規制は容易ではないだろう。2024年度診療報酬改定では、化学療法について一定の基準や指針を設けることが要件とされる可能性が高い（2024年度診療報酬改定では、急性期充実体制加算において外来で化学療法を実施している割合が一定以上であることが求められた）。もちろん患者の選択もあるが、一方的に医療者の都合で入院させる仕組みは回避しなければならない。

■入院期間を意識した病床コントロール

　DPC ／ PDPS では、入院期間を意識した病床コントロールが収入に直結する。ただし、これらはコーディングによるのも事実である。とはいえ、アップコーディングは望ましくなく、患者の実態に応じた適切なデータ提出が求められる。だとすると診断群分類の 13 桁目の定義副傷病の適切な入力は重要な鍵を握る。

　定義副傷病は、合併症を持っている患者であることを意味するが、これらに該当すると入院期間 II の設定が 2 倍程度まで長くなり、点数設定も変わってくる（点数については、高くなる場合とそうではない場合もある）。合併症を有している患者は、全国どこに行っても入院期間が長くなることを意味する。

　入院期間 II の設定が変わることにより、機能評価係数 II における効率性係数は同じ在院日数であってもプラスの方向に働くだろう。入院期間 II 以内の退院患者割合が効率性係数に影響を及ぼすからだ。また、複雑性係数でも評価が高まる可能性がある。複雑な疾患は 1 入院包括点数が高い疾患であり、それは入院期間 II が長い疾患であるほどその傾向があるからだ。さらに、カバー率係数でも多様な患者を診ていることになり、診断群分類の網羅性が高まるため、プラスに働く可能性がある。ただし、年間 12 症例以上の診断群分類がこれら 3 つの係数では評価対象となることには留意しなければならない。

　入院期間を意識すれば必然的に在院日数は短くなる。**グラフ 1** は医療機関群別の DPC 参加病院の平均在院日数であり、包括払いの導入が一定の効果があることを意味するのだろう。ただ、このことは病床稼働率の低下につながる可能性があり、だとするといたずらな在院日数の短縮は避け、稼働率を優先すべきだという議論が行われることもしばしばある。

（グラフ 1）

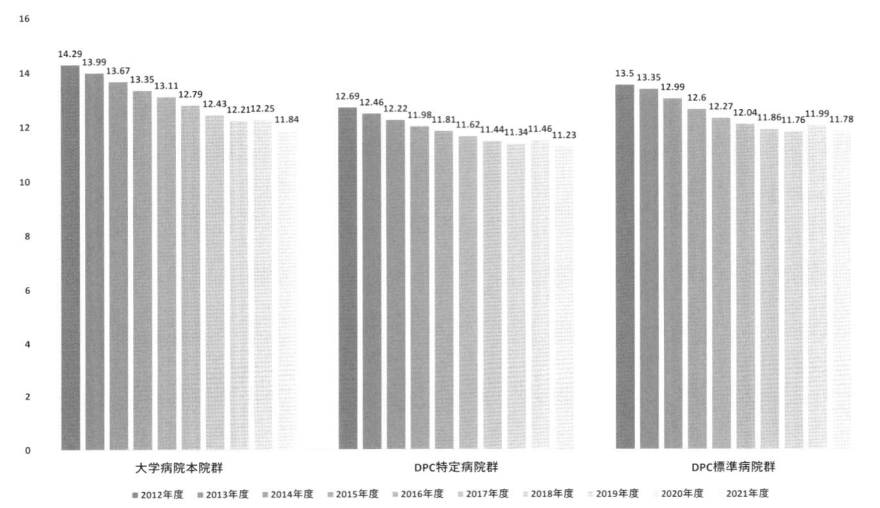

DPC 参加病院　平均在院日数の推移

（※）「DPC 導入の影響評価に係る調査「退院患者調査」の結果報告について」を基に作成

　なお、全国の約 5・5 万症例のデータをみると入院期間 II と III の点数の差は
それほど大きくはない（**グラフ2**）。とはいえ、このほとんどの病院が 7 対 1
の急性期一般入院料 1 の病院であるので、13 対 1 を基本配置とした地域包括
ケア病棟が 1 日当たり 3.3〜3.5 万円程度になることからすると、経済的にプラ
スになるかは疑問である。

　最後に重症度、医療・看護必要度についてはどの病院も入院期間 III では
10％台まで落ち込むはずであり、治療終了後のいたずらな在院日数の延長は慎
むべきだろう（**グラフ3**）。急性期らしさを重視するならば、入院期間 II を意
識すべきであり、稼働率を優先するならば、地域包括ケア病棟など別の機能へ
の転換が望ましい。もちろん、ケアミックス病院も多数参加するが、急性期病
床ではいかに回転率を高めるかが求められる方向性である。

（グラフ 2）

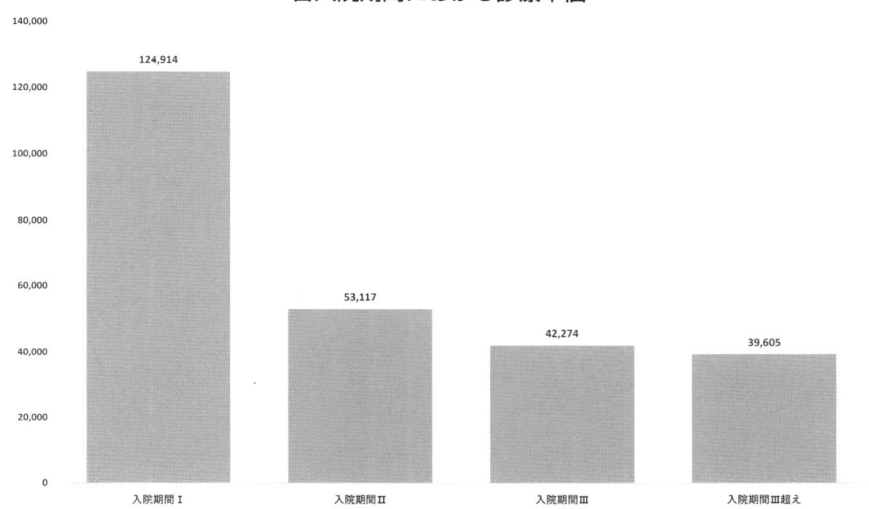

各入院期間における診療単価

（グラフ 3）

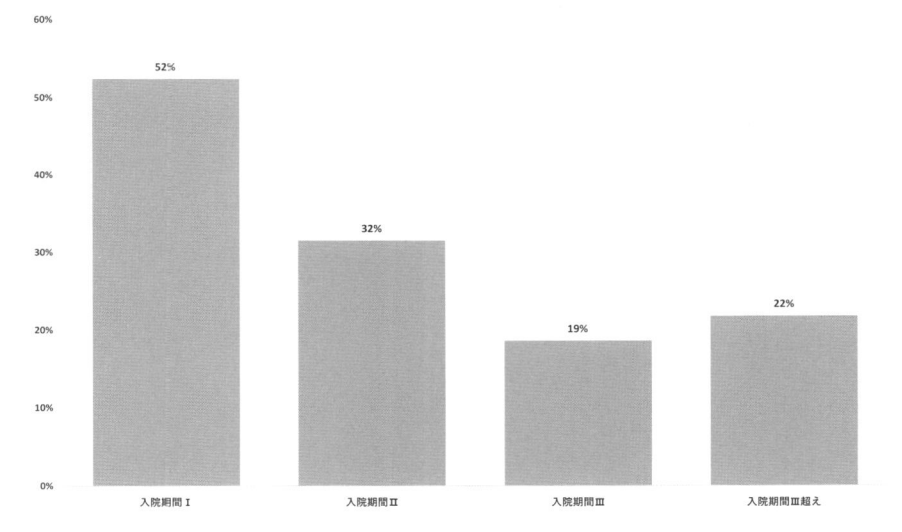

各入院期間における重症度・医療・看護必要度（一般病棟）

6-9

地域包括ケア病棟の経緯と
DPC/PDPS における点数設定

（ビジョンと戦略　連載第 8 回、2023 年 12 月号）

■地域包括ケア病棟の経緯

　地域包括ケア病棟は 2014 年度診療報酬改定において、急性期を経過した患者の受け入れ、在宅で療養を行っている患者等の受け入れ、在宅復帰支援の 3 つの役割を担う病棟として新設された。当該病棟は、亜急性期入院医療管理料の流れを汲み、さらに全日病の地域一般病棟の考え方を踏襲したものである。看護師配置は 13 対 1 を基本とし、リハビリを提供する患者については 1 日平均 2 単位以上、在宅復帰率 7 割以上などが求められたが、一般病棟用の重症度、医療・看護必要度 A 項目 1 点以上の患者が 10％以上であるなど、使い勝手がよく後に「経営が安定する」病棟であることも明らかになり著しい勢いで増加していった（**図 1**）。回復期リハビリテーション病棟も収益性が高い病棟であるが、それを短期間で越えていったということはよほど制約が緩い、儲かる病棟であることを意味するのかもしれない（**グラフ 1**）。なお、当初、一般病棟 7 対 1 入院基本料を届け出る病院が地域包括ケア病棟を設置する動きが目立ったのだが、重症度、医療・看護必要度が満たせない、あるいは DPC 病棟で長期化する患者の受け皿として好都合だったのかもしれない。その後、2016 年度改定で包括範囲から手術・麻酔を除外する一方で、500 床以上、あるいは集中治療室等を有する病院においては 1 病棟までという制限が加わった。2020 年度改定では、400 床以上の病院での新規届出が禁止されるとともに、DPC 参加病院において DPC 対象病棟から地域包括ケア病棟に院内転棟する場合の算定方法が見直された。さらに、2022 年度改定では院内転棟の制限が 200 床以上に拡大され、在宅復帰率等の要件も厳格化されるなど当初の旨みがだんだ

（図1）

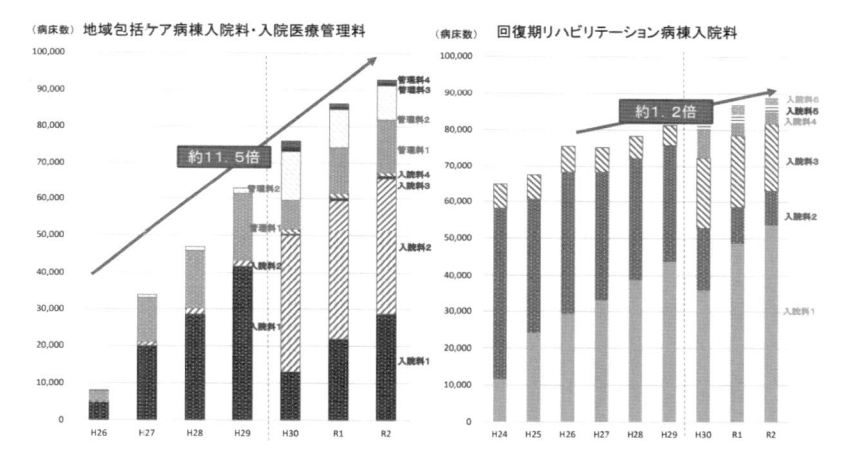

入院料別の届出病床数の推移

○地域包括ケア病棟入院料・入院医療管理料及び回復期リハビリテーション病棟入院料の届出病床数はいずれも増加傾向であった。特に、地域包括ケア病棟入院料・管理料は、平成26年の新設後、増加が顕著であった。

（グラフ1）

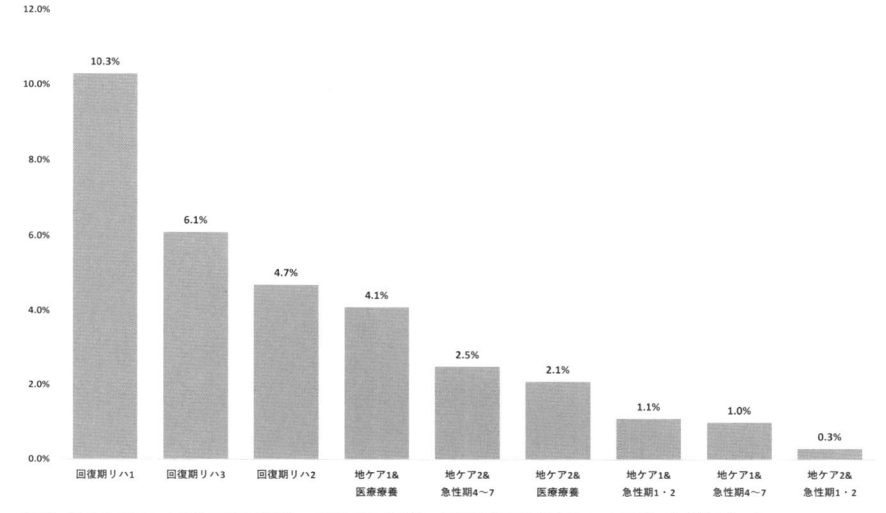

回復期リハビリテーション病棟・地域包括ケア病棟　医業利益率

（※）独立行政法人福祉医療機構、「2018年度　病院経営の状況について」を基に作成

（グラフ2）

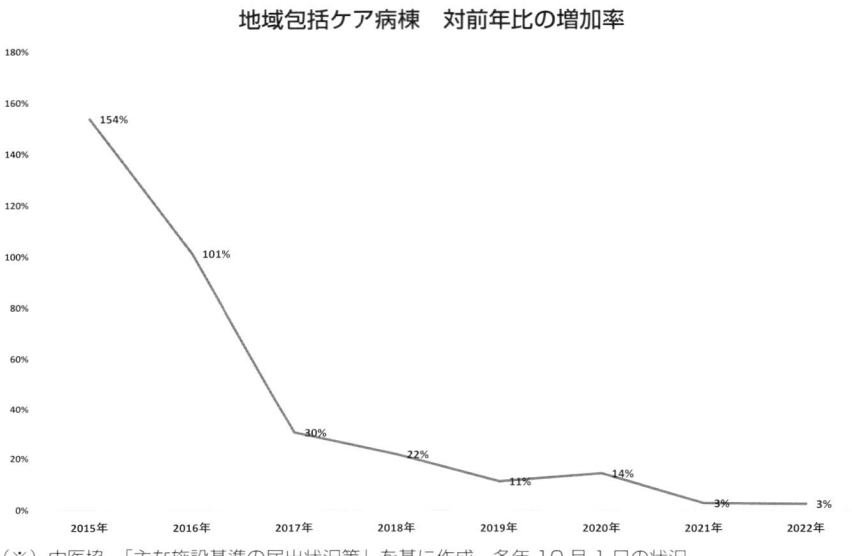

地域包括ケア病棟　対前年比の増加率

（※）中医協、「主な施設基準の届出状況等」を基に作成。各年10月1日の状況

んと薄れてきた。当該病棟の増加率は減少傾向にあり、制限が緩かった当初から状況は大きく変わってきている（**グラフ2**）。実際に、地域包括ケア病棟を急性期一般入院料1に戻すという動きもあり、結果として7対1を届け出る病床が再び増加に転じているという現実がある。

■地域包括ケア病棟の実態

　地域包括ケア病棟について DPC 参加の有無別で利用状況をみると DPC 参加病院は院内転棟率が高い一方で、平均在棟日数が短く、病床稼働率が低めである（**表**）。DPC ／ PDPS の入院期間 I などは DPC 病棟が高くなる傾向があり、かつ DPC 病棟の方が手厚い人員配置を行うことが一般的であるため、状態が落ち着いた患者を地域包括ケア病棟に転棟させる運用が多いことになる。ある意味当然のことであるが、2022 年度診療報酬改定で 200 床以上の病院に対して院内転棟が 6 割未満でないと 15％減算されることになり、儲かることで知られてきた当該病棟も使い方が問われる時代に突入した。なお、地域包括ケア病棟の設置状況にも地域差があり、一般病床の平均在院日数が長い都道府県で地域包括ケア病棟の設置が進んだ状況がある。平均在院日数が長い地域は病床が多い傾向があることから、急性期病床の充足度が高い地域ほど地域包括ケア病棟を積極的に導入したことになる（**グラフ 3**）。つまり、急性期病棟で重症度、医療・看護必要度が満たせない、あるいは新入院患者の獲得が困難であるため、地域包括ケア病棟で在宅復帰支援等のために稼働率を優先した運用が行われているのかもしれない。

（表）

地域包括ケア病棟　DPC参加の有無別　病床稼働率等の実績

DPC参加の有無	病床稼働率	平均在棟日数	院内転棟割合	家庭からの入院割合
DPC対象病院	77%	19.5	63%	32%
DPC対象病院以外	80%	27.5	36%	40%

（※）令和元年度　病床機能報告を基に作成

（グラフ3）

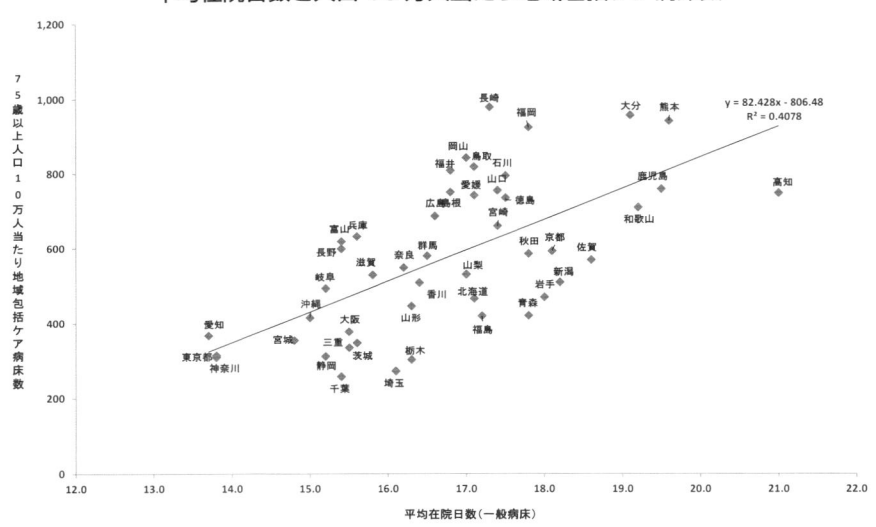

平均在院日数と人口10万人当たり地域包括ケア病床数

（※）厚生労働省　令和元年度　病院報告及び「令和元年度 DPC 導入の影響評価に係る調査「退院患者調査」の結果報告について」を基に作成

■病棟と病室で異なる点数設定方式

　2014年度改定で評価された当初から、地域包括ケアにおける DPC 点数については地域包括ケア病棟入院料と地域包括ケア入院医療管理料でルールが異なる設定とされてきた。DPC 算定病棟から地域包括ケア病棟に転棟した場合には、転棟した時点で地域包括ケア病棟入院料を算定するのに対して、地域包括ケアの病室に転室した場合には、入院期間Ⅲまで DPC 点数を引き継ぐというのが当初のルールであった。DPC 点数は当初高く、入院期間が長引くと下がっ

ていく傾向にあるわけだから、地域包括ケア病棟にうま味を持たせた点数設定だったと私は理解している。これは、地域医療構想で回復期機能が不足していることから、地域包括ケア病棟を増やしたいという思惑と関係するのではないだろうか。200 床未満のみに認められる地域包括ケアの病室を増やしたところで、地域包括ケアの病床数を増やすことにはつながりにくいためである。

　ただ、2020 年度改定で「一物二価」であるという指摘があり、病棟と病室の点数設定をどうするかが議論の焦点となった。私は、2014 度改定時から当該病棟が充足したタイミングで病棟と病室は同じ点数設定になり、病棟であっても入院期間Ⅲまでは DPC 点数を引き継ぐことになるだろうと予想していた。しかし、中医協での議論は、DPC 病棟から院内で移った際にも病棟は入院期間Ⅱまでは DPC 点数で、病室は入院期間Ⅲまでということで決着がついた。

　このような議論になった背景には、短期間で院内転棟させることにより、「DPC 点数を歪めている」という指摘があり、それを解消する目的があったからだ。入院期間の設定を含む DPC 点数は各病院の実績によって決まるので、ある病名がついた軽症な患者を急性期に入れれば、医療資源の投入量は少なく将来の DPC 点数は下がっていく。さらに、入院期間Ⅱは全国平均の日数であるから、それも将来短くなっていく。重症患者を受け入れる病院とそうではない病院、あるいは地域包括ケア病棟を持つ病院を同じ制度とすることの疑義が呈されたと捉えることもできる。ただ、折衷案のような中途半端な結果となり、この問題はまだ決着したとは言えない。この論点は DPC の退出ルールの議論とも関係する。

　なお、診療報酬制度上の論点は、病床コントロールを考える際のポイントになる。制度設計と現場の運用はコインの表と裏である。病院経営を成功に導くためには、現在の制度を熟知し、その趣旨から将来の方向性を考え、現実的な運用に落とし込むことが求められている。

6-10

地域包括ケア病棟と
短期滞在手術

（ビジョンと戦略　連載第 9 回、2024 年 1 月号）

■地域包括ケア病棟　院内転棟の制限

　2020 年度診療報酬改定で許可病床 400 床以上の病院に対して、院内転棟の制限が加わり、6 割未満でない場合には 10％の減算が行われることになった。図 1 に示すように、地域包括ケア病棟の入棟元は 200〜399 床および 400 床以上で自院の他病棟が多いにもかかわらず、退院先は自宅が多く、当該病棟の本来のあり方と乖離しているのではないかという意見からこのような取り扱いになった。ただ、400 床以上の地域包括ケア病棟は全国でも数が少なく見せしめ的な意味合いが強かった。その後、2022 年度診療報酬改定で 200 床以上の病院について院内転棟が 6 割未満でないと 15％の減算とされ、さらに在宅復帰率が 7 割以上から 7 割 2 分五厘以上に引き上げられ、これが満たせない場合には 10％の減算となった。

（図 1）

入棟元・退棟先の割合（許可病床別）

○ 許可病床別に入棟元の割合をみると、許可病床が大きいほど「自院の一般病床（地域一般、地ケア、回リハ以外）」の割合が多く、「他院の一般病床」の割合が少なかった。
○ 退棟先については、いずれの病床規模でも「自宅」が多く、約6～7割を占めた。

入棟元（n=1,709）		許可病床 200床未満	許可病床 200-400床未満	許可病床 400床以上
自宅等	自宅（在宅医療の提供あり）	7.8%	4.0%	11.0%
	自宅（在宅医療の提供なし）	26.9%	19.2%	16.9%
	介護老人保健施設	1.9%	1.3%	0.7%
	介護医療院	0.4%	0.0%	0.0%
	介護療養型医療施設	0.3%	0.0%	0.0%
	特別養護老人ホーム	4.3%	4.3%	0.0%
	軽費老人ホーム、有料老人ホーム	2.8%	1.5%	0.0%
	その他の居住系介護施設	2.1%	1.2%	0.0%
	障害者支援施設	0.6%	0.1%	0.0%
他院	他院の一般病床	16.9%	5.6%	4.4%
	他院の一般病床以外	1.7%	2.2%	0.0%
自院	自院の一般病床（地域一般、地ケア、回リハ以外）	30.7%	57.0%	64.7%
	自院の地域一般入院基本料を届出ている病床	1.9%	0.1%	2.2%
	自院の地域包括ケア病棟入院料、回復期リハビリテーション病棟入院料を届出ている病床	1.0%	0.0%	0.0%
	自院の療養病床（上記以外）	0.2%	0.0%	0.0%
	自院の精神病床	0.0%	0.0%	0.0%
	自院のその他の病床	0.0%	3.2%	0.0%
有床診療所		0.0%	0.0%	0.0%
その他		0.1%	0.0%	0.0%
不明		0.2%	0.3%	0.0%

退棟先（n=499）		許可病床 200床未満	許可病床 200-400床未満	許可病床 400床以上
自宅等	自宅（在宅医療の提供あり）	11.9%	7.2%	20.5%
	自宅（在宅医療の提供なし）	47.1%	51.6%	53.8%
	介護老人保健施設	6.2%	2.4%	7.7%
	介護医療院	0.5%	0.0%	0.0%
	介護療養型医療施設	0.5%	0.4%	0.0%
	特別養護老人ホーム	4.8%	3.2%	0.0%
	軽費老人ホーム、有料老人ホーム	4.8%	5.2%	0.0%
	その他の居住系介護施設	3.3%	2.0%	2.6%
	障害者支援施設	0.5%	0.4%	0.0%
他院	他院の一般病床（地域一般、地ケア、回リハ以外）	3.3%	2.0%	0.0%
	他院の地域一般入院基本料を届出ている病床	0.0%	0.0%	0.0%
	他院の地域包括ケア病棟入院料、回復期リハビリテーション病棟入院料を届出ている病床	1.0%	4.0%	5.1%
	他院の療養病床（上記以外）	1.9%	4.8%	2.6%
	他院の精神病床	0.0%	0.0%	0.0%
	他院のその他の病床	0.0%	0.0%	2.6%
自院	自院の一般病床（地域一般、地ケア、回リハ以外）	1.9%	1.2%	0.0%
	自院の地域一般入院基本料を届出ている病床	0.5%	0.0%	0.0%
	自院の地域包括ケア病棟入院料、回復期リハビリテーション病棟入院料を届出ている病床	0.5%	2.4%	0.0%
	自院の療養病床（上記以外）	1.4%	1.2%	0.0%
	自院の精神病床	0.0%	0.0%	0.0%
	自院のその他の病床	0.0%	0.0%	0.0%
有床診療所（介護サービス提供医療機関）		0.0%	0.0%	0.0%
有床診療所（上記以外）		1.4%	0.4%	0.0%
死亡退院		5.2%	2.4%	5.1%
その他		0.0%	0.0%	0.0%
無回答		3.3%	9.2%	0.0%

出典：平成30年度入院医療等の調査（患者票）

これにより、自宅から来て、家に帰る患者を多く入院させることが基準値クリアには都合がよく、短期滞在手術で凌ごうとする病院が多数出てきた。

■ DPC 参加病院における短期滞在手術の実施状況

短期滞在手術等基本料 3 は 2014 年度診療報酬改定で大幅に対象が拡大され、白内障、ポリペクはその際に当該入院料に含められ 1 入院包括払いとされ、平均在院日数のカウントにも重症度、医療・看護必要度の計算対象にも含めないという扱いがなされた。その後、2018 年度診療報酬改定において、DPC 参加病院については 1 入院包括払いではなく、1 日当たりの支払いに変更されたが、重症度、医療・看護必要度の計算対象とはされていない。

地域包括ケア病棟において手術料が包括範囲から除外されたのは 2016 年度改定であり、手術の実施状況を病床機能報告データでみると白内障、ポリペクなどの短期滞在手術がおよそ 8 割を占める状況である。特に 2022 年度改定以降は自宅から来て、自宅に帰る患者の割合を高めたい病院が多いわけで、これ

（図2）

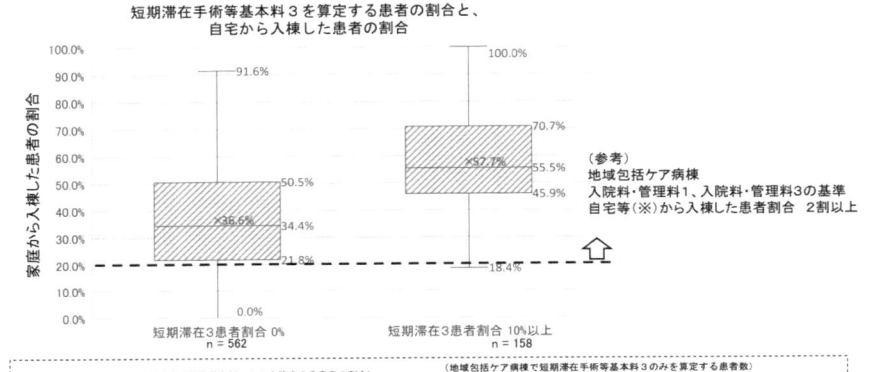

地域包括ケア病棟と短期滞在手術、ＤＰＣデータ解析③
短期滞在手術等基本料3を算定する患者の割合と、家庭から入棟した患者の割合

○ 短期滞在手術等基本料3を算定する患者の割合が10%以上である地域包括ケア病棟は、割合が0％である地域包括ケア病棟と比較して、家庭から入棟した患者割合が高い傾向にあった。

出典：DPCデータ（令和4年4月〜12月）

　らの手術患者が好都合ということになる。

　短期滞在手術等基本料3が全体の10%以上を占める地域包括ケア病棟では、自宅からの入棟が多く（図2）、自宅への退院が多いことが示されている（図3）。これはある意味当然のことであり、結果としてこのようなケースでは平均在棟日数も短くなっている。

　短期滞在手術で地域包括ケア病棟を埋めるのが当該病棟の本来のあり方ではないだろう（『コロナから日常医療へ　戦略的病院経営の道標』ロギカ書房）。ただ、一方で13対1の看護師配置を基本とする地域包括ケア病棟で短期滞在手術の患者が診れるのだとすれば、7対1病棟のような手厚い人員配置は不要だという議論にもなり得る。なお、2018年度の全国のDPC参加病院で症例数が最も多いのが白内障で約27万件、次いでポリペクで約25万件であったが、2021年度には順位が逆転し、ポリペクが約22万件、白内障が約19万件となっている。DPC参加病院の78%が7対1病院であり、これを病床数でみると90%になる（2021年度DPC導入の影響評価に係る調査「退院患者調査」の結果報

（図３）

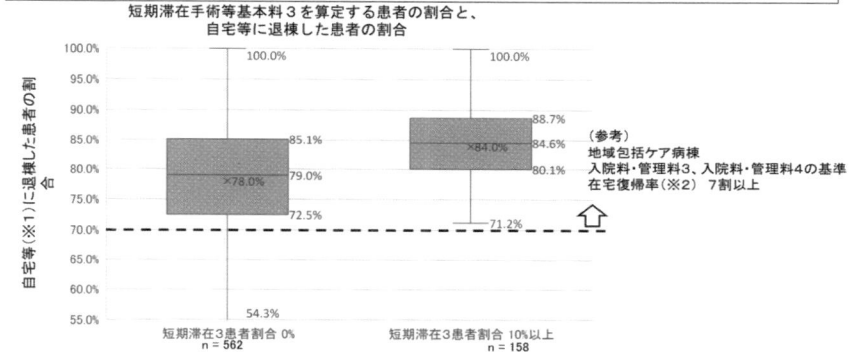

地域包括ケア病棟と短期滞在手術、ＤＰＣデータ解析④
短期滞在手術等基本料３を算定する患者の割合と、自宅等に退棟した患者の割合

○　短期滞在手術等基本料３を算定する患者の割合が10％以上である地域包括ケア病棟は、割合が０％である地域包括ケア病棟と比較して、自宅等（※１）に退棟した患者割合が高い傾向にあった。

告について）。つまり、短期滞在手術患者の多くが７対１病棟に入室しているわけであり、これが妥当なのかという疑問も生じる。

　白内障手術患者について諸外国ではほぼ全てが外来化されているが、我が国ではその比率こそ高まっているもののいまだ入院が一定割合を占めている（**グラフ**）。これは国民皆保険制度を完備していることもあるが、そもそも入院させやすい仁組みが整っていることが影響していると考える。

（グラフ）

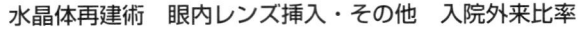

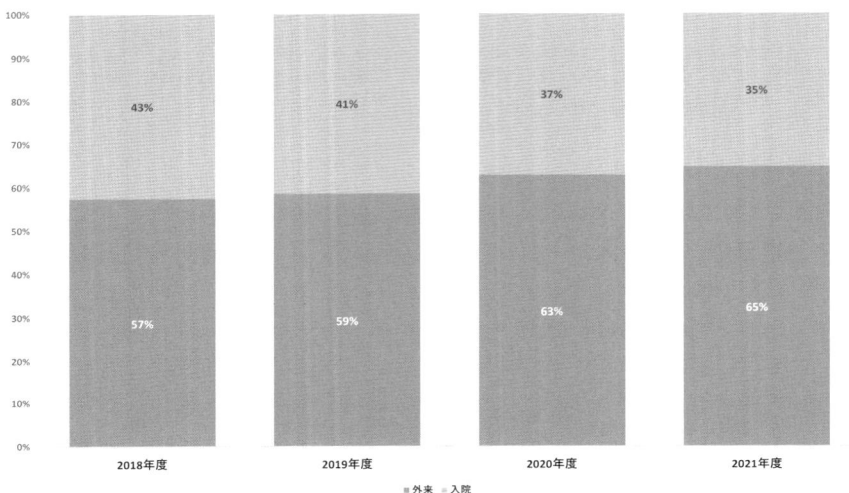

水晶体再建術　眼内レンズ挿入・その他　入院外来比率

（※）NDB オープンデータを基に作成

　現状、地域包括ケア病棟に白内障手術患者を入室させることに何ら制限はないし、むしろその方が DPC 病棟よりも点数が高いケースも存在する。さらに自宅から来て、家に帰る患者という意味で病院としては大歓迎なのかもしれない。また、7 対 1 病棟では重症度、医療・看護必要度の評価対象から除外されているため、病床が開いているよりは入院させた方がいいと考える病院もあるだろう。ほぼ全てを外来で実施する病院から、全症例を入院させる病院までデータを比較するとバラついており、患者の重症度や合併症の有無だけで説明がつきそうにもない。

　私は短期滞在手術についてできるだけ外来で実施すべきだと考えており、取り組み当初は違和感があるかもしれないが、その多くは実現可能だと考えている。2014 年度に短期滞在手術等基本料 3 が拡大された際の将来構想のように、入院でも外来でも同じ報酬にすればほとんど全ては外来化されるはずだ。

　地域包括ケア病棟の論点は、7 対 1 病棟にも影響を及ぼすはずであるし、外来とも密接に関係する。看護師配置やコストを補填する診療報酬という発想から、アウトカム志向にした方が医療は健全化するだろう。つまり、13 対 1 の

地域包括ケア病棟よりも 7 対 1 病棟の人件費がかかるのだから、7 対 1 病棟の点数を上げるべきだという議論になりがちだが、そのコストアプローチ的な発想から決別すべきだと思う。そもそも診療報酬はコストに見合っておらず、現実的には前述したように 7 対 1 病棟の点数が低く、コストを補填される診療報酬にはなっていない。

■短期滞在手術等基本料 3 をどうするか

最後に短期滞在手術等基本料 3 をどうするかについて論点をあげる。

まず 1 つ目は DPC 参加病院と出来高算定病院で異なる方式が妥当なのかということだ。DPC 参加病院では服薬指導をすれば指導料がとれるにもかかわらず、短期滞在手術等基本料 3 では包括される。財務省が主張するように 1 入院包括払いを拡大していくのだとすればその再整理も必要かもしれないし、外来との兼ね合いも考慮すべきだろう。

2 つ目は重症度、医療・看護必要度の評価対象になっていないこれらの扱いについてである。2014 年度に大幅拡大した際には、激変緩和という意味合いもあったのかもしれないが、現状では評価対象に入れて問題ないだろう。白内障手術など眼科診療所では短期滞在手術等基本料 1 を積極的に届出ており、それとの整合性も考慮すべきだろう。

最後に病院が他には手に負えない重症患者を診ているのだとすれば、そのデータをもって議論が必要である。

なお、2024 年度診療報酬改定において短期滞在手術である白内障は一般病棟用の重症度、医療・看護必要度において評価対象に加えられ、地域包括ケア病棟において自院の一般病棟から転棟した患者割合、自宅等から入棟した患者割合、在宅復帰率の計算対象から除外されることとなった。さらに、短期滞在手術等基本料 1 において主として入院で実施する手術以外という位置付けが明確化された。

6-11

DPC 病院とは何なのか

（ビジョンと戦略　連載第 10 回、2024 年 2 月号）

■新入院患者の獲得が DPC ／ PDPS で評価を受けるために重要

　DPC ／ PDPS に参加するための、つまり DPC 対象病院の要件は**図 1** であり、主に急性期一般入院料の届け出や 1 カ月のデータ／病床比が 0.875 以上であること等が求められている。つまり、7 対 1 や 10 対 1 の看護師配置等を行い、病床に対して一定の回転率が課されており、急性期らしい医療提供を行っているかが問われている。なお、データ／病床比が 0.875 未満である急性期一般入院料を届け出る病院は全体の 8.6 ％であり決して高くないハードルであることが理解できる。

（図 1）

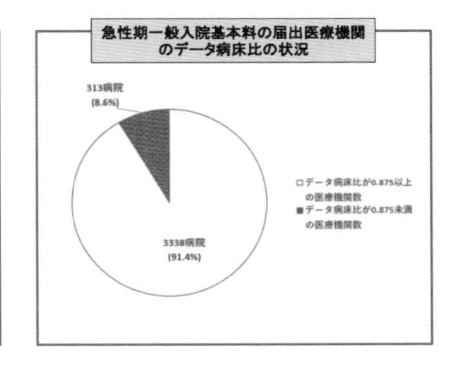

DPC対象病院の要件について

中医協 診－1参考2
5 . 9 . 27

○ DPC対象病院の要件の1つである、1月あたりのデータ/病床比（※）の基準は、急性期一般入院基本料の届出を行う医療機関の大半が満たしている。
※ データ/病床比＝対象期間においてDPC算定病床を退院した患者の全データ数（エラーデータ等を除く）／DPC算定病床数

DPC対象病院の要件

①急性期一般入院基本料、特定機能病院等の7対1・10対1入院基本料の届出

②A207診療録管理体制加算の届出

③以下の調査に適切に参加
・当該病院を退院した患者の病態や実施した医療行為の内容等について毎年実施される調査「退院患者調査」
・中央社会保険医療協議会の要請に基づき、退院患者調査を補完することを目的として随時実施される調査「特別調査」

④調査期間1月あたりのデータ/病床比が0.875以上

⑤適切なコーディングに関する委員会を年4回以上開催

急性期一般入院基本料の届出医療機関のデータ病床比の状況

313病院
(8.6%)

□データ病床比が0.875以上の医療機関数
■データ病床比が0.875未満の医療機関数

3338病院
(91.4%)

出典：令和3年10月～令和4年9月データ

※令和4年9月時点の病院（合併病院等は除く）
※データ／病床比の算出にあたりコロナ対応期間の補正は行っていない

　なお、病床回転率を高めること、言い換えると新入院患者の獲得をすることは DPC ／ PDPS で高い評価を受けるためには極めて重要である。そもそも診断群分類において入院期間の経過によって1日当たりの報酬が逓減する仕組みであるのだから、早期の退院を行い、次の新入院患者を獲得することは入院稼働額を増加させる。さらに、機能評価係数Ⅱにおける効率性係数はまさに短い在院日数である高回転の病院が評価されているし、複雑性、カバー率係数でも病床回転率が高まることはプラスの評価につながる。これらは年間 12 件以上の診断群分類が対象であるが、それを満たすのは多くの病院において全体の2割にも満たない。くも膜下出血などが 11 件となれば評価対象とならず、複雑性における評価でプラスにはならない。年間 12 症例以上は短期滞在手術やよくある高齢者救急などが多くを占める傾向があり、回転率を高めることによってプラスにつながる可能性もある。また、カバー率係数については、高回転であれば当然のことながら高い評価となる。さらに、地域医療係数の定量評価係数においても、地域のシェアが問われているのだから、回転率を高めることは

大切になる。

■ DPC 病院に何を求めるか

　私は拙著『病院経営財務マネジメント─財務基盤強化のための実践テキスト』（2019 年 6 月　ロギカ書房）において、診療密度と効率性係数が低い病院はDPC 病院として妥当なのかという問いかけをした。診療密度と効率性係数には正の相関があり、高回転の DPC 病院を評価することが制度の健全な発展に寄与すると考えた。DPC は 2003 年に特定機能病院等から始まったが、現在は中小病院が多数を占め、それに伴い医療機関群ごとに基礎係数を設定するなど医療機能に配慮してきた。しかしながら、中小のケアミックス病院では DPC 算定病床の比率が極めて低いケースもあり、これによる効率性係数や複雑性係数などへの影響は大きい。

　DPC 算定病床を絞り込むことにより、効率性係数と複雑性係数を高められる可能性がある。高齢者救急の患者を入院当初、急性期病床に入室させ、すぐに地域包括ケア病棟に転棟（転室）させれば、効率性係数は高まる。本来、急性期病棟に入室するほどの重症度でなくとも、一般的に人員配置が手厚い急性期病棟への入院を病院としては優先するだろうし、DPC ／ PDPS における入院期間 I の点数が高いことからすると、その行動もうなづける。さらに、DPC 算定病床を絞り込めば、短期滞在手術などを地域包括ケア病棟に直接入室させることとなり、複雑性係数は高まる。ただ、これは地域医療構想において不足する回復期機能を増やすという意味においては、妥当な行動かもしれないし、一概に悪いとは言えない。ただ、一番の問題は診療密度であり、医療資源投入量が少ない患者を急性期病棟に入室させれば、将来の DPC ／ PDPS の点数は下がるし、入院期間 II の設定にも影響を及ぼす。多様な病院の診療実績なのだから、一定のバラツキがあるのは当然なのだが、一部、行き過ぎた医療機関をどう考えるかは今後の論点である。なお、病院側からすれば、「経営努力」という見方もできるかもしれない。

　2024 年度診療報酬改定においては、月に 90 未満のデータ数の病院の扱いについて議論が展開されている。まず、月 90 未満のデータ数の病院は複雑性係数が高いことが示されている（図 2）。さらにデータ数が少ない病院は診療密

（図2）

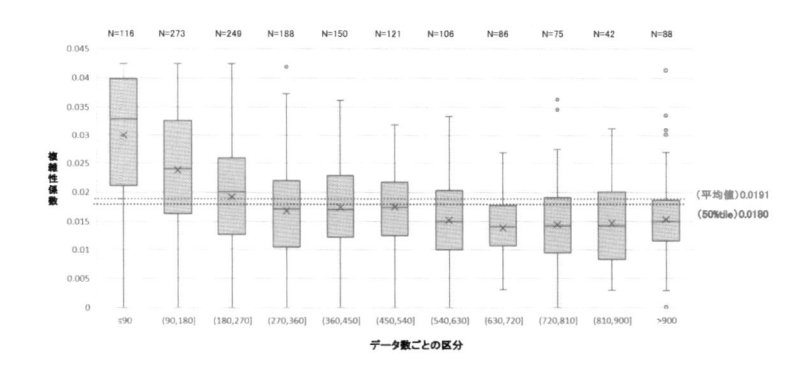

| データ数の規模別の複雑性係数の分布 | 中医協 診ー1参考2
5 . 9 . 27 |

○　DPC標準病院群について、1月あたりのデータ数を90ごとに区分した場合の複雑性係数の分布は以下のとおり。
○　1月あたりのデータ数が少ない区分に該当する病院では複雑性係数が高い傾向にある。

出典：令和3年10月～令和4年9月DPCデータ　　※令和4年9月時点のDPC標準病院群に該当する病院（合併病院等は除く）
※データ数の算出にあたりコロナ対応期間の補正を行っている

度が低いこともわかっている（**図3**）。診療密度が低いということは、10 対 1 以上の手厚い看護師配置を行い、一定の病床回転率はあるわけだが、決して重症患者を受け入れているわけではないことを意味する可能性がある。このような病院の扱いをどうするかは DPC ／ PDPS において極めて重要な論点の 1 つである。ただ、医療機関群及び病床規模によって退院患者の年齢構成が異なるわけであり、このことも考慮することが望ましい（**グラフ 1・2**）。

（図3）

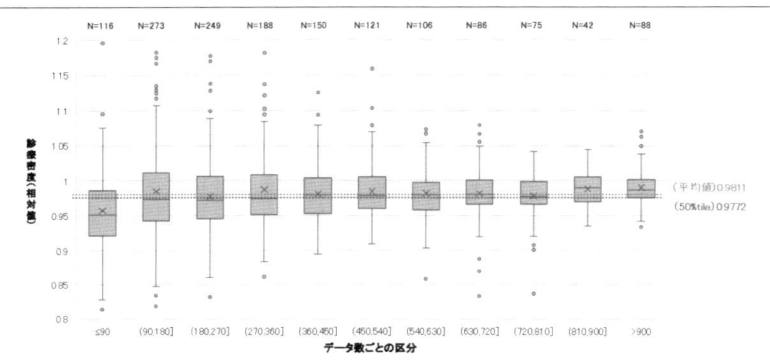

（グラフ1）

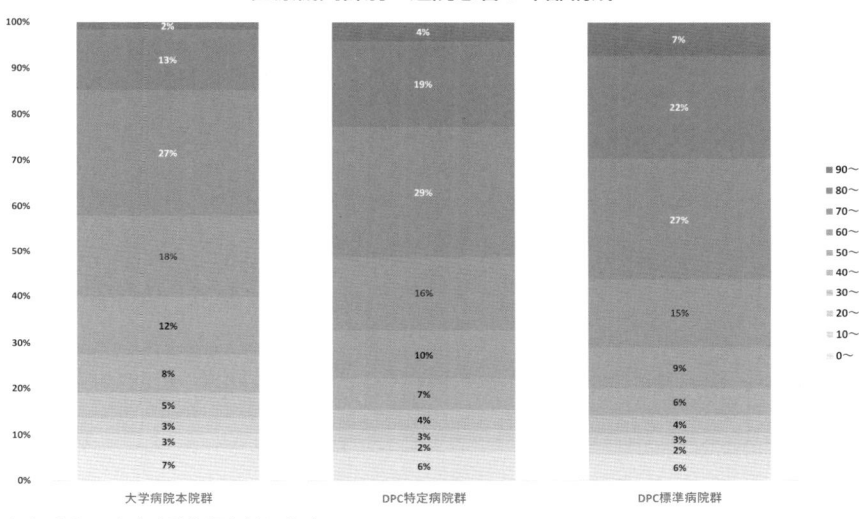

（※）令和 3 年度病院指標を基に作成

（グラフ2）

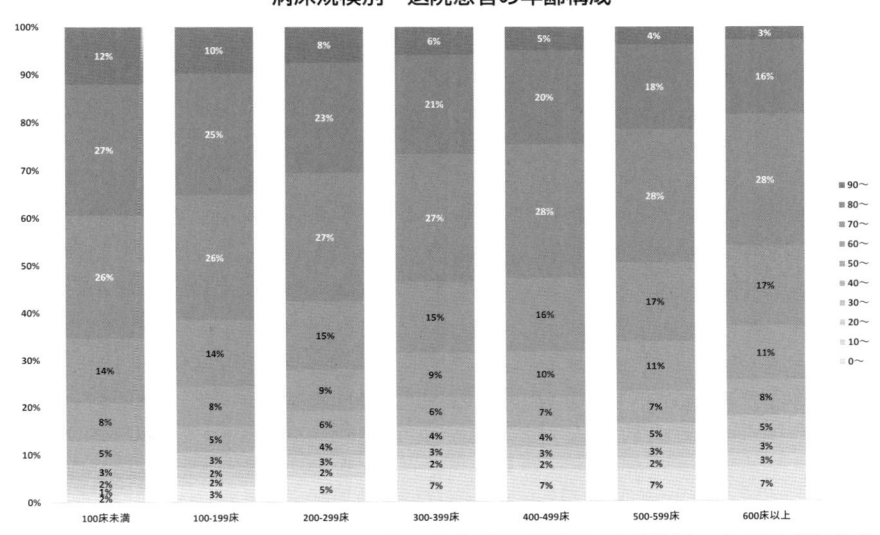

（※）「令和 3 年度 DPC 導入の影響評価に係る調査「退院患者調査」の結果報告について」を基に作成

　かつて DPC 評価分科会において、ケアミックス病院の扱いをどうするかという議論が行われた際に、1 つの病院に複数の病棟があり、地域によっては 1 つの病院で機能を完結することも否定できず、参入を否定するものではないという結論に至った。ただ、その時には、地域包括ケア病棟は存在しておらず、今日、大幅に拡大した当該病棟をどう位置付けるかは政策的に極めて重要である。

　なお、病院からすれば、DPC 算定病床を絞り込み、地域包括ケア病棟等の比率を高めることが DPC ／ PDPS における評価を高めることにつながる。もちろん、適切な病床コントロールが前提になる。ただ、行き過ぎた工夫は将来の制度にも影響しかねない。

　月 90 未満のデータ数の病院に一律に制限を加える制度設計よりも診療密度を中心に評価するなど、私はさらなる議論が必要だと考える。そもそも DPC 病院とは何なのか、今一度、原点に立ち返った検討が必要ではないだろうか。

　2024 年度改定では、データ数が月 90 件未満の病院の基礎係数が減算され、2026 年度改定から入・退出ルールにも適用されることとなった。

6-12

出来高の急性期病院は
存在し得るのか

（ビジョンと戦略　連載第 11 回、2024 年 3 月号）

■ DPC 参加病院と出来高算定病院の診療実績

　6-11 では 2024 年度診療報酬改定において導入される月 90 件未満のデータ数の病院の扱いについて取り上げた。これらの病院では診療密度が低いが、複雑性係数が高い傾向があり、基礎係数の減算や DPC への参加あるいは退出ルールについて何らかの基準を設けるのだとすれば、月 90 件という線引きが妥当だという判断に基づいている。これについては遺憾であるとの印象を述べたが、月 90 件以上でも診療密度が低い医療機関も存在するわけであり、今後さらなる検証が行われることを期待したい。まずは基準を設け走っていく中で、新たなルールを模索するという選択もあるかもしれない。

　この点と表裏一体であると私が考えているのが、出来高の急性期病院の扱いである。私は、「出来高の急性期病院が模索すべき道」という原稿を 2019 年 3 月に書いている（拙著『病院経営戦略　収益確保はこうして実践する』ロギガ書房）。

　そこでは DPC 参加病院と比較して出来高算定病院は平均在院日数が長く、100 床当たりの手術・全身麻酔・救急車搬送入院などの診療実績において劣ることについてデータで示している。患者構成とアウトカムにも差があり、出来高算定病院は高齢患者の割合が高く、結果として平均在院日数が長く、死亡率が高い。患者の年齢と死亡率には一定の相関があるわけだから、これは当然ともいえる結果だ。

　ただ、DPC 参加病院は救急車搬送入院の割合が高く、緊急入院患者に占める救急医療入院も多い傾向が顕著である。つまり、重症患者が DPC 参加病院

に集まっており、それにも関わらず一定のアウトカムを有するという可能性もある。ただ、一部例外もあり急性心筋梗塞及びくも膜下出血についてはDPC参加病院で75歳以上患者の割合が高くなっている。これらはPCIや脳神経外科の外科的治療ができる施設に救急隊が搬送しようとした結果が反映されている可能性もある。もちろん、上記については個票を用いた詳細な分析ではないため、印象の域を出ないが、急性期らしさという機能では差があることも事実と言えるだろう。

■出来高算定病院の実態

　病床規模別にDPC参加の有無をみたものが**グラフ1**であり、DPC算定病床が200床を超えて出来高算定の病院は稀である一方で、100床未満ではその存在が目につく。これを病床数ベースにすると急性期病床の22%が出来高算定であり、地域医療構想で急性期機能の病棟を減らすという議論の最前線にこれらの病院が出てくる可能性もある。なお、入院料別にみると急性期一般入院料4－7が最も多く、次いで地域一般入院料、急性期一般入院料1においても出来高算定病院が存在している（**グラフ2**）。

（グラフ１）

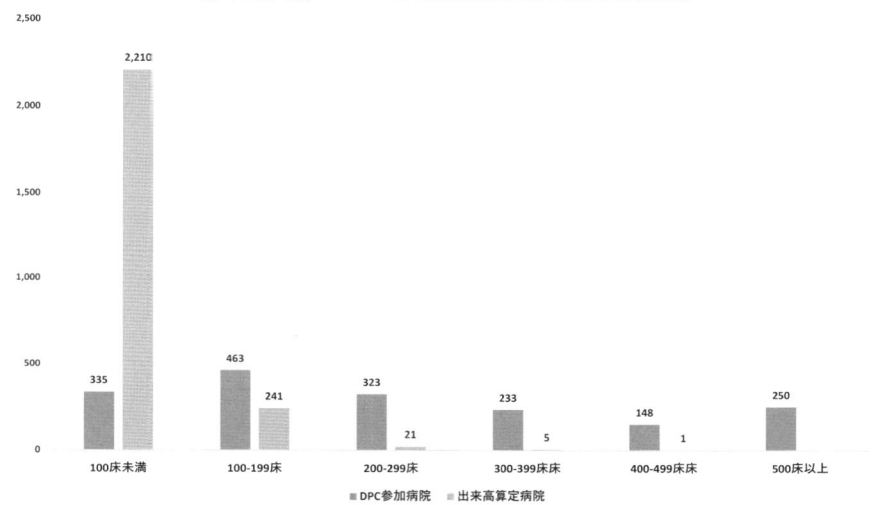

（※）「令和 3 年度 DPC 導入の影響評価に係る調査「退院患者調査」の結果報告について」を基に作成

（グラフ２）

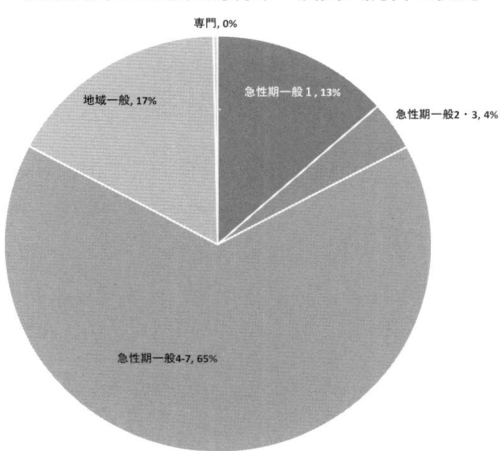

（※）「令和 3 年度 DPC 導入の影響評価に係る調査「退院患者調査」の結果報告について」を基に作成

　出来高算定病院が DPC ／ PDPS へ移行しない理由として、画像や検査が包括されてしまい、経済的な利益を享受することができない、あるいは包括という支払い方式に縛られ自由度が失われるなどが挙げられる。ただ、「うちはDPC じゃないだろう」という固定観念も関係しており、実際には参加することにより入院診療単価が上がったケースが多いのも事実だ。なお、画像や検査について包括になることは事実であるが、入院中の実施率は出来高算定病院でもそれほど高くないので、それが参加しない理由にはなりづらい。ただ、回復期リハビリテーション病棟や地域包括ケア病棟を中心に据えており、一部、出来高の急性期病棟を有する病院では、他院からの転院受け入れの際に、最初に急性期病棟に入れるケースも多い。もちろん、高度急性期病院からの 3 日以内などの転院受け入れの場合には、急性期病棟でないと受けられないケースも多い。ただ、状態が落ち着いた患者であっても、CT や MRI を出来高算定するために急性期病棟にあえて入れるという病院も存在する。他院ですでに画像を撮っており、そのデータがあるにもかかわらず、そのような対応をするのであれば、その病棟は急性期らしいとは言えないだろう。

　いずれにしろ、地域医療構想調整会議等で DPC に参加しない理由を求められた際には明確な回答が必要になる。これだけ多くの急性期病院が DPC ／PDPS に参加し、なおかつ、退出ルールまでもが設けられようとしているのだから。

■地域包括医療病棟の新設

　2024 年度診療報酬改定において高齢者救急の受け皿として地域包括医療病棟入院料が新設された。10 対 1 の看護師配置で、多職種で包括的に救急患者等を支える新たな病棟であり、病棟単位での算定となる。つまり、特定入院料であり、当該病棟の届け出を行えば、DPC ／ PDPS における月 90 件の基準を満たせなくなる可能性がある。なぜならば、当該病棟は救急車搬送入院や下り搬送などの入室割合が 15% 以上であり、院内転棟が 5% 未満と制限され、従来、急性期一般入院料を算定する DPC 病棟に入棟していた患者が主な対象となるからだ。当該病棟はある程度魅力的な点数設定ではあるが、メディカルスタッフの手厚い配置に加え、DPC ／ PDPS との兼ね合いを含めて慎重な判断

（グラフ3）

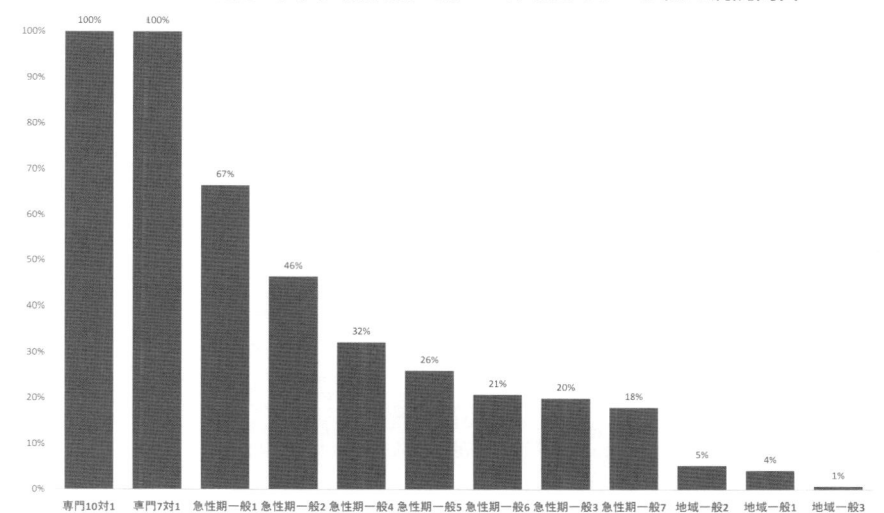

出来高算定病院　届出入院料別　月90件以上のデータ数の病院割合

（※）「令和3年度DPC導入の影響評価に係る調査「退院患者調査」の結果報告について」を基に作成

をする病院が多いだろう。なお、**グラフ3**は、出来高の急性期病院が月90件以上のデータ数（一般病棟への入院）の割合をみたものであり、急性期一般入院料2以降では厳しい現実が待ち受けている。

　ただ、財務省は2023年11月1日の財政等審議会で10対1の急性期入院料を廃止し、回復期への転換を促すべきと言っており、これが当該病棟の新設と関係するはずだ（**図**）。このことを踏まえ、出来高の急性期病院は自らのあり方を、今一度、慎重に判断すべきときだと私は考える。

（図）

病床機能報告（「急性期」「回復期」など）と診療報酬の関係　病院

○ 地域医療構想における「急性期」「回復期」という分類は、各病院が、フロアごとに定められた各病棟の主たる機能を報告するもの。
○ これと診療報酬の分類を重ね合わせてみると、最も報酬が高い「急性期一般入院料 1」（看護配置 7：1 などが要件）に偏っており、さらに、看護配置が比較的小さい病床でも「急性期」に分類されている例が多いことがわかる。

◆「病床機能報告」と診療報酬の関係（2022年7月1日時点）

該当する入院基本料・特定入院料	2022 年 7 月 1 日時点の機能			
	高度急性期	急性期	回復期	慢性期
救命救急入院料等（ICU・HCUなど）	27,661	1,971	-	45
特定機能病院 7 対 1 入院基本料等	43,673	15,709	-	285
急性期一般入院料 1（7 対 1 以上）	69,937	253,072	803	79
急性期一般入院料 2～7（10 対 1 以上）	515	137,049	8,356	515
地域一般入院料（13 対 1、15 対 1 以上）	-	24,466	17,694	5,317
地域包括ケア病棟入院料等	32	13,409	53,394	2,305
回復期リハビリテーション病棟入院料	-	387	86,664	287
療養病棟入院料等	96	229	3,239	186,994
その他（障害者施設、診療所など）	15,347	87,184	29,345	112,589
計	157,261 / 13%	533,476 / 45%	199,495 / 17%	308,416 / 26%

2025年の病床の必要量	13.1万床 / 11%	40.1万床 / 34%	37.5万床 / 31%	28.4万床 / 24%

◆「急性期一般入院料」の主な要件（2022年度）

	入院料 1	入院料 2	入院料 3	入院料 4	入院料 5	入院料 6
看護職員（※1）	7 対 1 以上	10 対 1 以上				
重症度、医療・看護必要度Ⅱの患者割合（※2）	28%	24%	21%	17%	14%	測定していること
平均在院日数	18日以内	21日以内				
在宅復帰・病床機能連携率	8 割以上	-				
点数	1,650点	1,619点	1,545点	1,440点	1,429点	1,382点

※1　看護師比率は 7 割以上が要件
※2　輸血などの処置の状況や、患者の状況、手術等の状況を勘案して重症度、医療・看護必要度が高い患者の割合。上記以外で許可病床200床以上の場合、このほか重症度、医療・看護必要度Ⅰによる患者割合の基準がある。

【改革の方向性】（案）
○ 病床の役割分担を適切に進めるため、7：1 といった看護配置に過度に依存した診療報酬体系から、患者の重症度、救急受入れ、手術といった「実績」をより反映した体系に転換していくべき。そうした中、10：1 といった看護配置を要件とする急性期入院料は廃止し、回復期への転換を促すことを検討すべき。43

（※）財政制度等審議会財政制度分科会、令和 5 年 11 月 1 日資料より

6-13

2024 年度改定の変更点と
DPC/PDPS のこれから

（ビジョンと戦略　連載第 12 回、2024 年 4 月号）

　2003 年に特定機能病院等の 82 施設に対して開始された DPC は、すでに 20 年を経過し、人間に例えれば、すでに成人を迎えたことになる。当然、制度としても成熟度を増してきているが、まだまだ発展途上であるのかもしれない。本稿では、2024 年度診療報酬改定における主な変更点を挙げ、DPC ／ PDPS のこれからについて私見を交えて論じる。

■ 2024 年度診療報酬改定における変更点

　今回改定では、主に 3 つの変更が行われた。

　まず 1 つ目が 6.11 で言及した、月 90 件以上のデータ数に係る基準を設け、基準に満たない病院は基礎係数が減じられることとなったことだ（**図 1**）。また、月 90 件以上のデータ数の病院が DPC への参加の基準とされ、DPC 対象病院への新たな追加及び基準に満たない病院が 2026 年度診療報酬改定において退出することとなった。これは、国によると「DPC ／ PDPS の安定的運用を図り、適切な包括評価を行う観点から」だという。つまり、データ数が少ない病院は診療密度が低いなど DPC ／ PDPS に相応しくなく、今後の制度のあり方にも影響を及ぼすことだろう。

（図1）

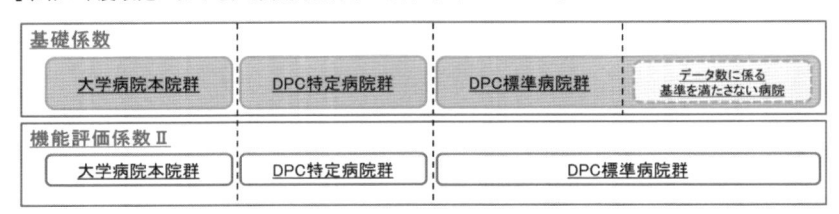

令和6年度診療報酬改定における対応について

○ 1月当たりデータ数が90を下回る病院は、診療密度（相対値）が相対的に低いことを踏まえ、令和6年度診療報酬改定においては、適切な包括評価を行う観点から、以下の対応を行うことが考えられるのではないか。
・ 診断群分類ごとの包括点数について、<u>該当する病院のデータを除外して</u>算出する。
・ <u>基礎係数（包括点数に対する実績点数の比率を反映）の設定</u>にあたって、該当する病院の評価を区別する。
・ 機能評価係数Ⅱの設定にあたっては、<u>従前のとおり3つの医療機関群ごとの評価</u>とする。

【令和6年度改定における医療機関別係数の評価体系（イメージ）】

基礎係数			
大学病院本院群	DPC特定病院群	DPC標準病院群	データ数に係る基準を満たさない病院

機能評価係数Ⅱ		
大学病院本院群	DPC特定病院群	DPC標準病院群

　2つ目は機能評価係数Ⅱについて様々な変更が加えられた点だ。保険診療指数については、一部を体制評価指数で評価することとし、廃止することになった。適切なデータ提出等が当該指数の根本にあり、そろそろ役割を終えたということだろう。効率性指数については、患者構成が全国のDPC対象病院と同じであるという仮定から、各医療機関における患者構成が反映されることになる。従来の方法だと、全国で症例数が多い高齢者救急患者の在院日数が極端に短かった場合に評価が高くなるが、当該医療機関で年間12症例は超えているものの、それほど件数が多くないというケースも存在する。評価方法の変更により、従来よりも実態を反映すると考えられ、望ましいと考える。また救急医療係数については、救急補正係数と名称が変更され、機能評価係数Ⅱから外し、位置付けが変更される。さらに、地域医療指数については、体制評価指数については、実績分布等を踏まえ、大学病院本院群及びDPC特定病院群における実績評価手法を見直すとともに、「感染症」の項目において、医療計画における取り組み等を踏まえ、評価内容が見直される。また、体制評価指数と定量評価指数については、1対1が7対5のウエイトに変更され、新たな評価項目として、「臓器提供の実施」、「医療の質向上に向けた取組」及び「医師少数

地域への医師派遣機能」（大学病院本院群に限る）が追加される。

3つ目が、診断群分類点数表について、B 方式の範囲に見直しが入り、入院期間 I で入院基本料を除く 1 入院当たり包括範囲点数が支払われる点数設定方式 E が新設され、一定程度標準化が進んでいると考えられる診断群分類の一部へ適用される。

様々な点が変更されてはいるが、今までの DPC ／ PDPS の考え方が踏襲されたものであり、大きな方向性は変わらないと私は考える。

■ DPC ／ PDPS のこれからの論点

1つ目の論点として、簡素化が期待される。現行の診療報酬は複雑であることが、出来高払いから包括払いへ移行した理由の 1 つでもある。ただ、DPC ／ PDPS においても、2016 年度の診療報酬改定において重症度を考慮した評価手法として CCP（Comorbidity Complication Procedure）マトリックスが脳梗塞、肺炎、糖尿病に導入され、2020 年度には脳梗塞と肺炎に限定された。これにより脳梗塞について 1,584 の診断群分類が設けられたが、支払分類は 7 つに、肺炎等は 168 の診断群分類で、支払分類は 15 となっている。実際にトータルの診断群分類数も増加してしまい、簡素化が大幅に遠のいてしまった（図2）。病院におけるコーディング等の事務手続きも極めて煩雑であり、そのデータから得られる便益も不明なため、このような仕組みは廃止すべきであると主張してきた。人手不足の現状を制度として考慮しなければならない。なお、2024 年度診療報酬改定では脳梗塞について診断群分類数が 101・支払い分類数が 12 に、肺炎について診断群分類数が 52 分類・支払い分類数が 12 に変更され、簡素化となった。さらに、機能評価係数 II における効率性指数、複雑性指数、カバー率指数について年間 12 症例以上の診断群分類が評価対象とされているが、大病院であっても年間 12 症例を超えるのは全体の 2 割にも満たない。このような評価は、カバー率指数について中小病院にとって不利であると同時に、効率性指数ではよくある診断群分類だけの対応をすればよいことにもなる。この基準についてもよりシンプルにし診断群分類の全てを評価した方がフェアではないだろうか。

（図２）

令和6年度診療報酬改定　Ⅱ−4　患者の状態及び必要と考えられる医療機能に応じた入院医療の評価−⑳

診断群分類点数表の見直し①

> 医療資源の同等性、臨床的類似等の観点から、診断群分類の見直しを行い、令和6年度診療報酬改定においては以下のとおりとなった。

	MDC数※1	傷病名数	診断群分類数	包括対象※2	支払い分類※3
平成15年4月	16	575	2,552	1,860	
平成16年4月	16	591	3,074	1,726	
平成18年4月	16	516	2,347	1,438	
平成20年4月	18	506	2,451	1,572	
平成22年4月	18	507	2,658	1,880	
平成24年4月	18	516	2,927	2,241	
平成26年4月	18	504	2,873	2,309	
平成28年4月	18	506	4,918	4,244	2,410
平成30年4月	18	505	4,955	4,296	2,462
令和2年4月	18	502	4,557	3,990	2,260
令和4年4月	18	502	4,726	4,064	2,334
令和6年4月	18	506	3,248※4	2,477※4	2,348

※1　MDC：Major Diagnostic Category　主要診断群
※2　包括対象となるDPC数
※3　CCPマトリックスを導入した分類は、複数の診断群分類が同一の支払い分類となる。
※4　CCPマトリックスを導入した分類について、診断群分類としての構成の見直しを行っている。

　2つ目の論点として、地域包括ケア病棟との関係をどう整理するかだ。2014年度診療報酬改定において地域包括ケア病棟が評価された際に、地域包括ケア病棟については DPC 算定病棟から院内転棟した場合には、その時点で地域包括ケア病棟入院料を算定し、地域包括ケアの病室（入院医療管理料）については入院期間Ⅲまで DPC 点数を引き継ぐというルールであった。病棟単位で増やしていきたいという思いが関係したと予想し、当時としては妥当な判断だろう。これについて、2020 年度診療報酬改定で一物二価であるという指摘があり、地域包括ケア病棟については入院期間Ⅱまでは DPC 点数で、地域包括ケアの病室については、入院期間Ⅲまで DPC 点数となった。結局、この問題は解決していないと私は感じており、どう決着させるかは今後の重要な論点である。

　3つ目は地域包括医療病棟入院料が2024 年度診療報酬改定において新設されたことの影響をどう考えるかだ。月 90 件以上のデータ数を維持しようとすると、中小病院は当該病棟に尻込みをする可能性もある一方で、DPC ／

PDPS を退出するという病院も出てくるだろう。仮に、地域包括医療病棟入院料が進まなかった場合、急性期一般入院料 2〜6、そして地域包括ケア病棟から当該病棟への移行を促進する政策を取り、それが DPC ／ PDPS のあり方にも影響を与えることだろう。

　最後に影を潜めていた 1 入院包括払いが近づいてきていることだ。私は、2021 年 6 月に「1 入院包括払いは時期尚早ではないか」という原稿を書いた（拙著『検証　コロナ禍の病院経営』ロギガ書房）。これは、1 日当たりから 1 入院包括払いという制度としての導入が難しいというよりも、地域包括ケア病棟等への短期の転棟患者の扱いをどう整理するかが先決だという考えからであった。急性期病棟に数日入院し、その後、地域包括ケア病棟に転棟した場合の扱いが論点となる。ただ、2024 年度診療報酬改定において急性期病棟における重症度、医療・看護必要度において短期滞在手術を対象に含めたり、地域包括ケア病棟においても在宅復帰率等の計算から除外することとなり、短期症例の院内転棟問題は何とでもなることが明らかにされたように思う。例えば、入院から 7 日以内に他病棟に転棟した患者については、1 入院包括払いではなく、転棟先の病棟の点数で初日から算定するなどのやり方があるだろう。

　今回の改定で B 方式が拡大され、E 方式が新たに設定されたが、要は入院期間 I の点数を高くし、その後を低くする方式が拡大されたものと私は理解している。1 入院包括払いを全ての診断群分類に当てはめることは現実的ではない。在院日数の変動係数が高いものについては適さない。しかしながら、すでに多くでは実現可能な状況にあり、着実にその方向に進んでいると感じる。

　20 年の時を経て、DPC ／ PDPS も進化してきた。これから急性期入院医療のあり方を牽引する制度として円熟味を増していくことが期待される。

6-14

機能評価係数 II の実態に迫る
2024 年度診療報酬改定から

（CBnews マネジメント連載第 218 回、2024 年 4 月 22 日）

　2024 年度診療報酬改定において機能評価係数 II にさまざまな変更が加えられた。

　改定前に 6 項目で構成されていたが、保険診療係数が廃止され（一部は体制評価指数に移行した）、救急医療係数が名称と位置付けが変更され、4 項目に再整理された。さらに、効率性係数について、全国の症例数に補正していた計算方法を各医療機関の症例数へと見直すこととなり、より実態を反映した上で医療機関群ごとの評価となった。これにより機能評価係数 II の 4 項目は全て医療機関群ごとに評価され、DPC 標準病院群から DPC 特定病院群に移行する場合に、医療機関別係数全体では厳しい評価となることがさらに鮮明となった。また、地域医療指数における体制評価指数と定量評価指数が均等配分であったものが、7:5 と体制評価指数を重点的に評価することとなった。さらに、体制評価指数の新たな評価項目として、臓器提供の実施、医療の質向上に向けた取り組み及び医師少数地域への医師派遣機能（大学病院本院群のみ）などの追加が行われ、地域医療を超えた多様な側面からの評価となった。

　表は、2023 年度と 2024 年度の機能評価係数 II の各項目（DPC 算定病床数と救急補正係数を含む）と機能評価係数 II 合計の相関係数であり、相関係数が小数点第 3 位を四捨五入した上で、相関係数が 0.4 以上のものに色を付けている。

　4 項目へと変更された機能評価係数 II であるが、各項目の重み付けは均等とのことで、この点は従来の評価が継続されている。救急補正係数については、機能評価係数 II ではなくなったが、表中の救急補正係数（※）は救急補正係数

（表）

機能評価係数 II 各項目と機能評価係数 II 合計の相関係数

【2023 年度】

	大学病院本院群	DPC特定病院群	DPC標準病院群
保険診療係数	-0.00	0.00	0.13
効率性係数	0.40	0.30	0.30
複雑性係数	0.90	0.60	0.11
カバー率係数	0.48	0.45	0.67
救急医療係数	0.28	0.34	0.60
地域医療係数	0.32	0.68	0.72
体制評価係数	0.11	0.55	0.74
定量評価係数（小児）	0.33	0.60	0.60
定量評価係数（小児以外）	0.29	0.61	0.61
DPC算定病床数	-0.24	0.18	0.58
DPC算定平均病床数	791	549	212

【2024 年度】

	大学病院本院群	DPC特定病院群	DPC標準病院群
効率性係数	0.43	0.25	0.45
複雑性係数	0.80	0.70	0.30
カバー率係数	0.35	0.19	0.63
地域医療係数	0.29	0.67	0.54
体制評価係数	0.44	0.44	0.66
定量評価係数（小児）	0.17	0.60	0.38
定量評価係数（小児以外）	0.22	0.66	0.49
救急補正係数（※）	0.40	0.40	0.60
DPC算定病床数	0.10	0.15	0.59
DPC算定平均病床数	785	552	213

（※）中央社会保険医療協議会総会（第 522 回・587 回）及び令和 5 年度 第 1 回 入院・外来医療等の調査・評価分科会資料を基に作成

　と機能評価係数 II 合計及び救急補正係数の相関係数をみたものである。

　医療機関群に共通して色が塗られたのが、体制評価係数と救急補正係数である。体制評価係数については、5 疾病 6 事業等における貢献が評価されたものであり、各種指定も絡むため、開設主体や歴史的背景、そして病床規模の影響も受ける。実際に、病床規模別で見ると大病院ほど高い評価となっている（**グラフ 1**）。

（グラフ 1）

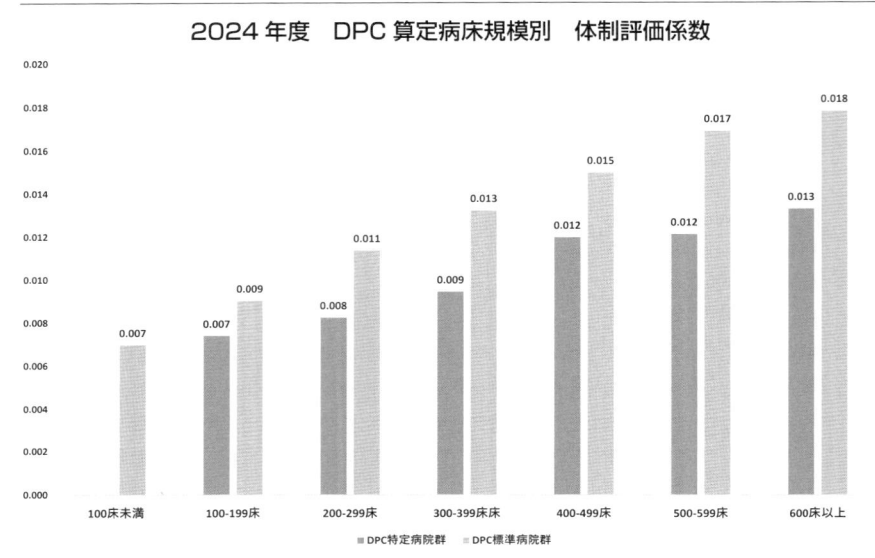

（※）中央社会保険医療協議会総会（587 回）資料を基に作成

　もう 1 つが救急補正係数であり、特に DPC 標準病院群で相関係数が高い（**グラフ 2**）。機能評価係数 II では多様な評価軸があるが、最もシンプルに評価を高めるためには、新入院患者を増加させることであり、救急への注力はあらゆる急性期病院にとって重要な取り組みとなる。新入院患者を増やせば、病床回転率が高まり効率性係数は高くなるし、多様な患者も集まりカバー率係数も高くなる。さらに年間 12 症例未満の診断群分類となりがちな複雑な疾患も回転率を高めることによって評価されやすくなり、地域における患者シェアが評価された定量評価係数も高まる。

（グラフ 2）

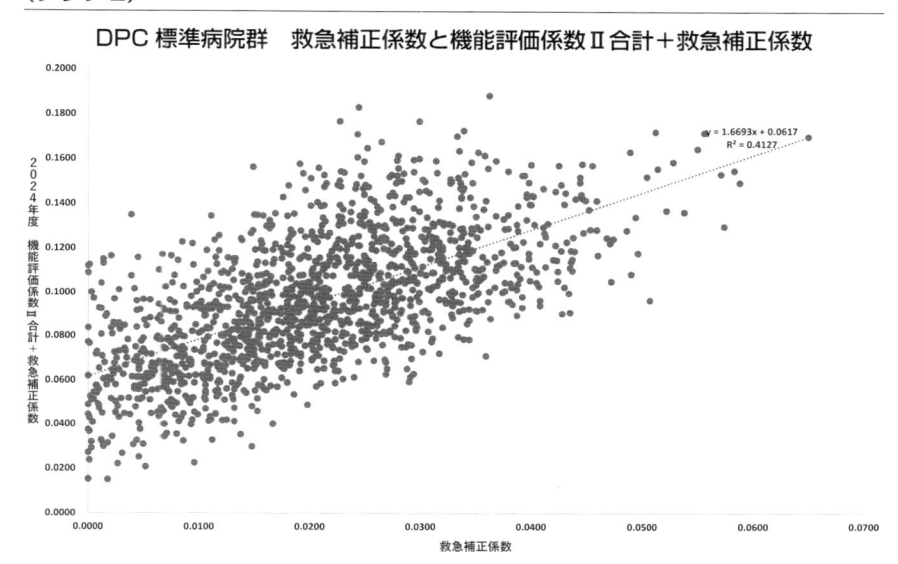

（※）中央社会保険医療協議会総会（587 回）資料を基に作成

　なお、2023 年度は新型コロナウイルス感染症に係る臨時的取り扱いの処理が施されたため、診療報酬改定の変更点の影響だけを必ずしも受けるとは言えないが、改定前後で医療機関群ごとにどのような変化があったかを見ていく。

　全体で最も相関係数が高いのが大学病院本院群における複雑性係数であり、これは複雑性係数が高い病院は機能評価係数 II 合計でも高い評価を受けていることを意味する（**グラフ 3**）。2024 年度改定ではカバー率係数について相関係数が 0.4 を下回る結果とはなったが（2023 年度については新型コロナウイルス感染症の臨時的取り扱いの影響を多分に受けていると予想する）、複雑な疾患の患者について在院日数を短縮していかに高回転で診療を行うかが評価のポイントとなる。

（グラフ 3）

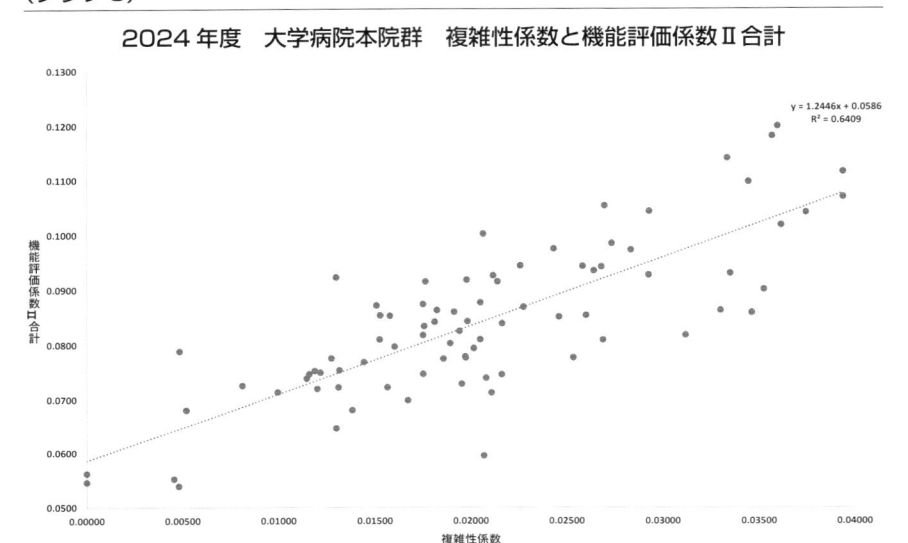

2024 年度　大学病院本院群　複雑性係数と機能評価係数 II 合計

（※）中央社会保険医療協議会総会（587 回）資料を基に作成

　DPC 特定病院群でも複雑性の相関係数が最も高いが、効率性係数について
は正の相関はみられない。これは、DPC 特定病院群について診療密度が高く、
そもそも高回転の病床運営を行う実績を有する病院であることが関係している
のだろう。効率性について相関係数が高くないから、在院日数が長くてもよ
い、あるいは入院期間 II 以内の退院患者割合を無視してよいかという議論に
はそもそもなり得ないはずだ。高度急性期病院がひしめき合う DPC 特定病院
群では、効率性係数では比較的差が付きづらいが、その大前提と言ってよいだ
ろう。

　DPC 標準病院群では今回、効率性の相関係数が 0.4 を初めて超えたが今まで
と傾向が大きく変わることはなかった。平均病床数が約 200 床である中で、有
利になるのは 400 床以上などの田舎にある大病院だ。そのような病院は地域医
療係数やカバー率係数では圧倒的な評価を受けるし、地域の救急の最後の砦と
して救急医療にも注力することから救急補正係数も高くなるだろう。予定入院
よりも高齢者救急を中心とした緊急入院が多くなるという患者特性も影響す

（グラフ4）

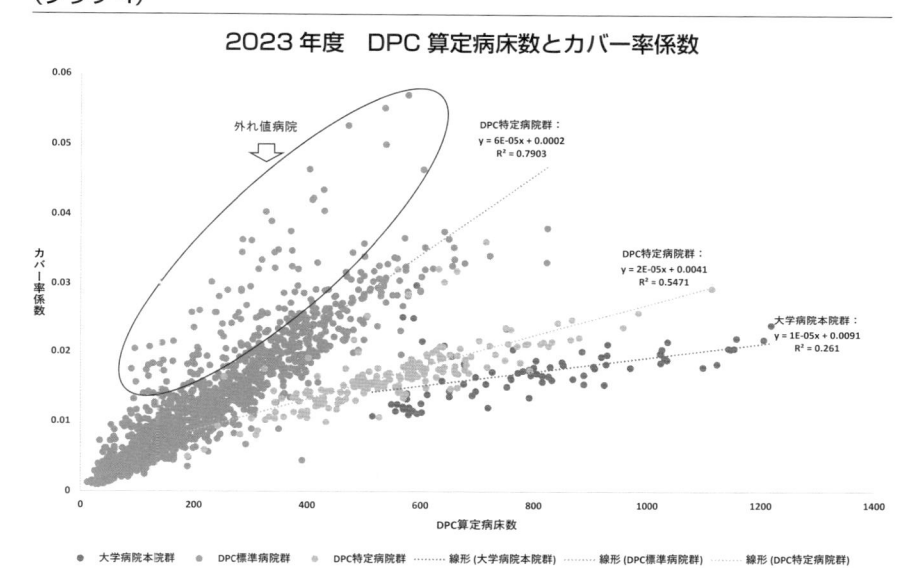

2023 年度　DPC 算定病床数とカバー率係数

（※）中央社会保険医療協議会総会（第 522 回）及び令和 5 年度 第 1 回 入院・外来医療等の調査・評価分科会資料を基に作成

る。今回も DPC 特定病院群から DPC 標準病院群へと変更になった病院もあるが、これによりトータルの医療機関別係数は増加したというケースも多い。

　2023 年度までは新型コロナウイルス感染症の臨時的取り扱いの影響でカバー率係数などにおいて外れ値病院が存在することを **6-5** などで指摘してきた（**グラフ4**）。しかし、2024 年度ではこの補正は行われておらず医療機関の診療実態がそのまま反映される形となっている。

　グラフ5 は 2024 年度の DPC 算定病床数とカバー率係数を医療機関群別で見たものであり、外れ値病院が減少していることが分かり、正常な状態に戻ったといえるだろう。

（グラフ 5）

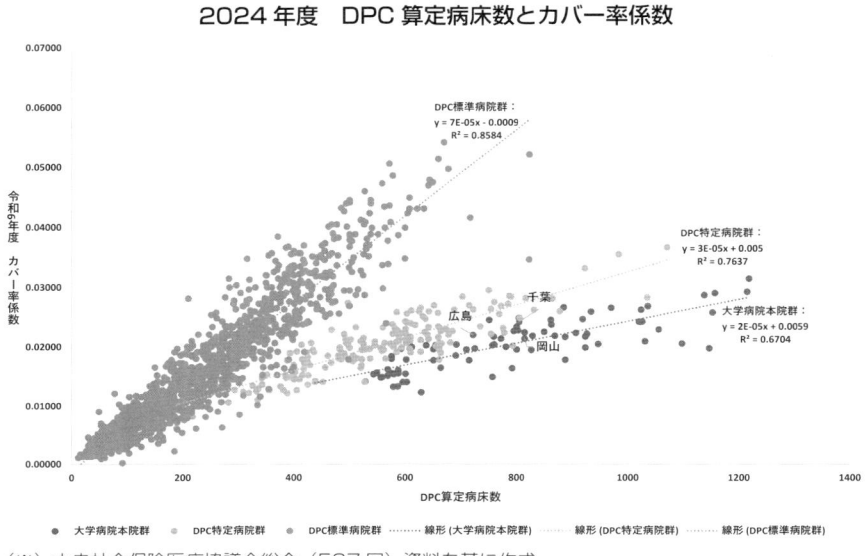

2024年度　DPC算定病床数とカバー率係数

DPC標準病院群：
y = 7E-05x - 0.0009
R² = 0.8584

DPC特定病院群：
y = 3E-05x + 0.005
R² = 0.7637

大学病院本院群：
y = 2E-05x + 0.0059
R² = 0.6704

千葉
広島
岡山

● 大学病院本院群　● DPC特定病院群　● DPC標準病院群　…… 線形 (大学病院本院群)　…… 線形 (DPC特定病院群)　…… 線形 (DPC標準病院群)

（※）中央社会保険医療協議会総会（587 回）資料を基に作成

　専門病院を除き、近似曲線から大きく下振れる施設は病床数を見直すなどの
必要性があるだろう。さらに、拙著「2020 年度、機能評価係数 II から見える
こと」（『検証　コロナ禍の病院経営』ロギカ書房）で取り上げた効率性係数と複
雑性係数について改めて医療機関群別に確認したところ両者には相関は見られ
なかった（**グラフ6・7・8**）。つまり、効率性係数と複雑性係数が両立できな
いとは必ずしも言えない。

（グラフ 6）

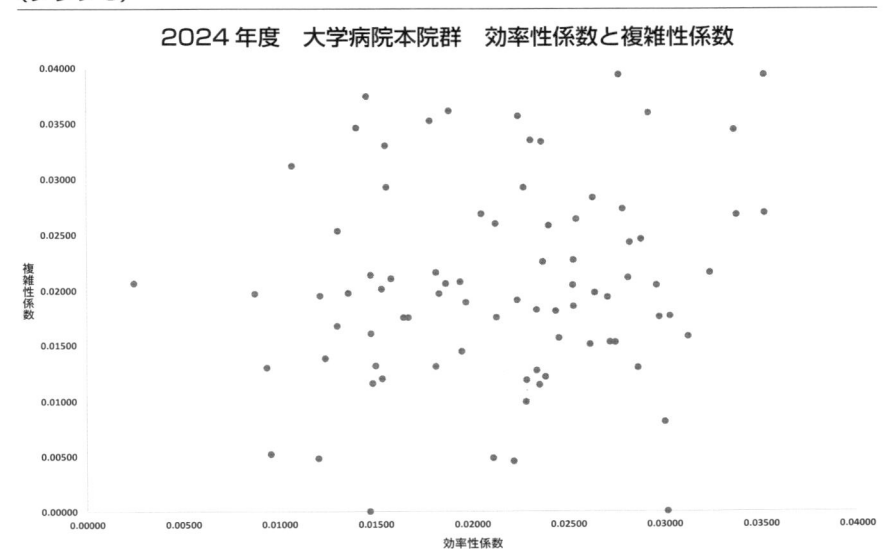

2024 年度　大学病院本院群　効率性係数と複雑性係数

（※）中央社会保険医療協議会総会（587 回）資料を基に作成

（グラフ 7）

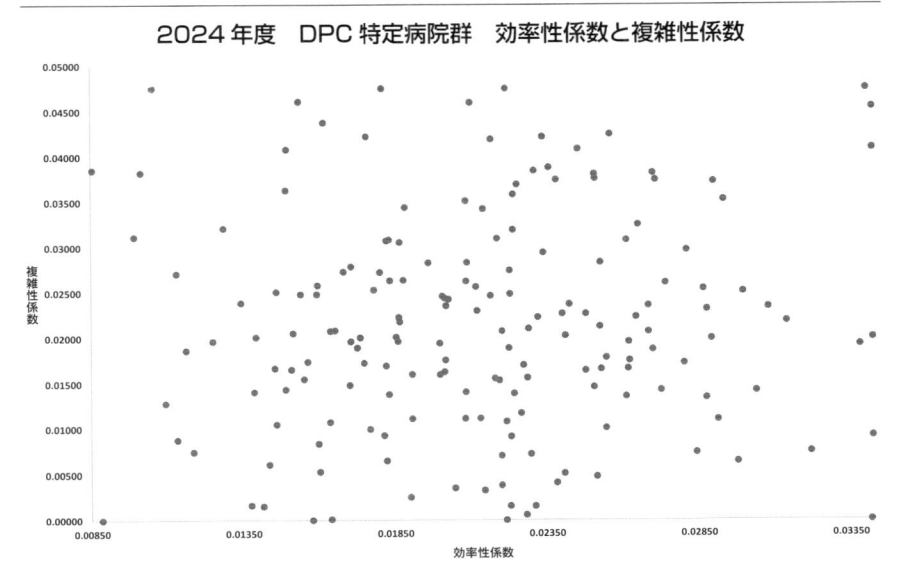

2024 年度　DPC 特定病院群　効率性係数と複雑性係数

（※）中央社会保険医療協議会総会（587 回）資料を基に作成

（グラフ 8）

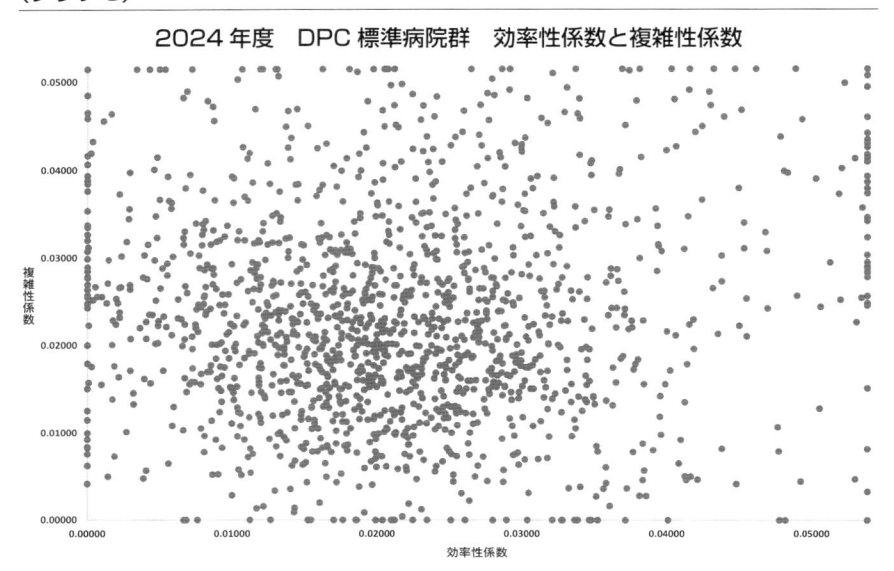

（※）中央社会保険医療協議会 総会（587 回）資料を基に作成

　2024 年度診療報酬改定において機能評価係数 II についてはさまざまな変更が加えられたが、各医療機関に対する影響は全体としてみれば軽微だった。たとえ制度が変わろうとも私たちに求められていることは急性期らしさを追求することであり、その結果が医療機関別係数で評価されることを忘れてはならない。

【著者プロフィール】

井上　貴裕（いのうえ・たかひろ）

千葉大学医学部附属病院　副病院長・病院経営管理学研究センター長・特任教授
ちば医経塾塾長

岡山大学病院　病院長補佐・経営戦略支援部長・岡山大学客員教授
三重大学医学部附属病院　病院長補佐
長崎大学客員教授・長崎大学病院顧問
奈良県立医科大学招聘教授
東邦大学医学部医学科客員教授
日本大学医学部社会医学系医療管理学分野客員教授
自治医科大学客員教授
独立行政法人地域医療機能推進機構（JCHO）　顧問
国立研究開発法人国立循環器病研究センター　理事長特任補佐

東京医科歯科大学大学院にて医学博士及び医療政策学修士
上智大学大学院経済学研究科及び明治大学大学院経営学研究科にて経営学修士を修得。

データで読み解く
病院経営

第 1 刷発行　2025 年 1 月 31 日

第 2 刷発行　2025 年 5 月 31 日

著　　　者　井上 貴裕

発 行 者　橋詰 守

発 行 所　株式会社 ロギカ書房
　　　　　　〒 101-0062
　　　　　　東京都千代田区神田駿河台 3-1-9
　　　　　　日光ビル 5 階 B-2 号室
　　　　　　Tel　03（5244）5143
　　　　　　Fax　03（5244）5144
　　　　　　http://logicashobo.co.jp/

印刷・製本　藤原印刷株式会社

定価はカバーに表示してあります。
乱丁・落丁のものはお取り替え致します。
©2025　Takahiro Inoue
Printed in Japan
978-4-911064-15-3　C2047